国家卫生健康委员会"十四五"规划教材

全国高等职业教育本科教材

供医养照护与管理专业用

老年人安全护理与风险管理

主　编　王秀红

副主编　泮昱钦　曹迎凤

编　者（以姓氏笔画为序）

王秀红　贵州医科大学附属医院

邓怀兰　贵州省三穗县人民法院

李现文　南京医科大学

杨丽姐　黑龙江护理高等专科学校

杨蕃佳　贵州瑞颐鑫医疗健康管理有限公司

张　欣　北京社会管理职业学院（民政部培训中心）

泮昱钦　金华职业技术学院

赵　冰　沈阳医学院

姚　丽　贵州医科大学附属医院（兼秘书）

曹迎凤　沧州医学高等专科学校

U0284775

人民卫生出版社

·北　京·

图书在版编目（CIP）数据

老年人安全护理与风险管理/王秀红主编. —北京：
人民卫生出版社，2024.7

ISBN 978-7-117-35774-6

Ⅰ. ①老…　Ⅱ. ①王…　Ⅲ. ①老年病－护理　Ⅳ.
①R473

中国国家版本馆 CIP 数据核字（2024）第 009239 号

人卫智网　www.ipmph.com	医学教育、学术、考试、健康， 购书智慧智能综合服务平台
人卫官网　www.pmph.com	人卫官方资讯发布平台

老年人安全护理与风险管理
Laonianren Anquan Huli yu Fengxian Guanli

主　　编：王秀红
出版发行：人民卫生出版社（中继线 010-59780011）
地　　址：北京市朝阳区潘家园南里 19 号
邮　　编：100021
E - mail：pmph @ pmph.com
购书热线：010-59787592　010-59787584　010-65264830
印　　刷：天津科创新彩印刷有限公司
经　　销：新华书店
开　　本：850×1168　1/16　印张：9.5
字　　数：281 千字
版　　次：2024 年 7 月第 1 版
印　　次：2024 年 7 月第 1 次印刷
标准书号：ISBN 978-7-117-35774-6
定　　价：46.00 元

打击盗版举报电话：010-59787491　E-mail：WQ @ pmph.com
质量问题联系电话：010-59787234　E-mail：zhiliang @ pmph.com
数字融合服务电话：4001118166　E-mail：zengzhi @ pmph.com

出版说明

我国是世界上老年人口最多的国家，老龄化速度较快，老年人健康状况有待改善。党中央、国务院高度重视医养结合工作，习近平总书记指出，要加快构建居家社区机构相协调、医养康养相结合的养老服务体系和健康支撑体系。医养结合作为落实推进健康中国、积极应对人口老龄化国家战略的重要任务，写入《中共中央 国务院关于加强新时代老龄工作的意见》《"健康中国2030"规划纲要》《积极应对人口老龄化中长期规划》等重要政策文件及规划。国家卫生健康委认真贯彻落实党中央、国务院决策部署，会同相关部门大力推进医养结合，取得积极成效。随着老年人对健康养老服务的需求日益强劲，迫切需要大批经过专业教育，具有良好职业素质、扎实理论水平、较强操作技能和管理水平的高层次医养结合相关技术技能人才。

高等职业教育本科医养照护与管理专业作为培养国家医养结合服务与管理技术技能人才的新专业，被列入教育部《职业教育专业目录（2021年）》。为推动医养照护与管理专业健康发展，规范专业教学，满足人才培养的迫切需要，在国家卫生健康委老龄健康司的指导下，人民卫生出版社启动了全国高等职业教育本科医养照护与管理专业第一轮规划教材的编写工作。

本套教材编写紧密对接新时代健康中国高质量卫生人才培养需求，坚持立德树人、德技并修，推动思想政治教育与技术技能培养融合统一。教材深入贯彻课程思政，在编写内容中体现人文关怀和尊老爱老敬老的中华民族传统美德。高等职业教育本科医养照护与管理专业作为新的层次、新的专业，教材既体现本科层次职业教育培养要求，又坚持职业教育类型定位，遵循技术技能型人才成长规律。编写人员不仅有来自高职院校、普通本科院校的一线教学专家，还有来自企业和机构的一线行业专家，充分体现了专本衔接、校企合作的职业教育教材编写模式。编写团队积极落实卫生职业教育改革发展的最新成果，精心组织教材内容，优化教材结构，创新编写模式，推动现代信息技术与教育教学深度融合，全力打造融合化新形态教材，助力培养医养结合专业人才。

本套教材于2023年10月开始陆续出版，供高等职业教育本科医养照护与管理专业以及相关专业选用。

前　言

2019年1月《国务院关于印发国家职业教育改革实施方案的通知》(国发〔2019〕4号)提出开展本科层次职业教育试点。2021年教育部发布《职业教育专业目录(2021年)》新增高等职业教育本科医养照护与管理专业,该专业核心课程之一是老年人安全护理与风险管理,在国家卫生健康委员会相关部门组织下,我们编写了本教材。

本教材积极落实党的二十大精神,以《"十四五"职业教育规划教材建设实施方案》为指导,结合专业需求,坚持思想性,始终围绕立德树人的根本任务,将尊老、敬老、爱老、助老、保障老年人身心安全的传统美德和职业精神渗透始终。遵循科学性,依据人的成长发展规律和学习迁移理论,力求将老年人安全护理与风险管理相关的医学、管理、法律、伦理知识及政策、标准、新知识、新技术与新进展等用规范易懂的载体呈现出来。强化实用性,以岗位胜任力为导向,以老年人常见安全照护问题为核心,通过较为系统的基础理论、基础知识和基本技能的学习,培养学习者安全照护老年人的能力,强化安全照护风险意识,提升职业素养及风险管理能力。把握创新性,教材内容除《养老机构服务安全基本规范》中提及的常见老年人安全照护问题外,增加了人工智能技术用于老年人照护的风险管理、老年人感染风险管理等。编者来自普通高校、高职院校、医疗机构、养老机构、人民法院等,发挥了多学科交叉和产教融合优势。注重整体性,教材编写时考虑整个专业体系的架构及内容,突出了老年人照护中的安全问题和风险防范、应急处理及管理,避免与其他教材的重复。

本教材内容包括老年人安全护理与风险管理概论、老年人跌倒、坠床、烧伤、烫伤、冻伤、压力性损伤、误吸、噎食、窒息、药物漏服误服、走失、自伤、自杀、他伤的护理及风险管理,以及老年患者非计划性拔管、老年人康复与娱乐活动的护理及风险管理、老年人感染风险管理及养老机构院内感染控制管理、人工智能技术用于老年人照护的风险管理等,着重从危(风)险因素筛查与评估、风险预防、应急处理及养老机构的管理方面对上述问题进行较为系统的阐释。

为帮助学习者学习,打造高品质融合性教材,每章设有学习目标、案例、知识拓展、思考题,并配有数字内容,提供教学课件等学习资源。

本教材主要供高等职业教育本科医养照护与管理专业学生使用,也可供护理、智慧健康养老服务与管理等专业以及医疗机构、养老机构的相关人员使用。

感谢各位编者的支持!囿于编者知识、能力水平及编写时间,难免存有疏漏之处,恳切希望广大读者批评指正。

王秀红

2024年7月

第一章
老年人安全护理与风险管理概论

1. 掌握：安全护理的概念；老年人照护风险管理的概念；老年人照护中的常见风险及应对。
2. 熟悉：老年人安全护理的内容及照护相关的风险问题；影响老年人护理安全的主要因素；老年人照护风险管理体系的基本内容；老年人照护从业人员职业素养。
3. 了解：老年人安全护理及风险管理的意义；老年人护理安全的管理现状及展望。
4. 学会对老年人护理安全风险因素进行筛查和评估；能对老年人照护中出现的护理安全问题进行正确的处理和应对；能自觉遵循老年人照护从业人员的职业素养要求。
5. 具有尊老、敬老、爱老、助老，减少或避免老年人护理安全风险，保障老年人安全的意识。

马斯洛（Maslow）的人类需要层次理论认为：安全是人类最基本的需要之一。安全感是老年人的一种心理需要，在需要的时候拥有安全的护理也是老年人基本的需要和保障。随着人口老龄化程度持续加深，医养照护工作中老年人不安全事件的增加和民众自我维权意识的增强，老年人安全已经成为关注的热点。安全护理和老年人的生命息息相关。在医养照护工作中若照护措施不当、不到位或不及时，均可产生安全风险，加重老年人的痛苦或导致意外的发生，更会成为医疗照护纠纷的隐患，甚至造成严重不良后果的当事人和机构还要承担相应的法律责任。尊老爱老，爱岗敬业，依法执业，加强相关知识的学习，提升安全护理及风险防范意识，掌握基本的安全护理和风险防范技能，科学采用有效的预防和管理措施，是从事老年人照护专业人员应该具备的基本条件。

第一节　老年人安全护理概论

案　例

小张新入职一家医养结合养老中心做主管，他想建立起养老中心的风险管理体系，以加强科学管理，保障入住老年人的安全。

请问：

1. 小张应该从哪些方面来建立老年人照护风险管理体系？
2. 老年人照护常见风险问题主要有哪些？

一、安全护理的相关概念及意义

（一）安全护理的相关概念

1. 安全　是指不受威胁，没有危险、危害、损失。安全可划分为规范性安全、实质性安全和感知性安全。①规范性安全是指产品或服务符合客户应用的设计标准。比如在判断医护人员的行为是否构成侵权或构成医疗事故,主要就是判断其医疗护理行为是否符合有关法律法规制度和专业技术标准。②实质性安全是指无论是否符合某些标准,存在于现实生活或客观过程中的真实安全性,通常表现为良好的安全历史记录。实质性安全应是最可靠的,但不一定是符合设计标准的结果。③感知性安全是指使用者对于产品或服务所感觉到的舒适水平。感知性安全是主观的,其可靠度可能高,也可能低。

2. 安全护理 是指在实施护理的全过程中,医护人员能有效评估患者的安全危险/风险因素,运用技术、教育、管理等方法,主动采取措施预防安全意外的发生,确保患者的身心安全及保障自身的安全。从医院临床工作角度看所谓安全护理,包含了两层含义:一是在护理工作中,护理人员须严格遵循护理制度,准确无误地执行医嘱,实施各项护理措施,避免来自医源性、物理性、化学性因素对患者身体的伤害;二是护理人员在护理工作中应严格按照护理操作规程,为患者提供规范的、符合护理常规的照护。医养照护与管理是一个新兴的专业,从事医养照护与管理的人员也是专业技术人员,在医养照护全过程中,安全护理除了包含上述内容外,更多的是照护人员在为老年人提供照护服务过程中要确保老年人的安全,同时维护自身安全。照护人员要能有效评估老年人的安全危险/风险因素,运用好技术、指导、管理等方法,主动采取措施预防老年人安全意外的发生,确保老年人身心安全和维护自身的安全,为老年人提供满意的照护,提升自我价值感。

（二）安全护理的意义

安全护理是衡量护理服务水平的重要质量指标,是反映护理质量高低的重要标志,是保证老年人得到良好护理和优质服务的基础,是老年人及其家人选择养老机构的重要指标,对维护养老机构正常工作秩序和社会和谐起到至关重要的作用。安全护理是养老机构管理的重点。老年人照护工作点多面广,琐碎复杂,存在许多不安全因素,直接影响照护效果,也影响老年人的身心健康。如果工作发生失误,任何一个环节出现的问题都会直接导致不良的后果,从而引发医疗护理纠纷。安全护理与老年人息息相关。老年人不安全造成的后果是多种多样的,可使无病变有病,轻病变重病,重病变残疾或死亡;会增加照护人力负担,加重家庭经济负担,甚至引发社会矛盾。提供安全护理,体现了对生命的珍惜和尊重,是社会文明和谐的人文体现,是人生命权利的一种表达,是照护人员仁爱、奉献精神的体现。随着健康老龄化向积极老龄化的进一步深入,人们对医养照护养老服务的需求和要求均呈现日益上升的趋势,但安全的护理始终是核心,照护人员不能单纯满足于传统的养老服务观念和照护技术,而应该具有安全护理的知识和安全风险防范的意识,为促进老年人健康地度过晚年,享有安全幸福快乐的老年生活而努力。

二、老年人安全护理的内容

老年人安全护理涉及面广,较为琐碎且复杂。2019年11月国家卫生健康委员会等八部委联合印发了《关于建立完善老年健康服务体系的指导意见》,按照老年人健康特点和老年人健康服务需求,强调要建立包含老年人健康教育、预防保健、疾病诊治、康复护理、长期照护、安宁疗护6个环节的综合连续、公平可及的老年健康服务体系,为我国老年健康服务的建设和发展指明了方向。目前我国养老体系的主要建设方向为"以居家为基础、社区为依托、机构为补充、医养相结合的养老服务体系"。更为具体的养老照护内容通常包括以下几个方面:

1. 日常生活照料 为老年人提供基本的日常生活照料,如饮食、洗漱、穿衣、如厕等。

2. 医疗护理 为老年人提供基本的医疗护理服务,如测量血压、体温、心率等,给予药物管理,处理简单的伤口和创伤。

3. 康复护理 提供康复护理服务,如物理治疗、职业治疗和言语治疗,帮助老年人恢复或改善日常生活功能。

4. 心理护理 提供心理支持和咨询服务,帮助老年人应对情绪问题以及焦虑、抑郁等心理困扰。

5. 社交活动 组织各种社交活动,如康复训练、文化娱乐、户外活动等,促进老年人的社交互动和心理健康。

6. 家属支持　提供家属支持和教育，帮助家属了解老年人的需求和护理要求，提供相关的培训和指导。

7. 安全保障　提供安全保障措施，如监控设备、紧急呼叫系统、防跌倒设施等，确保老年人的安全。

8. 饮食营养　提供营养均衡的饮食，根据老年人的健康状况和饮食偏好，提供适宜的饮食方案。

9. 环境舒适　提供舒适的居住环境，如清洁卫生、温度适宜、通风良好等，为老年人提供舒适的居住体验。

10. 紧急救援　提供紧急救援服务，如突发疾病、意外事故等情况下的老年人急救和转诊安排。

以上每个方面的工作内容都需要以老年人的安全为核心，都是老年人安全护理涉及的内容，需要照护人员树立风险防范意识，掌握必备的技能，在为老年人提供照护的过程中避免发生影响老年人身心健康的不良行为，减少护理缺陷，保障老年人安全。

三、老年人护理安全的管理现状及展望

安全的护理关键在于护理过程中的安全，即护理安全。做好老年人护理安全的管理是减少老年人发生安全事件的首要环节。近年来，我国医疗机构在医疗护理人员安全意识的提高、护理安全干预机制的建立、护理安全等级的建立、护理安全管理的加强、护理差错的防范、患者护理安全事件自愿报告等方面做了积极的探索，医院护理安全管理系统日趋完善。建立医院护理安全管理系统有 8个关键要素，即护理安全文化、护理安全管理组织体系、护理安全管理规章制度及质量考核标准、开展全面全员全程护理安全活动、高危压疮及跌倒患者危险因素评估及预防管理规范流程、护理安全事件主动报告及处理规范流程、护理安全持续改进及可追溯机制、鼓励患者主动参与护理安全，其中护理安全文化是核心要素，指引着有效、可持续的护理安全管理系统的建立。8 个关键要素相互关联，环环相扣，指引着临床护士和护理管理人员为患者提供安全护理及护理安全管理，避免护理差错、护理不良事件的发生。在养老机构，随着医养结合工作的推进，老年人护理安全管理系统逐步建立和规范。2019 年 12 月 27 日，国家市场监督管理总局、国家标准化管理委员会发布公告，正式批准GB 38600—2019《养老机构服务安全基本规范》强制性国家标准。2022 年 1 月 1 日起，《养老机构服务安全基本规范》正式生效实施。这是我国养老服务领域第一项强制性国家标准，明确了养老机构服务安全"红线"，将有利于防范、排查和整治养老机构服务中的安全隐患，推进养老服务高质量发展。

《养老机构服务安全基本规范》明确了养老机构应符合消防、卫生与健康、环境保护、食品药品、建筑、设施设备标准中的强制性规定及要求。同时，该文件对养老护理员培训、建立昼夜巡查和交接班制度等基础性工作提出了要求；在安全风险评估中，明确老年人入住养老机构前需进行服务安全风险评估，并提出了服务安全风险评估范围应包括噎食、食品药品误食、压疮、烫伤、坠床、跌倒、他伤和自伤、走失、文娱活动意外 9 个方面的内容；在服务防护中，对 9 种养老服务安全风险提出了针对性的预防和处置措施，目的在于最大限度地保护老年人健康和生命安全，守住安全"红线"；在管理要求中，主要通过制订应急预案、评价与改进和安全教育 3 种方式，建立提高养老机构服务安全工作的长效机制。

2021 年 11 月 18 日发布的《中共中央 国务院关于加强新时代老龄工作的意见》指出，有效应对我国人口老龄化，事关国家发展全局，事关亿万百姓福祉，事关社会和谐稳定，对于全面建设社会主义现代化国家具有重要意义。为实施积极应对人口老龄化国家战略，加强新时代老龄工作，提升广大老年人的获得感、幸福感、安全感，要建立完善老年健康支撑体系，组织推进医养结合，组织开展疾病防治、医疗照护、心理健康与关怀服务等老年健康工作；要健全养老服务体系，提高老年人健康服务和管理水平。同时随着科学技术和生产力的进一步发展，智慧养老、人工智能技术、大数据的兴起，从政策层面和技术层面都为老年人安全护理的实施和研究提供了有力的支撑。未来，维护老年人护理安全和健康老龄化，促进积极老龄化，将有更多科学有效的探索。

四、影响老年人护理安全的主要因素

影响老年人护理安全的因素是多方面的,这些因素可能是单一产生影响,也可能多个因素同时威胁老年人安全,须加以重视。影响老年人护理安全的主要因素如下:

1. 技术因素 主要是指照护人员技术水平低、经验不足或协作能力不够等对老年人安全造成威胁的因素。现阶段我国养老照护专业人员数量严重不足,家庭照护人员缺乏技能培训,照护人员知识储备和实践经验不足;一些新技术、新项目的大量引进和开发,也增加了照护工作的复杂性和技术难度。这些会导致工作中的技术风险加大,从而影响老年人的护理安全。

2. 人员因素 主要是指照护人员在数量、素质等方面的配备不能满足工作基本要求而给老年人造成安全问题或隐患。同时,养老护理服务队伍整体职业素质偏低,专业水平、业务能力、服务质量还不能有效满足服务对象的要求,也会增加老年人护理安全的风险。

3. 用药与治疗因素 主要是指在老年人服药或采用一些常用治疗手段或方法时,给错药物或给药途径错误、操作方法不当等因素。如采用热湿敷治疗时导致烫伤等。

4. 设施设备因素 主要是指因设施设备不齐备或相关人员不会使用设备等因素。如需要给老年人吸痰时,吸痰器故障导致吸痰器不能使用,进而影响老年人安全。

5. 医源性因素 主要是指照护人员言语、行为不当或过失等给老年人带来不安全的感受和不安全的结果等因素。如照护人员缺乏耐心,容易导致老年人产生无用、无力、无助感,甚至加重负性心理,导致走失、自伤等意外的发生。

6. 环境因素与突发公共卫生事件 环境因素一般涉及防火、防爆、防盗、防自然灾害等。突发公共卫生事件主要是指养老机构大规模院内感染、传染病传播、饮食安全问题等。

7. 管理因素 主要是指机构的组织管理体系、管理制度不健全,管理不到位,业务培训不到位,设备、物资、人员管理缺乏科学性或不得力,缺乏有效的监督奖惩机制等因素。管理因素是发生纠纷和安全事故的主要因素,是威胁老年人安全的最大问题。

8. 老年人自身因素 老年人本身患有疾病、存在负性心理、依从性不高、对护理不配合等都会增加护理安全问题的发生风险。

第二节 老年人照护风险管理概论

一、老年人照护风险管理的概念及意义

（一）相关概念

1. 风险 是指某一特定危险情况发生的可能性和后果的组合。

2. 风险管理 是指如何在一个肯定有风险的环境里把风险降至最低的管理过程。风险管理通过对风险的认识、衡量和分析,选择最有效的方式,主动地、有目的地管理风险。

3. 老年人照护风险管理 是养老服务机构或照护人员通过对现有和潜在的养老护理服务安全风险的识别、评价和处理,有组织地、有系统地减少护理服务风险事件的发生,以及评估风险事件对老年人和养老服务机构的危害及经济损失,不断提高照护质量,提高养老护理服务工作的社会效益和经济效益的管理活动。

（二）老年人照护风险管理的意义

随着人口老龄化的加剧,老年人的护理需求日益增长,无论是居家社区养老还是机构养老,加强老年人照护风险管理,对保障老年人安全、促进老年人健康和社会和谐稳定均具有重要意义。老年人照护风险管理的意义具体如下:

1. 提高老年人生活质量 通过风险管理,可以确保老年人得到妥善的照护,满足他们的生理、心理和社会需求,提高他们的生活质量。

2. 增强照护人员的责任心 通过风险管理,明确照护人员的职责和义务,提升他们的专业素养,使老年人的照护工作更加细致、周到,从而增强照护人员的责任心。

3. 降低医疗事故和纠纷的发生率 风险管理有助于识别和预测潜在的护理风险,预防和减少医疗事故和纠纷的发生。通过及时发现和处理问题,可以减少对老年人的伤害,维护他们的健康权益。

4. 提高护理效率,促进资源合理利用 通过风险管理,可以优化护理流程,提高护理资源的利用效率。例如,通过跌倒风险评估,可以确定老年人是否有跌倒风险,进而制订有针对性的护理计划,采取相应的护理措施,提高护理效率,促进资源合理利用。

5. 促进社会和谐稳定 老年人是社会的重要群体,他们的健康和福祉直接关系到社会的和谐与稳定。通过风险管理,可以确保老年人的基本生活需求得到满足,提高老年人及家属的获得感和满意度,促进社会和谐稳定。

二、老年人照护相关风险问题

1. 跌倒 老年人身体功能下降,步态不稳,容易发生跌倒。跌倒是老年人照护中常见的风险事件之一,可能导致老年人骨折、头部损伤等严重后果。

2. 坠床 老年人床上活动时,由于身体协调能力下降,容易发生坠床。坠床可能导致老年人骨折、头部损伤等严重后果。

3. 烫伤、冻伤 老年人感知觉功能下降,对热、冷刺激的反应能力下降,容易发生烫伤、冻伤,可能导致老年人皮肤破损、感染等后果。

4. 压力性损伤 老年人长期卧床或身体局部受压,导致血液循环不畅,容易发生压力性损伤(压疮),可能导致老年人皮肤破损、感染等后果。

5. 噎食、误吸 老年人吞咽功能下降,进食或饮水时容易发生噎食或误吸,可能导致老年人肺部感染、窒息等严重后果。

6. 窒息 老年人咀嚼和吞咽功能下降,容易发生食物卡喉或窒息。窒息可能导致老年人死亡。

7. 意外拔管 老年人体质虚弱,组织弹性差,容易发生意外拔管,即非计划性拔管。非计划性拔管可能导致老年人感染、电解质代谢紊乱等严重后果。

8. 走失 老年人记忆力减退,认知功能下降,容易发生走失。走失可能导致老年人遭受意外伤害等严重后果。

9. 自伤、自杀倾向 老年人可能因孤独、抑郁等心理问题,产生自伤、自杀倾向。自杀倾向可能导致老年人死亡。

10. 其他风险 老年人照护过程中还可能存在其他风险事件,如感染、营养不良、心理问题等。随着智慧养老的兴起、人工智能技术在养老服务领域的开发和应用,由此也会引发一些风险,如隐私泄露等。

针对以上风险,应采取相应的预防措施,如定期进行风险评估,提供安全的环境和设施,加强老年人的安全教育,提供适当的康复训练等,以保障老年人的健康和安全。

三、老年人照护风险管理体系及风险评估

1. 相关概念

(1)管理体系(management system):是组织用于建立方针、目标以及实现这些目标的过程中相互关联和相互作用的一组要素。风险管理体系(risk management system)指的是组织管理体系中与管理风险有关的要素集合,包括风险管理策略、组织职能体系、内部控制系统和风险应对措施四个方面。

(2)老年人照护风险管理体系:是指通过一系列的程序、方法和措施,对老年人照护过程中可能

存在的风险进行识别、评估、预防和控制,以最大限度减少风险事件的发生和造成的损失。

2. 老年人照护风险管理的基本内容　风险管理包括风险识别、风险评估、风险预防控制与监测、风险管理效果评价等环节,且风险管理是一个持续改进的过程。

(1)风险识别:是风险管理的第一步,也是最关键的一步。只有对潜在的风险进行全面的、系统的识别,才能够为后续的风险评估、预防控制和监测提供可靠的基础。可通过评估老年人的身体和心理状况、自理能力,以及与之相关的社会环境因素等,了解他们的健康状况、照护需求和生活自理能力,识别出可能存在的风险事件。

(2)风险评估:是对识别到的风险进行定量或定性分析的过程,目的是确定风险的级别和影响程度,以便进一步进行风险控制。

(3)风险预防控制与监测:①采取预防措施。根据风险评估的结果,采取相应的预防措施,如改善居住环境、提供安全设备、加强人员培训等,以降低风险事件的发生概率。②监控和记录。建立风险管理档案,定期监测老年人的身体和心理状况、环境、设施设备情况,掌握老年人的基本情况,记录风险事件的发生和处理情况,以便及时调整预防措施。③沟通和反馈。与老年人及其家属保持良好的沟通,了解他们的需求和关注点,及时反馈照护情况,共同制订照护计划和预防措施。

(4)风险管理效果评价:主要是持续改进,定期对老年人照护风险管理体系进行评估和改进,提高服务质量和管理水平,保障老年人的健康和安全。

📙 知识拓展

养老机构处理风险危机的7个要点

1. 及时上报事件过程,规避可能再发的危机。

2. 做到"四要四不宜":要统一口径,确立发言人,不宜谁想发言就发言;要敢于负责,不宜推三阻四、转嫁矛盾;要尊重事实,不宜匆忙定性、妄加评论和不切实际地表态;要增强保护意识,在最短的时间内了解收集信息,不宜在无证据时推测怀疑。

3. 专人与媒体及时、准确、有效地进行沟通,在危机得以完善处理前不宜报道,以免引起不良导向。

4. 掌握主动权,避免不实谣言传播。

5. 全方位沟通:①专人与受害一方接触沟通。②实事求是地向上级部门及时汇报事件发展动态,做到不隐瞒、不歪曲事实真相,事后要向上级部门报告事件经过、处理措施、解决办法和防范措施。③对新闻媒体要确定保持联系的方式,及时通报动态信息。④对内部员工要稳定情绪、稳定秩序,告知事件真相和采取的措施,要求大家同心协力,共渡难关,并搜集了解员工的意见和建议。⑤向政府部门通报危机事件及其处理措施,并制订出相应的方案,减轻危机事件的影响。

6. 复盘处理整个危机事件的全过程,总结不足,进一步完善服务流程与管理制度。

7. 通过教育培训,使员工增强风险防范意识,健全相应的管理制度,防止重蹈覆辙。全面实施系统化、制度化、标准化、规范化、智能化的"五化"管理,确保机构正常运营。

第三节　老年人照护中的常见风险及应对

一、老年人日常照护中常见的风险及应对

1. 噎食/误吸　是指食物或液体误入气管或支气管,导致呼吸困难或窒息。老年人须注意进食时的姿势、食物的大小和硬度,避免在进食时大笑或讲话。

2. 窒息 是老年人日常生活中常见的风险之一，可能与进食、咳嗽、呕吐等有关。为了预防窒息，老年人应该避免进食过快、吃硬质食物、过度饮酒等，进食时保持坐姿或半卧位，避免平躺。

3. 食品药品误食（服） 老年人容易发生食品药品误食（服）的风险，特别是视力、记忆力、理解力等方面存在障碍者。老年人应该严格按照医生或药师的建议服用药品，避免将药品与其他物品混淆。

4. 压力性损伤 老年人由于皮肤干燥脆弱、长期卧床造成局部血液循环不良等，容易发生压力性损伤。因此，老年人应该经常变换体位，避免长时间压迫同一部位，同时保持皮肤清洁和干燥。

5. 烫伤 在日常生活中，老年人应该避免接触过热的物品和液体，如热水瓶、热锅，以及进行热水浴等，使用电热毯、热水袋保暖时，避免温度过高。

6. 跌倒 是指突发的、不自主的、非故意的体位改变，倒在地上或更低的平面上。为预防跌倒，老年人应该保持地面清洁干燥，使用防滑鞋或鞋底防滑垫等防护措施，同时避免在湿滑地面行走或过度活动等。

7. 坠床 为非预见性的不可控制的突然性体位改变，是个体不经意地从离地面有一定高度差的床上以翻滚或者旋转的姿势跌落，并以身体的任何部位触碰地面的行为。为预防坠床，老年人应该使用床挡等防护措施，避免在床上过度活动或突然起床。

8. 非计划性拔管 又称为意外拔管，是指拔管时机尚未成熟，未经医护人员同意，患者自行拔除管路，或其他原因（包括医护人员操作不当）造成的导管脱落。为了预防意外拔管，照护人员应该固定好管路，避免管路过度牵拉和摩擦等。

9. 他伤和自伤 老年人由于认知障碍、情绪波动等原因，可能发生对他人的伤害或自我伤害行为。为预防他伤和自伤，照护人员应该密切观察老年人的行为和情绪变化，及时采取措施进行干预和保护。

10. 走失 为预防走失，照护人员应该为老年人制订合理的日常活动计划和路线，可配合使用定位设备或电子追踪器等设备进行追踪和管理。

11. 文娱活动意外 老年人参加文娱活动时，可能发生意外事件，如摔倒、骨折等。为预防文娱活动意外，照护人员应为老年人选择合适的活动项目和场所，同时提供必要的保护措施和指导。

在老年人日常生活照护中，须强化风险意识和管理措施，确保老年人的安全和健康。同时，照护人员应该根据老年人的实际情况和需求，制订个性化的照护计划和措施，提高老年人的生活质量和生活满意度。

二、老年人社会关系和社会活动中的常见风险及应对

社会关系是人们在共同的物质和精神活动过程中所结成的相互关系的总称，即人与人之间的一切关系。从社会关系的主体和范围，可以划分为个人之间的关系，群体、阶级、民族内部及相互之间的关系，国内和国际关系等；从社会关系的不同领域，可以划分为经济关系、政治关系、法律关系、伦理道德关系，等等；从社会关系包含的矛盾性质，可以把社会关系划分为对抗性关系和非对抗性关系。人在社会关系中开展各种社会活动，难免会存在各种风险，老年人因为其自身具有的特点，在社会关系和社会活动中除了会产生与一般人具有共性的风险之外，也会有一些在老年人群体中更容易发生的风险，老年人和照护人员须加以了解，并积极应对，从而保障老年人安全。

（一）老年人家庭关系中的风险及应对原则

家庭关系是指基于婚姻、血缘或法律拟制而形成的一定范围的亲属之间的权利和义务关系。《中华人民共和国民法典》规定，配偶、子女和其他共同生活的近亲属为家庭成员。据此可知，家庭关系按照主体标准可分为夫妻关系、亲子关系和其他近亲属之间的关系。家庭关系是否和谐，对老年人晚年生活质量有着至关重要的影响。协助老年人妥善处理好家庭关系，也是老年人照护的应有之义。

1. 婚姻关系中的照护风险 婚姻关系是指由合法婚姻而产生的男女之间的人身和财产方面的权利义务关系，即婚姻关系主要表现为夫妻之间的人身关系和财产关系。婚姻关系是家庭产生的前

提,是家庭关系的基础和核心。老年人在婚姻关系中存在的照护风险主要是夫妻之间相互扶养等问题。夫妻有相互扶养的义务。俗话说少年夫妻老来伴,老年人随着年龄增长,身体各方面功能开始下降,出现疾病的概率增加,夫妻一方若身患疾病,则需要另一方履行扶养义务,在精神上和物质上给予更加细心和耐心的照料。若健康一方不愿意照料,则身患疾病一方的生活将陷入困境。需要扶养的一方,在另一方不履行扶养义务时,有要求其给付扶养费的权利。在现实生活中,可能存在一些老年夫妻不履行相互扶养义务的情形,这给需要照料护理的一方带来了一定的风险,极大影响老年人的身心健康。

2. 父母子女关系和其他近亲属关系中的风险　《中华人民共和国民法典》规定,近亲属包括配偶、子女、兄弟姐妹、祖父母、外祖父母、孙子女、外孙子女。父母子女关系包括父母和亲生子女、继子女、养子女之间的关系。其他近亲属关系则指的是父母子女关系之外的近亲属之间的关系。对于老年人而言,此类关系中最主要的风险是赡养问题和遗产继承问题。我国法律规定,成年子女有赡养父母的义务,子女对父母的赡养义务,不因父母的婚姻关系变化而终止。赡养老年人,让老年人老有所养、老有所乐是家庭成员承担家庭责任的具体体现,也是构建和谐社会、建设法治社会的应有之义。但在现实生活中,子女不肯尽赡养义务,导致老年人生活陷入困境的现象确有发生。子女在赡养老年人方面的缺失对老年人的身心健康和社会和谐稳定均有很大的影响,有时候甚至会发生老年人被子女遗弃在养老院或支付费用方面发生纠纷等风险。

3. 应对原则

(1)评估老年人家庭关系、经济来源、居住状况、社会支持等,了解老年人养老照护方面的有利因素和风险隐患。与老年人及家属进行有效沟通,必要时与所在社区、邻居、亲友等进行沟通,分析产生问题的根源,鼓励老年人及家人相互尊重、关心,帮助老年人及时修复家庭关系。

(2)帮助老年人学习掌握法律知识,协助老年人依法维护自身的合法权益。做好家属的法治宣传工作和思想工作,晓之以理、动之以情,引导家属依法履行赡养老年人的义务。对确实存在经济困难问题的老年人,积极协助申请社会救助。根据《中华人民共和国老年人权益保障法》第十四条至第十六条的规定,赡养人应当履行对老年人经济上供养、生活上照料和精神上慰藉的义务,照顾老年人的特殊需要。赡养人应当使患病的老年人及时得到治疗和护理;对经济困难的老年人,应当提供医疗费用。赡养人应当妥善安排老年人的住房,不得强迫老年人居住或者迁居条件低劣的房屋。

(3)帮助老年人解决赡养纠纷,避免发生遗弃或虐待老年人的行为。老年人与家庭成员因赡养发生纠纷,可以申请人民调解委员会或者其他有关组织进行调解,也可以直接向人民法院提起诉讼。人民调解委员会或者其他有关组织调解赡养纠纷时,应当通过说服、疏导等方式化解矛盾和纠纷;对有过错的家庭成员,应当给予批评教育。人民法院对老年人追索赡养费或者扶养费的申请,可以依法裁定先予执行。老年人被遗弃后可以向居委会、法院提出请求,也可以向公安部门提出控告,要求老年人的子女履行赡养义务,承担法律责任。对发生虐待的老年人,立即向公安机关报告。养老机构如果出现虐待老年人的行为也属违法,需承担相应的法律后果。

（二）老年人参与社会活动的风险及应对

老年人并不是生活在真空中,他们也需要不同程度的社会交往。国家鼓励和保障老年人参与社会发展。《中华人民共和国老年人权益保障法》规定,国家和社会应当重视、珍惜老年人的知识、技能、经验和优良品德,发挥老年人的专长和作用,保障老年人参与经济、政治、文化和社会生活。国家为老年人参与社会发展创造条件。老年人因为受各种条件所限,其接收信息、识别风险的能力较弱,在社会关系中处于弱势地位,容易遇到一些安全风险,可能对其身心健康带来负面影响。

1. 老年人参与社会活动的风险　老年人参与社会活动的风险主要分为人身安全风险和财产安全风险。老年人因为年龄、身体健康状况等原因,身体的灵敏性和体力都在逐渐减退,在参与社会活动中会存在人身安全方面的风险,如易跌倒摔伤、易烫伤等,给身体造成伤害。随着人们生活水平日益提高,老年人对养生保健方面的需求不断增长,一些不法分子可能利用老年人渴望长寿健康、害怕疾病的心理,通过各种渠道和手段欺骗老年人,造成老年人财产损失,甚至危害老年人的身体健康。

2. 应对

(1)全社会共同努力,为老年人营造宜居环境。制定和完善涉及老年人的工程建设标准体系,制定无障碍设施工程建设标准。有关部门应当按照国家无障碍设施工程建设标准,优先推进与老年人日常生活密切相关的公共服务设施的改造。无障碍设施的所有人和管理人应当保障无障碍设施正常使用。推动老年宜居社区建设,引导、支持老年宜居住宅的开发,推动和扶持老年人家庭无障碍设施的改造,为老年人创造无障碍居住环境。

(2)加大法律法规宣传力度,加强心理关照,为提高老年人自我防范能力提供支撑。老年人因为年龄和身体等原因,与社会接触的机会相对较少,接收信息的方式和渠道有限。政府和社区、家人都有责任和义务开展以老年人为主的相关法律法规宣传,营造安全环境。照护人员应经常与老年人进行沟通交流,帮助他们了解社会,提高他们辨识和预防风险的能力,避免老年人人身和财产安全遭受侵害。

(3)老年人如果发生人身和财产安全问题,及时采取应急处理。如发现老年人有被诈骗的可能,要及时劝阻,必要时联系其家人或报警。如老年人已经遭受诈骗,除及时告知其家人和报警外,要注意观察、陪伴、疏导,避免老年人心情不畅发生其他意外,或因诈骗事件加重疾病。

第四节 老年人照护从业人员职业素养及规范

职业素养是人类在社会活动中需要遵守的行为规范,是职业内在的规范和要求,是从业人员在职业过程中表现出来的综合品质。职业素养主要包括职业道德、职业技能、职业行为、职业作风和职业意识等。为老年人提供专业的照护是老年人照护从业人员工作的核心。由于老年人在生理、心理、社会等方面不同于其他人群的特点,对老年人照护从业人员应有更高的职业素养要求。同时,为保障老年人护理安全,维护老年人和从业人员自身的权益,也需要老年人照护从业人员了解相关的法律法规。

一、老年人照护从业人员职业伦理

伦理是指在处理人与人、人与社会和人与自然相互关系时应遵循的道德和准则。职业伦理是一定的社会道德原则和规范在职业行为和职业关系中的特殊表现,是从业人员在职业生活中应当遵循的道德规范及应具备的道德观念、道德情操和道德品质。

老年人照护从业人员应遵循以下职业伦理:

1. 尊老敬老,以人为本 尊老敬老是中华民族的传统美德。党和国家对老年人十分关心和爱护。"老有所为、老有所养、老有所乐、老有所医、老有所终"已成为全社会的共识。老年人照护从业人员更需要树立尊老敬老的理念,从内心对老年人产生尊敬,在从业过程中始终坚持以人为本的理念,处处为老年人着想,从老年人的根本利益出发,满足老年人的合理需要,切实保障老年人的权益,让老年人体会到全社会对他们的尊敬和关怀,让发展的成果惠及全体老年人。

2. 服务第一,爱岗敬业 职业没有贵贱之分。老年人照护是为老年人提供高质量健康服务,也是为老龄化社会提供高质量服务。老年人照护从业人员要树立服务第一的理念,既要服务于老年人,也要服务于老年人的家庭,服务于社会。老年人照护从业人员要热爱自己的工作岗位,热爱本职工作,以恭敬严肃的态度对待自己的工作,不断学习,努力提升服务本领,为老年人做好服务。

3. 遵章守法,自律奉献 知法、懂法、守法、用法,是法治社会公民的基本准则。对于老年人照护从业人员来说,既要做到知法、懂法、守法、用法,又要遵守照护专业的相关规程,还要遵守养老服务机构的规章制度。法律法规不仅是为老年人服务的依据，也是从业者自身行为的准则和维护服务对象及自身权益的有力工具。一个合格的老年人照护从业人员必须具有高度的法律意识，掌握相关的法律知识，同时正确认识到自己的法律地位、法律权利、法律责任。同时还应该遵守社会公德，遵守职业道德和工作须知。老年人照护从业人员在为老年人服务中要慎独慎微，积极进取，精益求精，不断提高服务水平。

4. 孝老爱亲，弘扬美德　自古以来，中国人就提倡孝老爱亲，倡导"老吾老，以及人之老；幼吾幼，以及人之幼"。老年人经历了时代变迁，为国家和社会的发展发挥了他们的力量，到了老年期，身体功能在下降，行动缓慢、多病、虚弱，或生活不能自理需要有人关照。关爱和照顾好老年人不仅是一代人对中华美德的继承发扬，也是对下一代身体力行的美德传递。

> **📖 知识拓展**
>
> **全国养老服务先进单位和先进个人表彰**
>
> 　　2023 年 3 月我国民政部下发了《民政部关于表彰全国养老服务先进单位和先进个人的决定》，全面贯彻落实党中央、国务院关于养老服务工作的决策部署，锐意进取、开拓创新，攻坚克难、拼搏奋进，在完善养老服务政策制度、加大养老服务供给、提升养老服务质量、增进老年群体福祉，更好满足老年人多层次多样化高品质养老服务需求等方面取得积极成效。该决定对作出突出贡献、具有典型示范作用的单位和个人进行表彰，以表彰先进、树立榜样，进一步激发各地推动养老服务高质量发展的积极性、主动性、创造性，推动中国特色养老服务体系建设。99 个单位获"全国养老服务先进单位"称号，195 人获"全国养老服务先进个人"称号。这进一步体现了党和国家对养老服务工作的重视。

二、老年人照护从业人员相关法律规范

法律规范，是指由国家制定或认可的，反映国家意志的，具体规定权利义务及法律后果的行为准则。为积极应对老龄化社会，国家制定了许多法律法规，有专门保障老年人权益的单行法，也有包含在其他法律中的条款。按规范和保护的主体来划分，分为保障老年人权益的法律规范、保障和规范老年人照护从业人员的法律规范，以及保障和规范养老服务机构的法律规范。作为老年人照护从业人员，应当了解相关法律知识，在老年人遇到相关问题时，能够给予帮助，同时也要依法约束自己的行为，不能侵害老年人的合法权益。

（一）保障老年人权益的法律规范

1.《中华人民共和国宪法》　宪法是主权国家或地区具有最高法律效力的根本大法。《中华人民共和国宪法》规定了公民的基本权利，如法律面前人人平等、选举权和被选举权、人身与人格权、劳动权、妇女保护权、受教育权等，这些基本权利对于老年人同样适用。在对公民基本权利进行规定的同时，在相关条款中还专门针对老年人权益保护进行了规定。《中华人民共和国宪法》第四十五条规定，中华人民共和国公民在年老、疾病或者丧失劳动能力的情况下，有从国家和社会获得物质帮助的权利。第四十九条规定，父母有抚养教育未成年子女的义务，成年子女有赡养扶助父母的义务。禁止破坏婚姻自由，禁止虐待老年人、妇女和儿童。

2.《中华人民共和国民法典》　2021 年 1 月 1 日起施行的《中华人民共和国民法典》是中华人民共和国第一部以法典命名的法律，被誉为社会生活的百科全书。

（1）《中华人民共和国民法典》人格权编：《中华人民共和国民法典》对人格权的种类、内容、保护措施、使用限制等进行了规定。人格权是民事主体享有的生命权、身体权、健康权、姓名权、肖像权、名誉权、荣誉权、隐私权等权利。民事主体的人格权受法律保护，任何组织或者个人不得侵害。人格权不得放弃、转让或者继承。生命权，自然人的生命安全和生命尊严受法律保护。身体权，自然人

的身体完整和行动自由受法律保护。健康权，自然人的身心健康受法律保护。隐私是自然人的私人生活安宁和不愿为他人知晓的私密空间、私密活动、私密信息。任何组织或者个人不得以刺探、侵扰、泄露、公开等方式侵害他人的隐私权。对生命权、身体权、健康权的保护主要体现在以下几方面：①自然人的生命权、身体权、健康权受到侵害或者处于其他危难情形的，负有法定救助义务的组织或者个人应当及时施救。②完全民事行为能力人有权依法自主决定无偿捐献其人体细胞、人体组织、人体器官、遗体。任何组织或者个人不得强迫、欺骗、利诱。完全民事行为能力人依据前款规定同意捐献的，应当采用书面形式，也可以订立遗嘱。③禁止以任何形式买卖人体细胞、人体组织、人体器官、遗体。④为研制新药、医疗器械或者发展新的预防和治疗方法，需要进行临床试验的，应当依法经相关主管部门批准并经伦理委员会审查同意，向受试者或者受试者的监护人告知试验目的、用途和可能产生的风险等详细情况，并经其书面同意。进行临床试验的，不得向受试者收取试验费用。⑤违背他人意愿，以言语、文字、图像、肢体行为等方式对他人实施性骚扰的，受害人有权依法请求行为人承担民事责任。⑥以非法拘禁等方式剥夺、限制他人的行动自由，或者非法搜查他人身体的，受害人有权依法请求行为人承担民事责任。

（2）《中华人民共和国民法典》婚姻家庭编、继承编：《中华人民共和国民法典》对结婚、家庭关系、离婚、收养、继承等方面进行了规范，强调保护妇女、未成年人、老年人、残疾人的合法权益。老年照护从业人员应重点了解以下内容，以便在老年人遇到相关问题时能够给予协助。①夫妻有相互扶养的义务。需要扶养的一方，在另一方不履行扶养义务时，有要求其给付扶养费的权利。②夫妻有相互继承遗产的权利。父母和子女有相互继承遗产的权利。③夫妻在婚姻关系存续期间所得的下列财产，为夫妻的共同财产，归夫妻共同所有：夫妻共同财产包括工资、奖金、劳务报酬；生产、经营、投资的收益；知识产权的收益；继承或者受赠的财产，但是《中华人民共和国民法典》第一千零六十三条第三项规定的除外；其他应当归共同所有的财产。④子女对父母的赡养义务，不因父母的婚姻关系变化而终止。有负担能力的孙子女、外孙子女，对于子女已经死亡或者子女无力赡养的祖父母、外祖父母，有赡养的义务。⑤子女应当尊重父母的婚姻权利，不得干涉父母离婚、再婚以及婚后的生活。⑥继承分为法定继承、遗嘱继承和遗赠。《中华人民共和国民法典》第一千一百二十五条规定，继承人有下列行为之一的，丧失继承权：故意杀害被继承人；为争夺遗产而杀害其他继承人；遗弃被继承人，或者虐待被继承人情节严重；伪造、篡改、隐匿或者销毁遗嘱，情节严重；以欺诈、胁迫手段迫使或者妨碍被继承人设立、变更或者撤回遗嘱，情节严重。继承人有第三项至第五项行为，确有悔改表现，被继承人表示宽恕或者事后在遗嘱中将其列为继承人的，该继承人不丧失继承权。⑦遗嘱的种类以及如何订立一份有效的遗嘱。

3.《中华人民共和国老年人权益保障法》 是为了保障老年人合法权益，发展老龄事业，弘扬中华民族敬老、养老、助老的美德，根据宪法而制定的法律。

（1）老年人依法享有的权利：老年人有从国家和社会获得物质帮助的权利，有享受社会服务和社会优待的权利，有参与社会发展和共享发展成果的权利。禁止歧视、侮辱、虐待或者遗弃老年人。老年人可以与集体经济组织、基层群众性自治组织、养老机构等组织或者个人签订遗赠扶养协议或者其他扶助协议。负有扶养义务的组织或者个人按照遗赠扶养协议，承担该老年人生养死葬的义务，享有受遗赠的权利。

国家机关、社会团体、企业事业单位和其他组织应当按照各自职责，做好老年人权益保障工作。各级人民政府应当将老龄事业纳入国民经济和社会发展规划，将老龄事业经费列入财政预算；对经济困难的老年人，地方各级人民政府应当逐步给予养老服务补贴；应当将养老服务设施纳入城乡社区配套设施建设规划；县级以上人民政府民政部门负责养老机构的指导、监督和管理；养老机构及其工作人员不得以任何方式侵害老年人的权益。家庭成员应当关心老年人的精神需求，不得忽视、冷落老年人；赡养人应当履行对老年人经济上供养、生活上照料和精神上慰藉的义务，照顾老年人的特殊需要。

（2）法律责任：《中华人民共和国老年人权益保障法》第八章对于侵害老年人合法权益应当承担的法律责任作了相应规定,责任方式包括民事责任、行政责任、刑事责任。主要规定有:①不履行保护老年人合法权益职责的部门或者组织,其上级主管部门应当给予批评教育,责令改正。国家工作人员违法失职,致使老年人合法权益受到损害的,由其所在单位或者上级机关责令改正,或者依法给予处分;构成犯罪的,依法追究刑事责任。②老年人与家庭成员因赡养、扶养或者住房、财产等发生纠纷,可以申请人民调解委员会或者相关组织进行调解,也可以直接向人民法院提起诉讼。③干涉老年人婚姻自由,对老年人负有赡养义务、扶养义务而拒绝赡养、扶养,虐待老年人或者对老年人实施家庭暴力的,由有关单位给予批评教育;构成违反治安管理行为的,依法给予治安管理处罚;构成犯罪的,依法追究刑事责任。④侮辱、毁谤老年人,构成违反治安管理行为的,依法给予治安管理处罚;构成犯罪的,依法追究刑事责任。⑤养老机构及其工作人员侵害老年人人身和财产权益,或者未按照约定提供服务的,依法承担民事责任;有关主管部门依法给予行政处罚;构成犯罪的,依法追究刑事责任。

4. 其他规范性文件 除了以上列举的主要几部法律之外,关于老年人权益保障的相关规范性文件还有《中华人民共和国反家庭暴力法》《无障碍环境建设条例》《国务院关于促进健康服务业发展的若干意见》《"十四五"国家老龄事业发展和养老服务体系规划》等。作为老年人照护从业人员,有必要进行了解。

（二）保障和规范老年人照护从业人员权益的法律规范

老年人照护从业人员在从业过程中,要遵守相应的法律法规,切实保障和维护老年人合法权益,避免在从业过程中对老年人造成损害,以及承担法律责任。根据《中华人民共和国刑法》《中华人民共和国民法典》《中华人民共和国老年人权益保障法》等法律规定,从业人员主要应承担以下责任和义务:

1. 依法保障老年人生命权、健康权、身体权,不得故意伤害、虐待老年人,否则除了要承担民事赔偿责任外,情节严重的还要承担刑事责任。

2. 尊重老年人隐私,遵守职业操守,不得刺探老年人的隐私,不得未经同意随意泄露在工作过程中了解到的老年人的隐私和个人信息。

3. 遵守契约精神,按照合同约定提供照护服务。

（三）保障和规范养老服务机构权益和管理的法律规范

养老机构的管理者要强化法律意识,依法管理,科学管理。根据《中华人民共和国民法典》《中华人民共和国消防法》《中华人民共和国食品安全法》,以及民政部 2020 年 9 月 1 日公布的《养老机构管理办法》等相关规定,养老机构主要承担以下责任和义务:

1. 为老年人提供合格、舒适、安全的设施设备。

2. 制定完备的安全管理体系,对从业人员进行安全教育,确保食品安全、消防安全、医疗护理安全、人身财产安全。

3. 按合同要求提供高质量的养老服务。

4. 尽到安全管理义务,保证在机构接受服务的老年人的人身、财产安全不受来自第三人的侵害;在组织老年人开展集体文娱活动时,作为组织者,要尽到安全保障义务。

5. 养老机构作为用人单位,工作人员因执行工作任务造成他人损害的,由用人单位承担侵权责任。用人单位承担侵权责任后,可以向有故意或者重大过失的工作人员追偿。

除了以上需要注意的相关规定,提供有诊疗服务的机构还要重点关注《中华人民共和国民法典》关于医疗损害责任的规定。《中华人民共和国民法典》第一千二百一十八条至第一千二百二十八条对于医疗损害责任进行了规定。

（1）医疗机构需要承担侵权责任的情形:医务人员没有向患者或患者近亲属告知病情和医疗措施并取得明确同意;医务人员在诊疗活动中未尽到与当时的医疗水平相应的诊疗义务,造成患者损害；因药品、消毒产品、医疗器械的缺陷，或者输入不合格的血液造成患者损害；泄露患者的隐私和个人信息，或者未经患者同意公开其病历资料；违反法律、行政法规、规章以及其他有关诊疗规范的规定；隐匿或者拒绝提供与纠纷有关的病历资料；遗失、伪造篡改或者违法销毁病历资料。

（2）医疗机构免责情形：患者或者其近亲属不配合医疗机构进行符合诊疗规范的诊疗，且医疗机构或其医务人员无过错的；医务人员在抢救生命垂危的患者等紧急情况下已经尽到合理诊疗义务；限于当时的医疗水平难以诊疗。以上情形医疗机构不承担赔偿责任。

《中华人民共和国民法典》第一千二百二十八条对保护医疗机构和医务人员的合法权益作出了相应规定：医疗机构及其医务人员的合法权益受法律保护；干扰医疗秩序，妨碍医务人员工作、生活，侵害医务人员合法权益的，应当依法承担法律责任。

三、老年人照护从业人员专业知识和技术要求

维护老年人的健康，提高老年人的生活质量是一项系统工程，需要全社会关注和参与。从事老年人照护工作的人员是老年人健康和生活的直接守护人，只有掌握较为全面的专业知识和技术，才能更好帮助老年人度过人生的最后阶段。老年人照护从业人员须掌握的专业知识和技术主要包括以下方面：

（一）基础护理知识

1. 了解老年人的生理和心理特点，包括健康状况、生活习惯、饮食偏好、疾病预防等方面的知识。

2. 掌握老年人照护的基本技能，如更换床单、皮肤护理、协助洗澡、协助排泄等。

3. 掌握常见老年疾病的护理知识，如糖尿病、高血压、呼吸系统疾病、认知障碍的护理等。

4. 熟悉老年人的急救知识，包括急救药品的使用、急救操作技术的掌握等。

（二）专业技能

1. 具备基本的沟通能力和心理疏导能力，能够与老年人建立良好的关系，了解他们的需求和心理状态。

2. 具备评估能力，能够根据老年人的身体状况和生活自理能力，制订个性化的照护计划。

3. 具备团队协作能力，与其他医护人员有效配合，共同完成老年人的照护工作。

4. 具备持续学习的能力，不断更新护理理念和技术，提高自身专业水平。

（三）法律法规知识

1. 了解国家有关老年人照护的法律法规，如《中华人民共和国老年人权益保障法》等。

2. 了解老年人照护相关的安全知识和职业防护知识，如防止跌倒、保护老年人隐私等。

3. 了解老年人照护服务的质量标准和评估方法，保证服务质量和安全。

4. 具备职业道德和职业操守，尊重老年人的人格尊严和隐私权，保护他们的合法权益。

（四）其他知识

1. 了解与老年人相关的社会福利政策和措施，如养老保险、医疗保险政策等。

2. 了解老年人的家庭关系和社会背景，了解他们的需求和特点，为照护工作提供参考。

3. 了解与老年人照护相关的营养学和康复知识，如饮食指导、康复训练等。

4. 了解与老年人照护相关的心理学和伦理学知识，如尊重老年人的意愿和选择，维护他们的尊严等。

总之，老年人照护从业人员需要具备良好的职业道德、全面的专业知识技术，全心全意为老年人提供优质的照护服务。同时，从业人员还需要通过不断学习来提高自己的职业素养，以满足不断变化的老年人照护需求。

（王秀红　邓怀兰）

思考题

1. 为什么要加强老年人的安全护理？
2. 老年人安全护理有哪些主要内容？
3. 影响老年人护理安全的主要因素有哪些？
4. 在老年人照护中有哪些风险？如何应对？
5. 老年人照护从业人员应具备哪些职业素养？

第二章
老年人跌倒护理及风险管理

学习目标

1. 掌握：老年人跌倒的风险因素筛查与评估；老年人跌倒的干预。
2. 熟悉：跌倒的定义；老年人跌倒的危险因素；养老机构预防老年人跌倒的管理。
3. 了解：老年人跌倒的发生现状；老年人跌倒的不良后果。
4. 学会对老年人跌倒风险因素进行筛查和评估；能正确指导老年人进行预防跌倒运动锻炼；
   能为老年人跌倒预防提供正确指导；能正确实施老年人跌倒应急处理。
5. 具有尊老、敬老、爱老、助老，保障老年人安全的意识。

随着人口的快速老龄化，跌倒已经成为我国亟须面对的重大公共卫生问题。跌倒是我国老年人伤害就诊、创伤性骨折和伤害死亡的首要原因，不仅会对老年人造成一系列致残、致死性后果，还会对其精神和心理健康产生严重影响，给个人、家庭和社会带来巨大的照护和经济负担。在老年人照护中应该谨慎地评估老年人跌倒的风险，考虑多方面因素的影响，老年人跌倒是可以预防和改善的，应针对性给予个性化的预防措施，减少跌倒的发生和伤害，保障老年人安全，提高老年人的生活质量。

第一节 概　　述

案　例

张爷爷，78岁，患有颈椎病和高血压，在养老院房间阳台锻炼时，右脚抬高后突然跌倒在地。
请问：
1. 导致张爷爷跌倒的可能原因有哪些？
2. 护理员应如何对张爷爷进行紧急救助？
3. 养老院如何避免再次发生类似情况？

一、跌倒的定义及老年人跌倒发生现状

世界卫生组织（World Health Organization，WHO）将跌倒（fall）定义为突发的、不自主的、非故意的体位改变，倒在地上或更低的平面上。根据国际疾病分类（International Classification of Diseases-10，ICD-10），跌倒分为以下两类：①从一个平面至另一个平面的跌落；②同一平面的跌落。

跌倒是全球第二大伤害死亡原因，每年约有68.4万人死于跌倒，其中80%以上发生在中低收入国家。世界卫生组织的调查数据显示，全球65岁及以上老年人每年跌倒发生率为28%～35%，70岁及以上老年人跌倒的年发生率高达32%～42%，且在养老机构老年人中，每年有30%～50%的人发生跌倒，其中40%的人有过不止一次的跌倒经历。在中国，跌倒是65岁及以上老年人伤害死亡的首要

原因,且年龄越大,因跌倒而伤亡的风险越高。跌倒是一种最常见的老年综合征之一,也是临床护理工作者、住院患者最常见的不良事件。跌倒发生率高、伤害严重,不仅给患者带来严重的身心影响,还给社会和家庭带来沉重的经济负担和照护负担。

二、老年人跌倒的危险因素

老年人跌倒通常不是由单一因素导致,而是多种因素相互作用的结果。老年人面临的跌倒危险因素越多,跌倒风险越大。

（一）生物因素

1. 年龄 随着年龄的增长,老年人跌倒发生率和死亡率均有所增加。衰老所导致的神经、运动等系统功能的下降,患病增加等,可能是跌倒发生风险增加的重要原因。

2. 性别 老年女性比老年男性更容易发生跌倒,跌倒后更容易骨折。可能的原因有女性衰老过程中骨骼肌肉系统问题相对男性更为常见,因而丧失了延缓骨骼肌肉系统功能下降的机会,此外绝经后雌激素水平下降导致老年女性的骨质疏松患病比例高于老年男性。

3. 神经、运动功能

（1）感觉:跌倒和视力、对比敏感度、立体视觉或视野之间显著关联。视力敏感度和对比度下降会阻碍老年人识别环境中的危险因素,视觉功能降低会影响平衡能力,造成跌倒风险增加;听力障碍、本体感觉障碍时跌倒风险增加;前庭功能减退对老年人平衡能力有较大影响,会增加跌倒的风险。

（2）信息处理能力:神经系统功能随着老化会有所衰退,使得大脑中枢处理信息的能力下降,对感受到的信息出现简化、削弱的现象,反应时间相应延长,协同能力下降,影响人体对接收到的跌倒信息进行分析,从而降低了发出应对跌倒指令的质量,会使跌倒风险增加。

（3）骨骼肌肉:老年人骨骼、关节、韧带及肌肉的结构、功能损害和退化均会降低人体的稳定能力,是引发跌倒的常见原因。骨骼肌肉系统功能退化会影响老年人的活动能力,影响老年人步态的敏捷性、力量和耐受性,使老年人举步时抬脚不高,行走缓慢、不稳当,导致跌倒风险增加。

（4）平衡能力:是跌倒发生的重要影响因素。老年人由于衰老或疾病造成的视觉、本体感觉、前庭系统功能受损,关节(特别是下肢关节)活动障碍,肌肉力量减弱,反应时间延长等都可能影响人体平衡能力,从而难以通过身体调节避免跌倒。

（5）步行能力:步态是人体结构和功能、运动调节系统等在人体行走时的外在表现,可反映人的步行和行动能力。身体各种反射、肌肉力量和张力以及步长随着年龄的增长而下降。肌肉、关节障碍会直接影响老年人步态的生物力学,造成步态的稳定性及对称性下降。老年人在地面不平或湿滑状态下反应调节能力降低,为了维持平衡,步行速度减慢、步幅缩短,而且更倾向于"扁平足"式的着地方式,表现为身体姿势控制能力下降,机体定向反射功能下降,步高下降,从而无法跨越障碍物,或无法及时调整身体姿势,导致跌倒风险增加。

4. 疾病

（1）神经系统疾病:神经系统疾病会影响患者的认知、反应、平衡、协调等方面的能力,从而增加跌倒的风险。患有脑卒中、帕金森病、小脑疾病、前庭疾病以及有外周神经系统病变的老年人是跌倒的高危人群。如脑卒中所致的偏瘫患者,其本体感觉、肌张力、肌肉控制能力均受到不同程度的损害,运动和平衡能力下降或障碍,不能独立保持坐姿、站姿和行走是造成跌倒的最主要原因。

（2）心脑血管疾病:心脑血管疾病可造成心脏缺血,诱发头晕、心悸、心绞痛、胸闷等病症,导致跌倒。患者直立性低血压、脑梗死、小血管缺血性病变等疾病的老年人易发生跌倒。如患动脉粥样硬化的老年人容易发生直立性低血压,冠心病往往并发心律失常导致晕厥,引起跌倒。

（3）眼部疾病:患有眼部疾病的老年人视觉功能受损,对环境的观察和判断能力均有所下降,增加了跌倒风险。白内障、青光眼、黄斑病变、糖尿病视网膜病变等眼部疾病会造成老年人视物模糊、视野缺损、视力受损等而增加跌倒风险。

（4）骨骼关节疾病：老年人退行性骨关节炎会引起关节疼痛、肿胀、僵硬，甚至关节畸形，从而导致肢体活动受限，容易引发跌倒。膝关节疼痛是女性多次跌倒的危险因素。足部疾病及足趾的畸形等会影响人体的平衡能力、稳定性、协调性，导致神经系统反射时间延长和步态紊乱。

（5）精神类疾病：存在认知障碍、抑郁症、谵妄的老年人容易发生跌倒。认知障碍患者由于大脑反应迟缓，肢体协调性不足，视力、听力下降，平衡功能减退，站立、行走困难，出现幻觉等原因，很容易跌倒。患抑郁症的老年人常表现出情绪低落、社交活动减少、睡眠时间不足等症状，会增加老年人跌倒的风险。

（6）其他疾病：糖尿病因影响外周血管、损害神经功能，易合并血管及足部病变等，常使机体的稳定能力暂时受损，增加跌倒风险；老年人患有泌尿系统疾病或伴随尿频、尿急、尿失禁等症状的疾病而匆忙去洗手间，发生排尿性晕厥等，也会增加跌倒的风险。

5. 心理因素 沮丧、焦虑、情绪不佳等心理问题会增加跌倒的风险。沮丧、焦虑、情绪不佳可能会削弱老年人的注意力，潜在的心理状态混乱也和沮丧相关，会导致老年人对环境危险因素的感知和反应能力下降。有害怕跌倒心理的老年人发生跌倒的风险更高。

6. 跌倒史 1年内发生过跌倒且伴有步态、平衡能力、移动能力等异常的老年人为跌倒高危人群。

（二）行为因素

1. 使用药物 药物可通过影响中枢神经系统功能、血压、步态、平衡、视觉等方面增加老年人跌倒风险。如阿片类药物可引起肌肉松弛、直立性低血压等现象；老年人生理功能逐渐衰退，对药物的吸收、代谢及排泄能力明显降低，对药物的敏感性也发生变化，易出现谵妄、头晕等不良反应，增加跌倒风险。有研究表明，服用4种及以上药物，是老年人跌倒的高危因素。

可能引起跌倒的药物包括：抗精神病药物，如氯丙嗪、异丙嗪；抗抑郁药物，如氟西汀、阿米替林等；抗癫痫药物，如苯妥英钠、苯巴比妥等；镇静催眠药，如艾司唑仑、地西泮等；降压药，如氢氯噻嗪、普萘洛尔、卡托普利、硝苯地平、硝普钠等；利尿药，如呋塞米、甘露醇等；Ⅰa类抗心律失常药物，如奎尼丁、普鲁卡因胺等；降糖药，如格列吡嗪、二甲双胍、胰岛素等。

2. 行为生活方式 不安全的行为会增加老年人跌倒风险。不健康的生活方式不仅影响老年人的肌肉及骨骼功能、活动能力等，还会影响老年人的认知功能，从而增加跌倒的风险。如老年人着装不合适，穿着过紧、过松的衣裤和/或鞋子；站在不稳的椅子上，进行超出身体运动能力范围的体力活动，变换体位时动作太快等行为习惯都可能增加老年人跌倒风险。过量饮酒、吸烟、饮食，以及缺乏锻炼、睡眠障碍等都会增加老年人的跌倒风险。

（三）环境因素

室内昏暗的灯光，湿滑、不平坦的路面，步行途中的障碍物，不合适的家具高度和摆放位置，楼梯台阶，卫生间没有扶栏、把手，地板光亮容易打滑，地毯铺设不够平坦，甚至家里跑动的宠物等都可能增加跌倒的风险；台阶高度不合适或破损、人行道不平整或过于狭窄以及雨雪天气、道路拥挤等室外的危险因素均可能引起老年人跌倒。

（四）其他

老年人的受教育程度、收入水平、卫生保健水平、享受社会服务和卫生资源服务的途径，以及老年人是否独居、与社会的交往和联系程度都会影响其跌倒的发生率。秋冬季节跌倒发生率高于春夏季节，白天和傍晚跌倒发生率高于夜晚，室外跌倒发生率高于室内。

三、老年人跌倒的不良后果

跌倒不仅给老年人的身心健康带来不良后果，严重影响其生活质量，也给老年人及其家人造成痛苦，增加照护负担。老年人跌倒后容易骨折，若头部着地，还易导致脑外伤出血，大多需要卧床静养，身体活动减少容易诱发下肢静脉血栓、肌肉无力、食欲减退、消化道疾病等；老年人身体代谢功能衰减，跌倒受伤后伤口愈合相对慢，也容易引发感染；有的老年人还会因为跌倒后社会交往活动受限，进而引发焦虑、抑郁、失眠等精神和心理问题。中国疾病预防控制中心分析 2015—2018 年全国伤害监测系统数据后发现，老年人跌倒后，中重度损伤占 37.21%，经门诊 / 急诊治疗后，22.49% 的老年人需要住院继续治疗，0.92% 的老年人死亡。因跌倒导致的伤残会给老年人及其家庭带来沉重的经济负担。全社会都应重视跌倒对老年人健康和生命的严重威胁。

第二节　老年人跌倒的护理及风险管理

跌倒风险因素的筛查有助于快速判断出跌倒的高危人群，有效的管理和积极的护理干预可以帮助老年人预防跌倒，减少跌倒发生的风险，降低老年人跌倒所致伤害的严重程度，从而提高老年人的生活质量。

一、老年人跌倒的风险因素筛查与评估

（一）跌倒风险因素筛查

1. 评估跌倒史　有跌倒史的老年人再次跌倒的风险高于其他人群，跌倒史是判断老年人跌倒风险的重要依据。可以通过询问老年人过去的跌倒情况判断其是否有跌倒风险。询问跌倒史最基本的内容包括过去 12 个月老年人是否发生跌倒？跌倒几次？有无受伤？在询问过程时可能有些老年人对"跌倒"的理解与评估人员不同，可以向老年人说明跌倒包括滑倒、绊倒、摔倒、被碰倒等。评估时尽可能询问清楚跌倒事件发生的时间、地点、行为活动、环境，跌倒前的先兆症状，跌倒时的意识状态和跌倒方式，跌倒后老年人起身和受伤情况等，通过分析收集到的信息可以获得相关危险因素，为预防再次跌倒提供干预依据。

2. 评估疾病史　应重点了解老年人是否患有高血压、冠心病、糖尿病、脑血管病、骨性关节炎、帕金森病、阿尔茨海默病、直立性低血压、视力障碍等疾病。通过对老年人疾病的筛查，全面考虑可能引发跌倒的因素，防患于未然。

3. 评估环境危险因素　环境危险因素是指任何可能增加个人跌倒风险的物体或环境。识别和减少环境危险因素可以有效提高预防老年人跌倒的成功率。环境危险因素的识别及降低或消除可以通过适当的评估手段来实现。如家庭环境评估可以用居家危险因素评估工具（home fall hazards assessments，HFHA）来评估。

4. 评估用药情况　对老年人用药情况的评估包括老年人是否使用药物、使用药物的种类、是否按医嘱或用药说明用药、药物剂量、药物的副作用或不良反应、有无服用过期药和变质药等。用药情况评估可在最初的跌倒评估时进行，主要采取询问和使用评估工具的方式来进行。用药跌倒风险评分是常用的评估工具。

5. 评估躯体功能　躯体功能评估除日常生活活动能力、平衡能力和步态、肌力之外，还须关注与跌倒相关的生理功能指标。日常生活活动能力常用评估工具有 Katz 日常生活活动能力量表、Barthel 量表、Kenny 自护量表、Lawton 日常生活能力评定量表等。平衡能力和步态评估方法是开发最早、数量较多且应用广泛的一类跌倒风险评估工具，应用较多的有计时起立 - 行走测试（timed up and go test，TUGT）、Berg 平衡量表（Berg balance scale，BBS）、Tinetti 平衡与步态量表（Tinetti performance-oriented mobility assessment，Tinetti POMA）和 X16 老年人平衡能力测试量表（X16 balance testing scale for the elderly，X16BS）等，此外还有闭眼站立试验（Romberg test）、单腿站立试验（Tendelenburg sign）、30s 起立坐下测试（thirty-second sit-to-stand test）（测试下肢肌力）、活动步态测试等简易测试方法可以选择。平衡能力和生理功能的评估需要老年人有一定的行走能力，评估时要做好监护，注意老年人的安全。

6. 评估心理状况　心理评估可识别老年人跌倒相关不良心理因素，如害怕跌倒心理、恐动症、焦

虑、抑郁等。跌倒相关的心理评估工具主要有特异性活动平衡自信量表（activities-specific balance confidence scale-16，ABC-16）、简化版特异性活动平衡自信量表（简化 ABC-16）、修订版跌倒效能感量表（modified fall efficacy scale，MFES）、国际版跌倒效能量表（falls efficacy scale-international，FES-I）、简明国际版跌倒效能量表（简明 FES-I）、老年抑郁量表（geriatric depression scale，GDS）、简易精神状态检查量表（mini-mental state examination，MMSE）等。

此外，对老年人使用的助行辅具、穿着衣物（尤其是鞋子）的安全性也要注意评估。除上述评估内容及方法外，跌倒风险综合评估能更全面了解老年人的跌倒风险，可作为筛查跌倒高危对象的方法，也能为识别和干预的危险因素提供依据。跌倒风险综合评估工具有居家跌倒风险评估工具（home falls and accidents screening tool，HOME FAST）、修订版社区老年人跌倒风险评估工具（modified falls risk for older people in the community screening tool，MFROP-Com）、社区老年人跌倒风险评估工具（falls risk for older people in the community screening tool，FROP-Com）、老年人跌倒风险评估量表（falls risk assesment scale for the elderly，FRASE）、中文版老年人跌倒风险自评量表等。

（二）跌倒风险评估常用方法和工具

1. 计时起立 - 行走测试（TUGT） 测试老年人从椅子上坐位起立后行走 3m 再坐回椅子的时间。测试需要秒表、椅子，地上画 3m 线，一般耗时 1～2min。评价时以受试老年人动作完成时间为评价指标，时间越长反映受试老年人平衡功能和步行能力越差。

（1）测试要求

1）测试工具：1 把带扶手的靠背椅（椅子座高约 45cm，扶手高约 20cm）、1 块秒表、卷尺、胶带、标志物。

2）人员准备

受试者：受试老年人穿着舒适的鞋子，并在测试者的带领下进行简单的热身动作及拉伸，了解并尝试测试动作 1～2 次，适应测试动作。

测试者：测试全程至少需两名专业人员负责，一名人员负责测试，另一名人员负责保护受试老年人。

（2）场地要求：测试场地空间不少于 20m²，地面需防滑。椅子靠墙放好，从椅子下缘地面开始量出 3m 的距离，用有色胶带做好标志线，并放上标志物。

（3）测试方法及结果评定：受试老年人坐在有扶手的靠背椅上，身体靠在椅背上，双手放在扶手上。如果使用助行具（如手杖、助行器），则将助行具握在手中。在离座椅 3m 远的地面上放一个明显的标记物。当测试者发出"开始"的指令后，受试老年人从座椅上站起。站稳后，按平时走路的速度和步态，向前走 3m，过标志物处后转身，然后走回到座椅前，再转身坐下，背部靠到椅背上。记录受试老年人完成整个测试过程的时间，以秒为计量单位。每完成一次测试，让受试者休息 2min，共测试 3 次，最后结果取 3 次测试的平均值。

结果评定：<10s，表明步行自如（评级为正常）；10～19s，表明有独立活动的能力（评级为轻度异常）；20～29s，表明需要帮助（评级为中度异常）；≥30s，表明行动不便（评级为重度异常）。≥14s 提示跌倒风险高。

（4）注意事项

1）测试人员尽量用简单、明确的语言告知受试老年人操作要求和动作规范；尽可能少用专业术语和书面语。

2）正式测试前，向受试老年人示范或指导测试项目动作，允许受试老年人练习 1～2 次，以确保老年人能理解整个测试过程。

3）测试全过程需另外一名专业人员在旁协助保护老年人安全，防止发生跌倒；测试过程中如遇老年人突发疾病，应立即停止测试。

4）测试时受试老年人背部倚靠在椅背上，由坐到站的起身过程中不允许受试老年人双手撑靠椅子。

5）测试时须使用相同的椅子，连续测 3 次，中间休息 1min，取 3 次测得时间的均数作为最终结果。

2. Berg 平衡量表（BBS） Berg 平衡量表（BBS）被视为平衡功能评估的"金标准"，包含 14 个项目，每个项目根据受试者的完成情况评定为 0～4 分，满分 56 分。得分越低表明平衡功能越差，跌倒的可能性也越大。本测试要求受试者做出包括由坐到站、无支持站立、双臂交叉无支持端坐、站到坐、两把椅子间的转移、闭眼站立、双脚并拢站立、上臂前伸、弯腰拾物、转头向后看、转身一周、双足交替踏台阶、双脚前后站立、单腿站立等动作。测试耗时 15～25min。

（1）测试要求

1）测试工具：Berg 平衡量表、秒表、软尺、1 级台阶（或高度与台阶相当的小凳子）、2 把高度适中的椅子（1 把带扶手、另 1 把不带扶手）。

2）人员准备

受试者：受试老年人穿着舒适的鞋子，并在测试者的带领下进行简单的热身动作及拉伸，了解并尝试测试动作 1～2 次，适应测试动作。

测试者：测试全程至少需两名专业人员负责，一名人员负责测试，另一名人员负责保护受试老年人。

（2）场地要求：在宽敞明亮的室内进行，地面防滑。

（3）结果评定：总分 56 分，评分越低，表示平衡功能障碍越严重。41～56 分：完全独立，低度跌倒风险；21～40 分：辅助下坐行，中度跌倒风险；0～20 分：须用轮椅，高度跌倒风险。

（4）注意事项

1）测试时的说明同"计时起立 - 行走测试"，注意全程做好老年人安全保障，特别是测试闭眼、转身、弯腰、起身等动作时，防止发生跌倒意外，如遇老年人突发疾病，应立即停止测试。

2）进行多次、多项测量时，应考虑老年人的身体条件和接受程度，防止意外发生；避免老年人因为劳累，对测量结果造成影响。

3. Tinetti 平衡与步态量表（Tinetti POMA） Tinetti 平衡与步态量表除了可以用于评价老年人的活动及平衡能力，预测跌倒的危险性，还能够指导设计有针对性的跌倒干预治疗方案，监测活动及平衡能力的动态变化，是评价治疗及干预效果的有效指标。该量表包含 16 个条目，满分 28 分。平衡测试包括坐位平衡、起身、轻推、闭眼 - 轻推、转身 360° 和坐下等 9 个条目。步态测试包括行走时起步、抬脚高度、步长、脚步连续性、脚步匀称性、躯干稳定性、步宽 8 个条目。测试耗时 10～15min。

（1）测试要求

1）测试工具：1 把无扶手的椅子、1 块秒表或手表、3m 长的测试走廊。

2）人员准备

受试者：端坐在椅子上，将手放在双腿上；应穿常规鞋，可用常规助行器。

测试者：安排一名专业人员保护受试老年人；向受试者做好演示，步态测试时测试者应指导受试者使用舒适和安全的步行速度。

（2）场地要求：最好在室内进行，选择一条长度 3m 且少有人经过的平直走廊。

（3）测试方法及结果评定：Tinetti 平衡与步态量表包括平衡测试和步态测试两部分，满分 28 分。其中平衡测试有 9 个项目，满分 16 分；步态测试有 8 个项目，满分 12 分。25～28 分：平衡能力正常 / 低度跌倒风险；19～24 分：平衡能力中度下降 / 中度跌倒风险；0～18 分：平衡能力障碍 / 高度跌倒风险。

（4）注意事项：测试过程中要确保老年人安全，具体要求同"计时起立 - 行走测试"。

4. 功能性伸展测试（functional reach test，FRT） 功能性伸展测试简便易行，无需专门场地，耗时 1～2min，可快速评估平衡功能，较适合在社区推广使用。通过对受试者上肢水平向前伸展能力的测试来评定其体位控制和静态平衡能力。前伸最大距离越长，代表平衡功能越好。

（1）测试要求

1）测试工具：1 把刻度尺、粉笔。

2）人员准备

受试者：受试老年人穿着舒适的鞋子，并在测试者的带领下进行简单的热身动作及拉伸，了解并尝试测试动作1～2次，适应测试动作。

测试者：测试全程至少需两名专业人员负责，一名人员负责测试，另一名人员负责保护受试老年人。

（2）场地要求：测试地面需平整、防滑。

（3）测试方法及结果评定：受试老年人双足分开站立与肩同宽，手臂前伸，肩前屈90°，在双足不移动的情况下，测量其前伸的最大距离。<15cm，高跌倒风险；15～25cm，中度跌倒风险；>25cm，正常。

（4）注意事项：测试过程中要确保老年人安全，具体要求同"计时起立 - 行走测试"。

5. X16老年人平衡能力测试量表（X16BS） 老年人平衡能力测试量表是客观测量老年人平衡能力的量表，可初步评估老年人的平衡能力。该量表共有16个条目，满分20分。测试包括4个静态平衡能力、4个姿势控制能力和8个动态平衡能力，总分为0～20分。测试时需要一把椅子，地上画3m线。测试时受试老年人根据操作说明完成相应的动作，依据评分标准进行评分，各项得分相加后得出平衡能力总分，再根据评价标准判断平衡能力水平。在进行测试时须保护好老年人，以免其跌倒受伤。耗时小于5min。结果评定：17～20分平衡能力为正常水平；13～16分平衡能力为轻度下降；7～12分平衡能力为中度下降；0～6分平衡能力为重度下降。

二、老年人跌倒的干预

（一）老年人跌倒干预的工作流程

老年人跌倒的发生并不像一般人认为的是一种意外，而是存在潜在的风险，因此老年人跌倒完全是可以预防和控制的。积极地开展老年人跌倒的干预，将有助于降低老年人跌倒的发生，减轻老年人跌倒所致伤害的严重程度。

老年人跌倒干预应遵循一定的工作流程。世界卫生组织推荐的伤害预防四步骤的公共卫生方法可用作老年人跌倒的干预流程和工作模式。该方法主要包括现状评估、确定危险因素、制订和评估干预措施、组织实施四个步骤。现状评估阶段主要是收集老年人跌倒信息，分析明确老年人跌倒的发生情况和危险因素，对老年人跌倒状况进行评估，即明确"问题是什么"。确定危险因素阶段主要是通过现状评估，分析影响因素，结合实际情况确定改善影响因素的对策，制订出优先干预方案，即找出"原因是什么"。制订和评估干预措施阶段主要是基于上述两个阶段制订出老年人跌倒干预的措施，即说明"哪些方法有用"。组织实施阶段为最后一个阶段，也是全面落实所制订的干预措施的关键，即"确定如何完成"。

老年人跌倒控制工作是一项社会系统工程，政府应成立多部门组成的工作组，制定预防老年人跌倒工作规范，明确各部门职责和任务。对社区来说，需要社区管理部门制定支持性政策，加强社区管理；也需要物业部门加强社区物理环境的管理和修缮；需要公共卫生部门的技术指导；需要社区卫生服务机构的个性化卫生服务；需要家庭子女的密切配合和老年人的具体参与等。

📖 **知识拓展**

世界指南：老年人跌倒的预防与管理

近年来，"以人为本"的理念不断深入跌倒预防领域。该理念强调针对个体跌倒风险因素，结合个体跌倒预防需求、偏好和价值观，制订个性化的多因素跌倒预防方案，提高跌倒干预的依从性，促使跌倒预防方案切实可行。为此，老年人跌倒全球指南工作组于2022年9月发布了《世界指南：老年人跌倒的预防与管理》（*World guidelines for falls prevention and management for older adults：a global initiative*），主要内容包括：①遵从"以人为本"理念，结合有跌倒史的老年人、照顾者和其他利益相关方的观点进行跌倒管理；②考虑不同照护环境下老年人的跌倒风险因素及解决策略；③强调电子健康在跌倒领域的最新进展；④提出资源有限地区（包括中低等收入国家）实施指南的挑战。

（二）老年人跌倒的干预措施

1. 对老年人个人进行的干预措施 相关专业人员可以采用老年人跌倒风险评估方法和工具对老年人进行跌倒风险评估，帮助老年人了解自身存在的跌倒风险，根据评估结果，有针对性地开展跌倒的干预。对老年人个人具体的干预措施如下：

（1）增强老年人防跌倒意识，加强防跌倒知识和技能学习。老年人跌倒有其自身的规律和影响因素，通过采取科学的预防措施，可减少老年人跌倒风险，降低跌倒后损伤的严重程度。老年人应重视跌倒预防，提升预防跌倒意识，主动学习预防跌倒知识，掌握基本的防跌倒技能，养成防跌倒行为习惯。

（2）加强平衡能力、肌肉力量、耐力锻炼。规律的体育锻炼能增强肌肉力量，身体的柔韧性、协调性、平衡能力，以及步态的稳定性和灵活性，从而减少跌倒的发生。运动能降低和延缓衰老对身体功能的影响，有助于降低老年人跌倒风险。太极拳、八段锦、五禽戏、瑜伽、健身舞等运动可较为全面地锻炼各项身体功能。锻炼身体平衡能力可以做单脚站立、身体摆动"不倒翁"练习，足跟对足尖"一字走"、侧向行走、跨步练习、平衡锻炼操等；特别要加强对下肢肌肉力量的锻炼，可以通过提踵（提升脚后跟）、直腿后抬等方法进行锻炼；耐力可以通过健步走、健身舞等有氧运动得到锻炼。老年人应科学选择适合自身的运动形式和强度，遵循量力而行、循序渐进原则，养成规律运动的习惯。运动时注意安全，运动前先热身，运动后做放松练习，身体不适时不要勉强坚持运动，恶劣天气时减少室外活动。

（3）遵医嘱用药，关注药物导致跌倒风险。遵医嘱用药，不要随意增减药物；避免重复用药；就诊开药前，老年人要向医生说明正在服用的药物；如果医生开了新药物，要咨询新药物是否会增加跌倒风险；了解药物的副作用；使用了作用于中枢神经系统、心血管系统等的药物后，动作宜缓慢，预防跌倒。

（4）科学选择和使用适老辅助器具，主动使用手杖。老年人应在专业人员指导下，选择和使用适合自己的辅助工具。常用适老辅助器具包括手杖、助行器、轮椅、扶手、适老坐便器、适老洗浴椅、适老功能护理床、视力补偿设施和助听器等。手杖可发挥辅助支撑行走的作用，是简便有效的防跌倒工具。老年人行动能力有所下降时，要主动使用手杖。选择手杖时老年人应亲自试用，重点关注手杖的手柄、材质、长度和底端。手柄应为弯头，大小合适、容易用力。手杖杆应结实耐用，无变形、不易弯曲。手杖过长或过短都不利于预防跌倒，其长度以使用者穿鞋自然站立，两手自然下垂时，手腕横纹到地面的距离为宜。手杖底端应配有防滑橡胶垫，并定期更换。

（5）熟悉生活环境，对家居环境进行适老化改造，减少环境中的跌倒风险因素。对周边常去的生活环境要熟悉，如道路、卫生间、可以求助的场所等。家中是老年人跌倒发生较多的场所，适老化的家居环境有助于预防老年人跌倒。地面选用防滑材质，保持地面干燥。卫生间、厨房等易湿滑的区域可使用防滑垫。去除门槛、家具滑轨等室内地面高度差。室内照明合适，过暗或过亮均不利于预防跌倒。不使用裸露灯泡或灯管，采用多光源照明。避免大面积使用反光材料，减少眩光。灯具开关位置应方便使用，避免因灯具开关位置不合理导致跌倒，可使用遥控开关、感应开关。摆放稳重的座凳，方便老年人换鞋和穿衣。床旁设置床头柜，减少老年人起床取物次数。常用物品放于老年人伸手可及之处，以避免借助凳子或梯子取物。床、坐具不要过软，高度合适。家具摆放和空间布局合理，保持室内通道便捷、畅通无障碍。淋浴间、坐便器、楼梯、床、椅等位置安装扶手。

（6）穿合身的衣裤，穿低跟、防滑、合脚的鞋。老年人应穿合身衣裤，不穿过长、过紧或过宽松的衣裤，以衣裤可以保暖又不影响身体活动为宜。运动时穿适合运动的衣裤和鞋。在挑选鞋时应更多考虑其安全性。鞋底要纹路清晰、防滑,有一定厚度,硬度适中,能起到一定的支撑作用;鞋跟不宜太高;鞋面的材质应柔软,有较好的保暖性和透气性;鞋的固定以搭扣式为好,如为系带式,应注意系好,使其不易松开;鞋的足弓部位略微增厚,可在走路时起到一定的支撑和缓冲作用;鞋的大小应合适,以脚趾与鞋头间略有空隙为宜。

(7)外出时养成安全出行习惯。老年人要增强防跌倒意识,不要有侥幸心理,要注意观察室外环境、公共场所中的跌倒风险因素。出行时注意地面是否湿滑,有无坑洼不平、台阶、坡道、障碍物,尽量选择无障碍、不湿滑、光线好的路线。上下台阶、起身、乘坐交通工具或自动扶梯时站稳扶好,有直梯时尽量选择直梯,放慢速度,避免忙乱跌倒。在运动、出行过程中,根据身体条件,主动休息,避免因体力下降增加跌倒风险。出门前关注天气预报,减少雨雪、大风等恶劣天气外出活动。外出时随身携带应急联系卡片、手机。夜晚尽量减少出行,如出行要携带照明工具。

(8)防治骨质疏松,降低跌倒后骨折风险。骨质疏松是老年人常见的一种全身性骨骼疾病,会增加跌倒后骨折的风险。老年人应均衡饮食,选择适量蛋白质、富含钙、低盐的食物,如奶制品、豆制品、坚果、蛋类、瘦肉等;避免吸烟、酗酒,慎用影响骨代谢的药物。天气条件允许时,每天至少20min日照。体育锻炼对于防治骨质疏松具有积极作用,提倡中速步行、慢跑等户外运动形式;适当负重运动可以让身体获得并保持最大的骨强度。应定期进行骨质疏松风险评估、骨密度检测,及早发现骨质疏松。一旦确诊骨质疏松,应在医务人员指导下规范、积极治疗,并重视预防跌倒。

(9)正确认识衰老,做好心理调适,主动调整日常行为习惯。老年人要正确认识衰老是正常的生理过程,可导致人体生理功能和形态发生改变,这既是每个人都会经历的普遍规律,也存在一定的个体差异,老年人应以积极心态接受和逐渐适应这一自然过程,做好心理调适,根据身体情况主动调整日常行为习惯。日常生活中放慢速度,转身、站起、开房门、接电话、去卫生间等不要着急,动作放缓;行动能力下降者应主动使用辅助器具;不站立穿裤,不登高取物,不进行剧烈的运动。

2. 家庭干预措施 调查显示,老年人的跌倒有一半以上是在家中发生的,因此家庭内部的干预非常重要。家庭环境的适老化和家庭成员的良好护理可以很有效地减少老年人跌倒的发生。

(1)对家庭环境进行评估:可用居家危险因素评估工具(HFHA)来评估,需要考虑的因素主要包括地面是否平整,地板的光滑度和软硬度是否合适,地板垫子是否滑动,入口及通道是否通畅,台阶、门槛、地毯边缘是否安全,厕所及洗浴处是否合适,有无扶手等借力设施,卧室有无夜间照明设施,有无紧急时呼叫设施,厨房、餐厅及起居室有无安全设施,居室灯光是否合适,居室是否有安全隐患等。

(2)家庭成员预防老年人跌倒的干预措施

1)家人、照护人员要帮助老年人建立防跌倒的习惯,对环境进行适老化改造,为有需要的老年人提供手杖、防滑垫、适老坐便器、适老洗浴椅等辅助工具,打造安全家居环境。

2)家人、照护人员应主动学习预防跌倒的知识和技能,并积极与老年人分享。

3)了解老年人的患病和用药情况,鼓励和陪伴老年人到专业机构评估跌倒风险。

4)对有跌倒史、行动能力下降、患有跌倒相关疾患等跌倒高风险的老年人,加强防跌倒的照护。

5)多与老年人沟通交流,帮助老年人正确认识并积极应对衰老,鼓励老年人科学运动,帮助老年人养成防跌倒的行为习惯。

3. 社区干预措施

(1)社区相关组织的干预:社区相关组织主要包括社区管理委员会、社区居委会、社区卫生服务机构、物业管理部门等,社区相关组织应将预防老年人跌倒列入工作计划,由专人负责。社区居委会和社区卫生服务机构应定期在社区内开展有针对性的防跌倒健康教育,提高公众对于老年人跌倒的预防意识,提高老年人对于跌倒风险因素的认识,了解跌倒的严重后果以及预防措施。尤其是对于有心脑血管疾病,骨、关节、肌肉疾病以及听力、视力减退的老年人要重点关注。对社区内的老年人进行跌倒风险评估,掌握具有跌倒风险的老年人群的基本信息。定期开展老年人居家环境入户评估及干预,定期访视独居的老年人。组织老年人开展丰富多彩的文体活动。社区街道和居委会应关注社区公共环境安全,督促物业管理部门或向当地政府申请及时消除可能导致老年人跌倒的环境危险因素。如保持路面平整、防滑、无障碍;及时维修损坏的路灯,确保照明;有台阶的地方安装扶手,保持楼道及扶手清洁;雨雪天气及时清理路面;加强养犬管理;设立预防跌倒警示牌等。

(2)社区卫生服务机构的干预:社区卫生服务机构重点开展以下几项工作。①对有跌倒风险和曾经发生过跌倒的老年人,应在健康档案中明显标记,予以重点关注,按照评估风险级别定期进行相应的随访。②对老年人家属及看护人员进行"安全护理"培训,使他们掌握相关的照护知识与技能。③对曾经发生过跌倒的老年人,与其家属或看护人员共同分析可能导致跌倒的原因,必要时应进行家庭访视,提出有效预防措施及建议。④为有高跌倒风险的老年人建立家庭病床,提供医疗照护服务,协助建立安全的居住环境。⑤对原因不明发生跌倒的老年人,应建议在家属陪护下尽快到上级综合医院诊治,寻找诱发跌倒的原因,积极进行病因治疗,并进行追踪管理。

4. 预防跌倒常用的运动锻炼 老年人可以通过适当的运动锻炼来减少跌倒风险。研究显示,有规律的运动锻炼能增强肌肉力量及身体的柔韧性、平衡能力,以及步态的稳定性和灵活性,缩短反应时间,进而降低老年人跌倒的发生风险。预防老年人跌倒可以通过力量锻炼、平衡锻炼、有氧锻炼、步态训练和功能性锻炼5个方面来进行干预。

(1)力量锻炼:力量是影响老年人平衡能力的重要因素,是平衡和稳定功能正常发挥的基础,同时力量也决定了跌倒将要发生的瞬间人体维持住平衡、避免跌倒的能力。因此增强力量,尤其是下肢的肌肉力量,对预防老年人跌倒有重要意义。力量锻炼以下肢力量锻炼为主,应尽量不脱离日常的生活场景。下肢力量锻炼主要包括以下内容:

1)臀部肌群(直腿后抬):练习者取站立位,可手扶周围的固定物体帮助维持平衡。身体直立,一条腿绷直向后外上方抬起,感受臀部肌肉收紧发力,在最高处保持3s,之后控制腿缓慢下落。每天重复上述动作累计30次,每周练习3次。

2)大腿前群肌(向前踢腿):练习者可坐在床边或椅子上,双腿屈膝90°,然后训练大腿前侧用力,将小腿抬起到与地面平行的位置,使膝关节尽量伸直,之后缓慢有控制地将小腿落下,重复上述动作。10~15个为一组,完成3组。两条腿交替进行,每周练习3次。

3)大腿后群肌(向后勾腿):练习者取站立位,可手扶周围的固定物体帮助维持平衡,一条腿屈膝,足跟向后抬起靠近臀部,之后缓慢有控制地将小腿落下,回到初始位置,重复上述动作。10~15个为一组,完成2~3组。锻炼时应结合日常生活场景,可以在靠近固定物体的场景下进行。

4)小腿前群肌(勾脚尖):练习者取站立位或坐位均可,将一条腿的脚尖勾起来,使脚面靠近小腿前侧。10~15个为一组,完成2~3组。锻炼应结合日常生活场景,可以在靠近固定物体的场景下进行。

5)小腿后群肌(提踵):练习者取站立位,可手扶周围的固定物体帮助维持平衡,双足足跟向上抬起离开地面,之后缓慢有控制地下落,还原到初始位置,重复上述动作。10~15个为一组,完成2~3组。锻炼时应结合日常生活场景,可以在靠近固定物体的场景下进行。

老年人力量锻炼前要进行医学检查和评估,咨询相关专业人士,排除心血管疾病、肌肉骨骼损伤等风险。建议咨询专业人士制订个性化的运动处方,选择适合自己的锻炼强度和频率。锻炼前要进行热身,锻炼后要进行放松整理活动。锻炼要量力而行、循序渐进,锻炼时组间要有休息间隔。练习过程中要保持正常呼吸,不要屏气,如出现疼痛或头晕、心慌等不适,应立即终止练习并寻求帮助。

(2)平衡锻炼:平衡能力是预防老年人跌倒的核心因素,平衡和稳定性的好坏直接决定了跌倒的风险大小。平衡锻炼对于增强老年人的本体感觉、稳定性和神经肌肉控制能力等有重要作用。老年人预防跌倒的平衡锻炼根据目的和方式不同,分为静态平衡训练和动态平衡训练。平衡锻炼可以结合在日常生活场景中完成。

1)静态平衡锻炼

A. 双脚并拢站立:在稳定平面,练习者将双脚并拢,睁开双眼,身体自然保持站立30s左右,尽量不要晃动。其他人可以触碰练习者给予干扰。练习者如果感觉难以完成，可以先从手扶一个固定物体开始，之后进阶到不借助任何帮助维持站立的平衡。在能够比较轻松完成后，可以尝试闭眼保持平衡30s，闭眼锻炼时应注意安全，可在靠近固定物体的场景下进行。

B. 单脚站立：在稳定平面，练习者睁开双眼，将一只脚抬起，另一只脚维持站立平衡，保持30s左右，尽量不要晃动。双脚交替进行锻炼。其他人可以触碰练习者给予干扰。如果感觉难以完成，可以先从手扶一个固定物体开始，之后进阶到不借助任何物体帮助维持站立的平衡。在能够比较轻松完成后，可以尝试闭眼保持平衡30s。

C. 不稳定平面练习：练习者站在软垫上，睁开双眼，双脚分开与肩同宽，保持站立平衡30s左右。如果感觉能够轻松完成，可以尝试闭上双眼。之后可以进阶到将双脚并拢维持站立平衡30s，睁眼完成比较轻松后可以闭眼练习。还可以单脚轮流支撑站立，保持平衡30s，也可以进阶到闭眼练习。最后还可以尝试站在更软、更不稳定的平面上进行锻炼，比如站在波速球或气垫上。练习方式和进阶流程同上。

2）动态平衡锻炼

A. 身体摆动的"不倒翁"练习：练习者双脚开立，与肩同宽，维持好平衡，将身体向前后左右各个方向交替摆动到最大幅度，不要向一侧倾倒，维持好平衡。身边要有能扶住的固定物体，在应急时避免跌倒。将完成向四个方向的摆动记为1个动作，10～15个动作为一组，做3组。之后可以进阶到双足并拢站立完成上述练习。

B. 足跟对足尖"一字走"：练习者在行走过程中，向前迈步的足跟与后脚的足尖在一条直线上，如同"一字"，之后另外一侧足向前迈出，其足跟与对侧足尖再次在一条直线上，如此反复，进行"一字走"训练，分别向前或向后走。走10～20步为一组，每天可做3组。

C. 侧向行走：练习者向侧面迈步走，头始终面向前方，向左侧或者右侧分别行走。练习时还可使用弹力带增加对肌肉力量的锻炼。走10～20步为一组，每天可做3组。

D. 跨步练习：设定合适的障碍物高度，练习者抬起一条腿跨步，向前和向后跨过障碍，两条腿交替练习；也可以从侧面跨过障碍进行练习。10～15个为一组，每天可做3组。

平衡锻炼可结合日常生活场景进行，老年人在进行平衡锻炼时身边要有可以手扶的固定物体，同时身边要有家人或照护人员陪护，避免发生跌倒。练习过程中要保持正常呼吸，不要屏气，如出现疼痛或头晕、心慌等不适，应立即终止练习并寻求帮助。锻炼前要进行热身，锻炼后要进行放松整理活动。平衡锻炼的场地要开阔、稳定，保证锻炼的安全性和空间。可脱鞋光脚进行平衡锻炼，增加锻炼效果。锻炼要根据自身能力合理选择方式和难度，循序渐进。

（3）有氧锻炼：有氧运动可以改善老年人的心血管功能，减轻体重。多个老年人跌倒预防相关指南均推荐在预防跌倒的运动计划中应包含有氧耐力训练，以提高老年人的整体健康素质，但不能将有氧耐力训练作为单一的预防跌倒的运动训练方式。常用的有氧锻炼方式如下：

1）健步走与健身舞：研究发现健步走、健身舞均可以在一定程度上改善中老年人的平衡能力，提高下肢肌力。相较于不锻炼者，健步走可以在一定程度上提高下肢肌力及各姿势下维持姿势稳定的能力，但其改善效果相较于健身舞而言并不显著。健身舞更多地通过刺激前庭系统改善平衡能力，相较于健步走，健身舞是预防跌倒更有效的锻炼方式。建议老年人以"170－年龄"为靶心率，每周至少进行150min的锻炼。

2）越野健走：是一种用特制手杖进行的简单安全的健走运动，它是由滑雪的夏季训练演化而来。研究表明其可以改善老年人的步态与姿势、身体力线的对称性。建议通过专业人士指导，选择合适长度的手杖，熟悉动作技巧后再进行锻炼，每周可进行2～3次，每次45min。

有严重心脑血管疾病或运动禁忌证的老年人应在专业人士的指导下进行运动锻炼。运动前要进行热身，运动后要进行放松牵拉，穿着宽松舒适的衣服，锻炼时间以下午和傍晚为宜，要循序渐进、持之以恒。不间断地运动锻炼对取得长期的预防跌倒效果有益。

（4）步态训练：老年人的正常生活和自理能力需要以正常行走作为保障。科学的步态训练安全、易行，可提高老年人的平衡能力和步行的稳定性，降低跌倒风险，被认为是一种有效的预防跌倒的训练。步态训练的方法主要有以下几种：

1）跨障碍步行：跨障碍步行有利于增加行走中对平衡干扰的抵抗，改善足部的受力分布，增加足部的稳定性，改善老年人应对障碍物的策略，对于那些因害怕跌倒而不去进行户外活动的老年人有帮助。具体方法：在练习行走的道路中间放置障碍，老年人用舒适平常的步速，以优势脚作为启动脚跨过障碍。不要求步速过快，以平常走路时的步速即可，要求动作的连贯性。每周进行 3 次练习，每次练习 12 组，每组包含 2 次跨过障碍和 20s 休息。障碍设置：将长 1m、宽 2cm、高 1cm 的木棍放于 2 个高 11cm 的箱子上，这样障碍的高度就达到 12cm，与人行道砖的高度相似。不要将木棍固定在箱子上，以免增加训练中老年人摔倒的概率。老年人也可以根据家里的条件选择类似的物品进行设置，在家里练习。

2）步行灵活性训练：该训练是一组间歇性训练计划，包含快走、慢走、倒走、行走时向各个方向变向、频繁地启动与停止和持物行走。根据参与者自身的情况来改变训练难度与间歇时间，有利于提高参与者持续步行的能力。

3）足部保健操：在常规的平衡、抗阻、步态训练之后，进行足部保健操，有利于提高老年人的步态表现以及肌肉力量。具体方法分为三步。

A. 2min 的热身，包括在坐位或站位下的抬足跟和抬足趾以及足跟走和足趾走。

B. 4min 的足部保健操，包括足部的多方向运动、足趾的分离、用足抓物、使用足部进行写字的技巧性游戏。

C. 4min 踝关节牵拉，为两种静态牵拉，第一种双脚前后站立，手扶墙保持稳定，膝关节伸直，躯干挺直，骨盆向墙靠近的同时脚跟不离地，感受小腿的拉伸。第二种在该姿势下，弯曲膝盖逐渐下蹲至自身可以承受的最低点。每种牵拉方式持续 30s，左右各做 2 次，每次之间有 15s 的休息。

步态训练须在家属或专业人员的保护下进行，场地宽敞安静、光线柔和、温度适宜、地面干燥防滑、老年人穿宽松衣服和防滑鞋，防止发生意外。老年人在训练前应进行热身活动，例如坐站练习、重心转移等。如有严重步态功能障碍，应到专业康复治疗机构进行纠正。

（5）功能性训练：功能性训练主要是全面发展身体功能的动作模式训练，是从协调性、灵活性、平衡性、稳定性、核心稳定等方面进行多关节、多平面和多本体感觉的练习，使神经、肌肉、骨骼系统更加适应不同年龄身体的需求。研究表明功能性训练能够有效降低老年人跌倒发生风险。太极拳、八段锦、瑜伽、舞蹈类运动等都属于比较适合老年人的功能性锻炼。另外，随着虚拟现实（virtual reality，VR）技术的开发应用，一些基于虚拟现实技术的体感游戏等也成为一些老年人喜欢的功能性锻炼方式。老年人可以根据自身条件、个人喜好、家庭及社区资源等因素进行选择。

一些功能性训练对环境的要求较高，动作幅度较大，最好在专业人员的指导下进行训练，锻炼前要进行热身，锻炼后要进行放松整理活动。训练时老年人要穿宽松衣服和防滑鞋，防止发生意外。要根据自身能力合理选择锻炼方式和难度，循序渐进。

📖 知识拓展

科技助力老年人跌倒干预

我国科学家连续多年围绕"老龄安全防跌倒"开展技术创新研究，已成功研发了穿戴式防跌倒预警／报警系统、穿戴式跌倒防护安全气囊和防跌倒健康管理监控平台等，初步构建"人-机-环境"交互的完整防跌倒预警与干预技术体系，并形成了独有的防跌倒精准识别算法和多项自主知识产权专利保护的独特"防跌倒技术"产品生态，为预防老年人跌倒，减少跌倒伤害提供有效帮助。

三、老年人跌倒的应急处理

1. 老年人跌倒后自救 老年人跌倒后，不要慌张，要保持冷静，积极自救。不要着急起身，先自行判断有无受伤、受伤部位、程度，能否自行站起等。经尝试后，如自己无法起身，不要强行站起；可以通过大声呼喊，打电话，敲打房门、地板、管道等物品发出声音求助，但要注意保持体力。在等待救助期间，可用垫子、衣物、床单等保暖。如伤势不重，自我判断可以自己站起，首先应先将身体变为俯卧位，利用身边的支撑物慢慢起身，不要盲目突然站起，以免加重伤情。起身后先休息片刻，恢复部分体力后再寻求救援或治疗。无论跌倒后受伤与否，都应告知家人和医务人员或照护人员，并根据情况进行进一步检查。

2. 对跌倒老年人的救助 尽量在跌倒发生现场就开始对跌倒老年人进行救助。救助时遵循保证安全、防止感染、合理救护、心理支持的原则。

（1）保证安全：救助跌倒老年人时，救助者应先判断伤情，再提供科学帮助。发现老年人跌倒，救助者先要确定周围环境是否安全，在确保老年人和救助者安全的前提下进行救助，如有车辆行驶的道路、有毒气体存在的封闭环境等都存在一定的不安全因素，须将老年人转移到安全处，或在保证老年人和救助者安全的情况下再进一步救助。

（2）防止感染：施救时要做好个人防护和对受伤老年人的保护。处理可疑患有体液接触传染病的老年人时，要避免用裸露的手触摸伤口和血液。

（3）合理救助：救助时首先判断老年人的意识、呼吸及有无骨折、大出血等，避免因盲目扶起伤者而加重损伤。不能猛烈晃动伤者，注意给老年人保暖。受伤的老年人如意识不清、伤情严重，要立即帮助拨打急救电话；如果救助者具备一定的急救技能，可以对受伤老年人进行初步救治。如果不具备急救技能，可寻求他人救助，提供力所能及的帮助。伤势较重的老年人避免进食、进水，以免影响后续可能的手术。

（4）心理支持：如老年人意识清醒，可给予安抚、宽慰等心理支持。

四、养老机构预防老年人跌倒的管理

（一）管理要求

养老机构要加强对老年人跌倒预防的管理，主要措施包括制订跌倒应急预案、做好跌倒相关评估、对员工进行安全培训、采取必要的预防措施、评价与持续改进跌倒预防及管理措施。养老机构应每年对环境风险因素进行不少于 1 次的评估，每年对入住老年人进行不少于 1 次的跌倒风险评估。对跌倒风险评估为高危风险的老年人应通知相关第三方，由其带老年人进行专业的跌倒风险评估。老年人发生跌倒、跌倒住院后、病情发生变化、用药调整时，应进行 1 次跌倒风险评估。评估结果应告知相关第三方，并与相关第三方沟通，获得支持。应加强对员工预防跌倒安全培养。根据跌倒风险因素采取必要的预防措施。每半年至少对养老机构老年人跌倒事件进行 1 次汇总，分析老年人跌倒发生特点、原因和危险因素，确定可干预因素，制订优先干预计划。要针对服务和评价中发现的问题及时进行整改、排除。

（二）发生跌倒不良事件后的处置

1. 先查看，后处理，必要时通知医生处理 不要急着扶起老年人，先查看伤情后再进行下一步处理。注意就地保暖，对清醒老年人做好心理安慰；如有外出血，及时止血，消毒后包扎；必要时及时通知医生进行处理。

2. 确认老年人意识状况 老年人跌倒后要注意判断其意识状况，并根据意识状况给予合理的处置。如意识清醒且没有身体不适的，可让老年人就地休息片刻后扶起。如意识清醒但伴有胸口疼痛，有心绞痛可能的老年人，立刻协助其舌下含服硝酸甘油，症状缓解后可扶起。已昏迷，呼叫无应答的老年人，立即解开领口，将头偏向一侧，保持呼吸道畅通，同时判断有无心搏骤停，必要时行胸外心

脏按压,同时通知急诊救援。等待救援时在原地将老年人缓缓放平至仰卧位,头偏向一侧,不可随意搬动老年人,不能用力摇晃老年人的身体。必要时予以低流量氧气吸入(1～2L/min)。有抽搐的老年人,如无骨折或脊髓损伤,可将其移至平软地面或身体下垫软物,防止碰伤、擦伤,必要时牙间垫硬物,防止舌咬伤,不能硬掰抽搐的肢体,防止造成骨折或肌肉韧带拉伤。搬动老年人时,保证平稳,尽量使老年人保持平卧位,肢体处于功能位。

3. 怀疑有骨折的处理 骨折部位一般都有疼痛、肿胀、畸形、功能障碍等表现,骨折端刺破大血管时还可能会出现大出血。出现骨折或疑为骨折时要避免移动伤者或伤肢,对伤肢加以固定与承托(有出血者要先止血再固定),使伤员在运送过程中不因搬运、颠簸而使断骨刺伤血管、神经,避免额外损伤加重病情。

4. 怀疑有颈椎损伤的处理 跌倒时若头部着地可造成颈椎脱位或骨折。若伴有脊髓损伤、四肢瘫痪,必须在第一时间通知医院急诊进行急救。现场急救时,应让老年人就地平躺或将老年人放置于硬质木板上,颈部两侧放置沙袋等,使颈椎处于稳定状态,保持颈椎与胸椎轴线一致,切勿过伸、过屈或旋转。

5. 皮肤瘀伤及血肿的处理 皮肤瘀伤可用碘伏或75%酒精消毒,局部冷敷。如为小血肿,可先用冰块冷敷,48h 后用热毛巾湿敷。冷敷时要用毛巾包住冰袋,冷敷 30min 后暂停一段时间再继续,以防产生继发效应或冻伤。冷敷时要密切观察局部皮肤颜色,出现皮肤发绀、麻木时要立即停用;热敷时要防止烫伤。如血肿面积较大须立即送到医院就诊。

此外,对留在养老院观察的老年人 48h 内均须密切观察老年人的生命体征、瞳孔变化、呕吐情况、神志、意识状态、步态、进食及睡眠状况等。无论老年人跌倒后伤情如何,以及是否送到医院就诊,当班护理员均应及时向主管领导或负责人报告,主管领导或负责人应迅速调查事故的发生原因,并及时给予正确处置,通知跌倒老年人的亲属,详细记录老年人摔倒过程及处理措施,分析老年人摔倒原因,及时组织讨论,总结,必要时及时向主管部门汇报,并妥善处理。

（王秀红）

 思考题

1. 老年人跌倒的危险因素有哪些?
2. 老年人跌倒风险筛查常用的方法和工具有哪些?
3. 对老年人个人应如何做好跌倒预防及干预?
4. 养老机构应如何加强管理以防范老年人跌倒的发生?
5. 如果你遇到老年人跌倒,你将如何实施现场应急处理?

第三章
老年人坠床护理及风险管理

📝 **学习目标**

1. 掌握：老年人坠床的风险因素筛查与评估；老年人坠床的预防和干预。
2. 熟悉：坠床的定义；老年人坠床的风险因素；养老机构老年人坠床的管理。
3. 了解：老年人坠床发生现状；老年人坠床的不良后果。
4. 学会筛查和评估老年人坠床的风险因素；能正确指导老年人进行坠床的自我护理；能正确实施老年人坠床的应急处理。
5. 具有尊老、敬老、爱老、助老的伦理道德及保障老年人安全的意识。

第一节 概 述

老年人常因慢性病、认知功能障碍或感知觉功能下降等因素增加坠床风险。坠床可造成老年人脑部损伤、软组织挫裂伤、骨折或脱臼等不同类型的致命性或非致命性伤害，对个人造成身心痛苦，引发纠纷，增加家庭、机构和社会的照护负担。老年人坠床风险可防可控。通过坠床风险评估，制订有效的预防措施，可降低老年人坠床的发生率，提高老年人的生活质量。

案 例

王奶奶，83岁，小学文化，丈夫已故，子女均在外地工作。半年前因脑梗死遗留左侧肢体偏瘫和认知功能障碍，经康复治疗后左上肢肌力3级，左下肢肌力4级，简易精神状态检查量表（MMSE）评分12分。因日常生活需要他人照护而被送入一家养老院，但她睡眠欠佳常需起夜数次。入住第二天后半夜3点钟，王奶奶着急下床如厕，翻过床栏突然滑落在地。

请问：

1. 导致王奶奶坠床可能的原因有哪些？
2. 照护人员应如何对王奶奶坠床进行紧急救助？
3. 养老院如何避免再次发生类似情况？

一、坠床的定义及老年人坠床的现状

坠床（bed-fall）为非预见性的不可控制的突然性体位改变，是个体不经意地从离地面有一定高度差的床上以翻滚或者旋转的姿势跌落，并以身体的任何部位触碰地面的行为。坠床是坠跌的一种类型，是世界卫生组织发布的国际疾病分类（ICD-10）中引起损伤的环境性事件原因。研究显示，65岁以上的住院人群中坠跌的发生率为28%～35%，其中坠床占总坠跌事件的60%～70%。居家环境中

约70%的坠床发生在卧室。坠床轻则导致老年人身体局部损伤,重则因损伤或长期卧床的并发症威胁老年人的生命,带来极大的经济和照护负担,增加社会资源的消耗。因此,评估老年人坠床风险以及预防老年人坠床的发生具有重要意义。

二、老年人坠床的风险因素

老年人发生坠床的原因较为复杂,老年人坠床的风险因素越多,坠床的风险就越大。

(一)生理因素

老年人随增龄身体器官逐渐老化,各项生理功能不断退化,尤其是神经系统、运动系统、感知觉系统、循环系统的衰老更易增加坠床风险。例如:老年人脑组织逐渐萎缩,神经元减少或变性使运动和感觉神经纤维传导速度减慢,处理信息能力下降;因关节软骨、关节囊、椎间盘及韧带等老化而出现关节僵硬、肌力下降、身体协调能力减弱,加上视觉、听觉等感知觉功能障碍,增加了坠床的发生机会。

(二)病理因素

在老化的基础上,多种病理因素的存在更增加了老年人坠床的风险。易导致坠床风险的病理因素主要有:①神经系统的疾病:如老年人因脑炎引起谵妄而出现行为失控;或因小脑出血、小脑梗死、小脑肿瘤、梅尼埃病、迷路炎引起身体平衡失调;或因脑内神经纤维缠结和β-类淀粉样变出现认知功能障碍,发生游走、幻觉等行为改变。②运动系统的疾病:如肌少症的老年人常出现肌肉力量、肌肉数量和肌肉质量的下降;老年退行性或增生性骨关节病引起关节肿胀和疼痛;帕金森病则由于神经和肌肉协调功能障碍导致步态不稳。③循环系统的疾病:如脑缺血发作可表现为黑矇;脑卒中发作导致肢体偏瘫等后遗症;心力衰竭致心肌泵血能力下降,或因心肌梗死继发心律失常,或突然体位变换导致直立性低血压。④泌尿系统疾病:如老年男性患者出现前列腺增生时,或女性患者发生尿路感染时都会有尿频症状,起夜次数增加,从而增加坠床风险。

(三)心理因素

老年人常因疾病或家庭等问题导致情绪不稳及焦虑、悲观、抑郁等心理问题,使注意力、判断力,以及对环境危险因素的感知和反应能力下降;部分老年人由于自尊心强,或高估自己的能力而不愿寻求他人帮助自行下床;还有部分老年人固执己见,遵医行为较差,从而增加了坠床的风险。

(四)药物因素

老年人慢性病发病率高,且共病现象普遍,不少老年人需长期服用数种药物,如降压药、利尿药、降糖药、镇静催眠药、抗精神病药等,都可能增加坠床的风险。

(五)环境因素

老年人坠床风险还与医院、机构和居家的环境有关。如卧室温、湿度不适宜或通风不良可导致老年人睡眠型态紊乱,起夜次数增加;照明开关距离不合理,卧床老年人远距离攀触开关;床单位设施损坏,如床边护栏故障,或床脚刹车失灵,病床和呼唤铃分离,床的规格(大小和高低)不合适等环境因素都可能成为老年人坠床的风险因素。尤其是居家老年人,常因居室适老化改造不完全使老年人容易发生坠床事件。

(六)管理因素

医院或机构管理制度不健全,或制度落实不到位,存在管理漏洞也是坠床风险因素之一。如医院或机构中照护人员和老年人的配比不合理,照护工作负荷过重;夜间巡视不及时、不到位;智能监护设备管理不妥;陪护人员对坠床风险认知不足或责任心不强,照护不周;使用床档时安全检查不到位;或未按要求给烦躁不安或谵妄的老年人合理使用保护性约束具等都可能导致坠床的发生。

(七)其他

坠床与老年人和照护人员的受教育程度、经济状况、睡眠习惯、兴趣爱好、居住形式和居住条件、家庭照护状况,以及所居住区域的卫生保健水平和资源等有关。无论是医院、机构还是居家,一般情况下,老年人经济状况佳、居住条件好、陪护和照护周到、社会服务和福利好,其坠床的发生率越低。此外,研究发现,有坠床史的老年人发生再次坠床的风险增大,一年内发生过坠床的老年人为坠床的高危人群。

三、老年人坠床的不良后果

(一)直接不良后果

坠床不仅给老年人的身心健康带来影响,也给家庭和社会带来一定的照护负担和经济负担。在身体上,坠床可导致老年人软组织挫伤、骨折、关节扭伤等损伤,可出现局部红肿、瘀斑、出血、疼痛、关节和肢体活动障碍等症状或体征。发生骨折还可能伤及血管、神经,导致相应的组织器官功能障碍。坠床时如果髋部着地,易导致股骨颈骨折;如果肘部先着地,可导致前臂或上臂骨折、肘关节或肩关节脱臼等损伤;如果头部先着地,有可能导致颅骨骨折、颅内出血并继发脑水肿、脑疝,危及老年人生命。在心理上,坠床事件可使老年人产生紧张、担心、胆怯、恐惧甚至抑郁等负面心理,严重影响老年人的身体健康和生活质量。同时,受伤老年人离不开家人或照护人员的照护,不可避免增加了人力和财力支出。

(二)间接不良后果

坠床后如损伤较轻,局部红肿或瘀斑在3～7d逐渐消散,身体不留后遗症。但坠床后损伤较重时,老年人将经历反复就医、住院、手术、用药等过程,部分老年人一病不起,活动受限,产生一系列并发症,如肌肉萎缩、关节僵硬、压疮、坠积性肺炎、尿路感染、下肢静脉血栓、骨质疏松、便秘、消化不良等。坠床后相当长的时间内老年人还可能心有余悸,长期精神紧张影响睡眠,不仅增加老年人的身心痛苦,减少健康预期寿命,还增加照护人力负担和经济负担,加重养老压力。

第二节 老年人坠床的护理及风险管理

坠床风险因素的筛查有助于快速判断老年人坠床的高危人群,严格管理和积极干预能有效预防老年人坠床的发生,降低坠床风险。

一、老年人坠床的风险因素评估

坠床的发生受到多种因素的影响,全面评估老年人坠床的风险因素,定期筛查,能预防和控制照护过程中老年人的坠床风险,减少坠床事件的发生。

(一)评估内容

1. 坠床史 曾有坠床史的老年人即为坠床高危人群,坠床史是判断老年人坠床风险的重要依据。可通过询问老年人或其家属近1年内老年人是否发生过坠床事件来确定坠床史。如回答有,还应详细了解发生次数、发生时的情境、时段、地点、伤情和后续治疗情况等。

2. 疾病史 应重点了解老年人是否患有循环系统、神经系统、运动系统疾病等,询问有无高血压、脑卒中、冠心病、帕金森病、梅尼埃病、阿尔茨海默病、骨性关节炎、前列腺增生等病史。

3. 用药史 通过询问老年人及其家属了解老年人是否使用了散瞳剂、镇静催眠药、降压利尿药、麻醉镇痛药、抗癫痫痉挛药等,有无按医嘱用药,以及服用剂量、药物效果和副作用等情况。

4. 身体功能状态 ①感知觉和精神运动功能状况。评估老年人的视力、听力等感觉功能状况,有无双盲、弱视、白内障、青光眼、眼底病、复视等所致的视物模糊不清,以及有无听力下降或高度敏感等现象。评估老年人对时空和事物的知觉状况,排除因感知觉障碍引起的功能紊乱,如对声音或光线感觉过敏引起的头痛,或错觉、幻觉,或视物显大等情况。同时,通过评估老年人的肌力和关节活动度判断老年人的运动状况以及精神运动的协调能力,排除因肢体偏瘫或关节疼痛、肿胀导致的行动不便。②躯体、心理、认知功能状况见第二章相关内容。

5. 环境和安全措施 评估医院、机构和家庭等场所的环境及设施。如照明开关、床挡或平车护栏的结构与功能、平车的安全带、床脚制动、床旁设施设备、呼唤铃或遥控装置等是否合理;有无清理床上不必要的物品摆设,床旁必需品是否妥善放置在易于拿取的地方。另外,还应评估对有需要安全保护措施的老年人是否遵守程序给予了安全保护措施。

6. 陪护资源 基于老年人的经济条件和家庭网络资源,评估老年人有无专人陪护,陪护人员是家属(亲戚、子女)还是保姆,陪护人员责任心如何,能否胜任陪床工作等。若在机构或医院,尤其是在老年人的转移过程中,评估有无专业照护人员护送。

（二）评估工具

大部分坠床风险因素同时也是老年人跌倒的风险因素。因此,对老年人坠床和跌倒风险进行测评时常共用量表。最常用的量表是养老机构老年人跌倒(坠床)风险因素评估量表(MORSE 跌倒评分量表),它包括跌倒(坠床)史、超过一个医学诊断、使用助行器、静脉输液/肝素锁、步态、精神状态 6 个因素。总分为 0～125 分,0 分表示无跌倒(坠床)风险,<25 分为低风险,25～45 分为中风险,>45 分为重风险。其他跌倒评估量表可参考第二章相关内容。

评估老年人坠床风险因素的独立量表不多,因纳入不同的坠床风险因素而有所差异。目前常用的《坠床风险评估表》(表 3-1)包括年龄、意识、感觉、精神、行动、药物、病情、既往史和其他(有无陪伴人员)9 个风险因素。总分为 15 分,0 分为低风险,1～3 分为中风险,≥4 分为高风险。此外目前使用的还有《坠床危险评分表》(附表 1),共纳入 12 个危险因素,与表 3-1 不同的是,它还包括体能虚弱、癫痫史、吸毒与酗酒史、气垫床的使用等危险因素,总分为 17 分。另外,地方标准 DB 36/T 1728—2022《养老机构老年人护理常见风险防控规范》中所提供的《坠床风险评估量表》(附表 2)也可作为参考,它共纳入 9 个风险因素,与表 3-1 比较,不包含精神因素,但增加了光线和安全措施两个因素,总分为 13 分。后两个量表的坠床风险程度评分标准与表 3-1 一致。

表 3-1 坠床风险评估表

项目	危险因素	分值
年龄	≥70 岁	1
意识	意识障碍	1
感觉	视觉、听力异常	1
精神	躁动、躁狂	4
行动	步态不稳或使用辅助步行器	3
药物	使用镇静、降压、利尿、降糖、止痛、散瞳、抗癫痫等药物	
病情	头晕、眩晕、直立性低血压	2
既往史	有跌倒、坠床史	1
其他	无陪伴成员	1

备注:每一项目评分的分值相加,总分为 15 分,0 分为低风险,1～3 分为中风险,≥4 分为高风险。

二、老年人坠床的预防

（一）老年人坠床的个体预防措施

1. 增强老年个体和陪护人员防坠床的安全意识,加强防坠床的知识和技能学习。告知老年人及其陪护人员常见的坠床原因、时间段、情境及防范措施。指导老年人床边护栏的正确使用方法,告知老年人勿跨越床栏下床。当一边床栏拉起时,陪护者应该在另一边未拉起床栏侧保护。研究发现,坠床也发生在有床边护栏保护的老年人中，尤其是铺有气垫或水垫的床铺，床面与床栏边缘无显著的高度差，有意识障碍或认知功能障碍的老年人很可能会翻过护栏导致坠床的发生，故应提醒陪护人员床边护栏在预防坠床中只起到辅助作用，仍然要加强床边陪护。另外，在转运途中应严格做好安全保护措施，如扣好安全带，随时拉好平车护栏等。

2. 与老年人保持经常性的情感沟通，及时发现老年人的心理诉求。照护人员应采用正向沟通技巧积极调动老年人的主观能动性，调整心态，控制情绪，鼓励老年人表达合理需求，叮嘱老年人有需要时随时求助，照护人员及时巡视并询问需求，避免老年人因情绪失控、睡眠不佳、频繁起夜而增加坠床风险。

3. 帮助老年人尽快熟悉生活环境，减少坠床危险因素。尽量让老年人居住在熟悉的环境中。指导老年人正确使用床边设施，如照明开关、呼唤铃等；及时整理好床上衣物；将老年人的常用物品，如眼镜、假牙、剃须刀、手机、热水瓶和水杯等摆放在伸手可及的位置，避免因远距离拿取而不慎翻到床外导致坠床的发生。

4. 评估居家环境的布局和设施，进行恰当的适老化改造。对老年人的居家环境，尤其是床旁的生活设施进行定期的评估，对容易出现坠床风险的环境因素进行合理的调整和布局，对床旁生活设施进行适老化、个性化改造，既方便日常生活又能预防坠床的发生。

5. 鼓励老年人关注自身健康状况，指导运动功能锻炼。动员老年人成为自身健康的责任人，平时应加强身体功能锻炼或坚持康复训练，如平衡能力、肌肉力量、关节活动度等运动系统功能训练。

6. 指导老年人严格遵医嘱用药，观察病情变化并避免过度用药。指导老年人观察药物的副作用，定期复诊调整药物剂量，避免过度服用助眠或镇静药物；同时，嘱老年人睡前避免服用影响视力、身体平衡等药物，以免发生头晕目眩或四肢无力等情况而增加坠床风险。

7. 教会老年人科学起床的方法。老年人常合并心脑血管、神经系统或运动系统疾病等易导致平衡感减退，床上坐起时容易出现直立性低血压而导致晕厥的发作。因此，照护人员应鼓励老年人及其家属积极治疗慢性疾病，起床或下床动作要稳，不宜太快。应醒后平躺30s，床边坐立30s，床边站立30s后无不适再起步。

8. 卧床老年人出现情绪激动或行为躁动时，应告知家属加强看护并合理使用约束具。对合并谵妄或有激越行为的老年人，应征求老年人的家属或代理人的同意，签署知情同意文书，采用合适的保护性约束措施，如在床挡保护的基础上使用约束背心或戴乒乓球约束手套等措施防止老年人翻爬床栏而坠床。

9. 对入住养老机构并有高危坠床风险的老年人，应严格进行交接班。对神志不清、烦躁不安、偏瘫、年老体弱、65岁以上、取端坐位及半坐位的高危老年人除采取上述安全措施外，床头卡内或者患者腕带上应设置高危坠床风险及防坠床的警示标识，严格进行口头、书面和床头交接班。每周评估老年人的坠床风险2次，必要时每天评估。

10. 利用坠床感应和坠床预测等智能监护系统提高坠床监护效果。尽可能给老年人使用轻便的智能监护系统或防坠床芯片，提高下床安全指数。坠床感应系统利用老年人坠床时的姿势和撞击力量触发报警求助；坠床预测系统是坠床发生前报警，利用已收集的数据指导老年人下床，或提醒照护人员陪同老年人下床从而预防坠床。

（二）老年人坠床的家庭预防措施

1. 改善老年人卧室的环境 家庭成员应定期检查老年人卧室的物理环境。保证照明设施齐全、合理，光线充足、柔和，温、湿度适宜，通风状态良好，噪声或干扰得到有效控制。室内最好给老年人安装声控感应灯和地灯，方便老年人起夜，避免踩空坠床。调节卧室温度至22～24℃，湿度为50%～60%，每天至少通风2次，每次30min。避免因闷闭、阴冷、湿热导致老年人睡眠不佳而反复下床。若卧室中有手机和闹钟等噪声干扰，应适当调低音量或调整位置，促进老年人的睡眠，减少坠床风险。

2. 对老年人的卧床进行适老化改造 老年人的卧床高度应根据其身体状况和疾病性质调整。

如长期卧床有坠床史者,床铺可予以适老化处理降低高度,对有轮子的床铺应制动床脚轮子。居家卧床最好一边靠墙,另一边加靠背椅或护栏,或在床边地面铺防滑软垫予以双重保险,万一坠床再次发生,可减轻损伤。

3. 充分利用智能服务系统 ①根据情况安装居家紧急呼叫装置或者自动感应呼叫装置。嘱老年人夜间起床前尽量使用一键呼唤装置,及时得到照护人员或家人的帮助。②利用好智慧居家监护感应系统。老年人的卧室可联网社区居家养老服务监护系统,鼓励老年人使用监护床垫,便于自动感应起床行为,即时智能地提醒照护人员,及时到老年人身边照护其下床活动。

4. 实施个性化居家照护 老年人的身体状况、个人兴趣爱好不同,居家照护人员应根据其身心、社会、文化等特点进行个性化护理。①熟悉坠床风险因素:居家照护人员应加强坠床风险因素的学习,熟悉老年人坠床的危险因素,采取有针对性的防范措施。②生活方式宣教:指导老年人注意合理饮食,营养均衡,晚餐不宜过饱。平时适度活动,促进全身血液循环。感觉疲劳则应及时休息。摆正心态,不与他人攀比。正视身体疾病,稳定情绪。③睡前护理:嘱老年人睡前不喝浓茶和咖啡、不宜多喝水,完成必要的睡前仪式,如泡脚、听音乐、按摩等。布置舒适的床品。床前合理摆放常用物品,便于拿取。经常与老年人沟通,获悉老年人不安与焦虑的原因,通过谈心舒缓老年人的紧张情绪,使其易于入眠。④起床方法强化。提醒老年人谨记科学起床法,养成"躺、坐、站3个30s"的起床习惯。⑤个人用药指导:帮助老年人熟悉自身常用药物的用法、作用、常见副作用及应对方法。⑥加强个人锻炼:鼓励老年人坚持日常锻炼,如在天气良好时进行户外慢走,日常生活活动能力受限时可借助辅具进行锻炼,增强体质。

5. 加强陪护 因家庭规模缩小、社会观念转变等原因使独居老年人增多,夜间坠床时常无法得到及时救助。因此,若老年人有照料需求且有家庭资源时,家属应尽可能陪护在侧。尤其对有高危坠床风险的老年人,建议家属夜间重点陪护。如家属实在无法提供照料,应鼓励雇用责任心强的住家保姆陪护。夜间起夜有人陪护将大大降低坠床风险。

(三)老年人坠床的社区预防措施

1. 开展预防老年人坠床健康宣教 社区居委会、社区居家养老服务中心等组织应联合社区卫生服务机构、小区物业、社会组织及各类志愿服务团体,在社区街道、社区卫生服务机构、各居住区定期开展有关预防老年人坠床的健康教育,提高公众和老年人关于预防坠床的安全意识,了解坠床危险因素、严重后果,以及预防和急救措施。

2. 开展社区筛查 社区居委会或社区居家养老服务中心可联合社区卫生服务中心或医疗共同体单位对社区老年人进行有计划的坠床风险筛查,锁定坠床高危人群,组织工作人员或志愿者定期入户指导预防坠床的方法,提早防范。

3. 开展集体干预 ①由社区护士主导建立老年人坠床预防的微信群,持续开展防坠床知识普及。定期推出各种有效预防坠床的辅具、技术、智能化装置等的介绍,为老年人及其家属分享预防坠床的小窍门,成立居家老年人照护群体支持组织。②由社区护士组织开展老年人、居家照护人员防坠床的安全培训。对经过评估有坠床风险的老年人,组织社区志愿者定期进行防坠床安全知识培训。对高危风险人群,定期电话或入户随访。③由社区护士组织开展康复娱乐活动训练。社区康复娱乐活动能加强老年人的运动功能,促进其身心健康,改善睡眠,增强体质,降低坠床风险及其并发症。

三、老年人坠床的干预

(一)老年人坠床的应急干预流程

老年人坠床可能发生在医院、养老机构或居家环境中。在养老机构中,照护人员一旦发现老年人坠床,应立即安慰老年人,就地检查,初步判断病情,通知机构内值班医生(如机构未设医生,则根据情况报告机构内护理主管或拨打"120"),汇报病情。根据老年人情况给予安置体位、冷敷、包扎、止血、固定等初步处理。医生到达现场后,照护人员协助医生为老年人做进一步检查,判断伤情,做好处理。如病情允许，可将老年人移至床上再进行相应损伤的处理。必要时护送老年人到医院救治，同时通知老年人家属。坠床事件须在机构内网不良事件管理系统中上报，汇报坠床情况，记录事件经过，组织全科人员讨论、分析和整改，具体见图3-1。

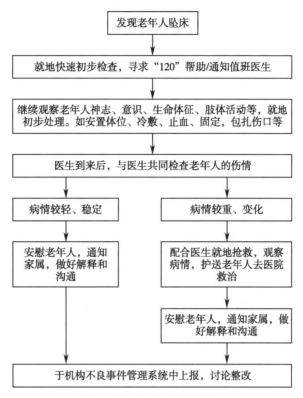

图 3-1 养老机构老年人坠床的应急干预流程

如坠床发生在居家环境中有陪护者或家属在侧，应嘱咐老年人不要紧张，切勿着急起身，家属也不能立即随意搬动老年人。先就地检查老年人身体有无受伤，受伤部位，以及疼痛、肿胀、肢体活动程度，观察老年人试着能否自行站立等。如老年人无法自行起身，则及时求救或拨打"120"。若老年人暴露在危险环境中，应先帮助老年人脱离该环境，初步判断老年人的伤情后求救，待医护人员到达坠床现场评估后决定是否进行进一步检查。

（二）养老机构老年人坠床的应急干预处置方法

1. 如果养老机构照护人员目击老年人坠床，应根据老年人坠床的姿势、高度、年龄、疾病等初步评估可能造成的伤害。询问老年人坠床的着力点，检查全身和局部情况，判断有无受伤、受伤部位及严重程度。坠床伤害程度分级见表3-2。同时，立即通知医生赶赴现场进行紧急处置。

表 3-2 坠床伤害程度分级

伤害等级	伤害情况描述
Ⅰ级	不需要或只需要稍微治疗或观察，如擦伤、挫伤、不需要缝合的皮肤小撕裂等
Ⅱ级	需要冰敷、包扎、缝合或夹板等医疗或护理处置，如扭伤、大或深的撕裂伤，或皮肤撕裂、小挫伤等
Ⅲ级	需要医疗处置及会诊的伤害，如骨折、意识丧失、精神或身体状况改变等

老年人全身情况评估的内容包括神志、意识、瞳孔、生命体征、恶心、呕吐、疼痛、出血、肢体活动等，注意观察有无颅脑损伤（包括颅底骨折）、内出血等相关症状。根据老年人的反应快速判断其意识状况；若怀疑颅脑损伤导致的昏迷情况，应立即使用格拉斯哥昏迷评分法评估老年人昏迷程度和

病情预后。局部情况评估的内容包括挫伤或擦伤等引起的红肿、皮下淤血和渗血；骨折引起的疼痛、畸形、功能障碍；关节、肌肉或韧带损伤导致的肿胀、疼痛和活动障碍。若有软组织损伤应立即予以冰敷以减轻肿胀。若有开放性伤口，应立即予以初步包扎、止血。

2. 如果老年人神志清醒，生命体征提示病情稳定，经医护人员检查及系统评估，判断老年人属于Ⅰ级伤害，存在只需稍微治疗与观察的伤害，如擦伤、挫伤、不需要缝合的皮肤小撕裂伤，照护人员应安抚老年人及其家属，缓解其紧张情绪，遵医嘱进行伤口处理。根据伤口特点或出血量，予以碘伏消毒后包扎，继续观察。

3. 如果出现需要缝合、考虑有骨折等情况，老年人已经属于Ⅱ、Ⅲ级伤害，不要随意移动老年人，等医护人员赶到后进一步处置。当怀疑有骨折、颈椎损伤、脊柱损伤等情况，在搬动老年人时，必须使用颈托保护颈部，确保头部保持中立位，并建议使用铲式担架将老年人转移。若没有铲式担架，则应采用硬板担架四人搬运法，将老年人身体和受伤部位固定后再搬运，避免造成二次伤害。

4. 如病情允许，通过正确的搬运方法将老年人移至抢救室或病床上，进一步检查。根据老年人的临床表现与检查结果，确定伤害程度，立即给予相应的有效处理。

5. 将坠床老年人紧急安置和处理完成后，及时和部门主管、老年人家属沟通，以取得老年人及其家属的理解，使部门主管掌握本次坠床情况。如现场出现照护人员自身没有能力解决的情况，则应及早通知部门主管，注意做好护理记录（包括老年人的坠床经过、伤情与抢救情况等）。

6. 照护人员于24h内填写不良事件记录。如为Ⅱ级伤害，需要做PDCA［Plan（计划）、Do（执行）、Check（检查）、Act（改进）］跟进质量分析；如为Ⅲ级伤害，需要做RCA（root cause analysis，即根本原因分析）质量分析，在了解事件发生整体经过的基础上，找出系统中导致事件发生的根本原因，细致分析，吸取教训。最后，完善相关标准或修订程序，防止类似事件的再次发生。

（三）养老机构老年人坠床事件处置注意事项

1. 当老年人发生坠床时，立即就地评估后初步处理，切忌未经评估就随意搬动患者。

2. 评估出现Ⅱ级以上的伤害时，立即呼叫"120"。当老年人出现紧急病情变化时，机构照护人员应立即配合急救医生就地抢救，严密观察病情，并随急救车陪同老年人前往医院。

3. 及时报告机构主管，通知老年人家属，做好沟通和安慰工作。如有家属到来，应妥善做好接待工作。

4. 每位员工不得以个人名义向外扩散消息，以免引起不必要的混乱；如果有新闻媒体要求采访，必须经过机构院长同意。未经同意，任何人不得接受采访，以避免报道失实。

5. 老年人从医院转回机构后，照护人员按照医嘱照顾老年人直至其身体情况稳定。

6. 机构护理主管要求相关责任人对整个事件进行调查取证、记录，向院长汇报，并进行全面分析整改。

四、养老机构老年人坠床的管理要点

（一）全面评估坠床风险

严格筛查有高危坠床风险的老年人。老年人入住时均须由责任护士进行坠床风险评估。评估内容包括年龄、神志、坠床史及次数、既往病史、用药史、体格检查、身体平衡及自理能力等情况。在入住、转床、病情变化（意识、肢体活动改变、使用特殊药物或坠床后）、卧床后第一次下床、改变用药时，应及时进行评估。一般情况下每周评估2次，对有高危坠床风险者每天或每班评估。

（二）加强安全教育

加强老年人及家属的安全宣教。对有高危坠床风险的老年人，安排有责任心的家属或陪护人员24h连续轮流床边陪护，并签署《预防坠床告知书》。对有坠床史，以及患心脏病或糖尿病的老年人，在宣教专科护理知识的同时也应渗透预防坠床的要点。宣教内容包括：①坠床警示标识的意义。②床单位的安全细节。调整最佳床铺高度，固定床脚，拉起床栏，禁止跨栏下床。③"三部曲"起床法，即躺、坐、站 3 个 30s。④对服用镇静镇痛药、利尿降压药、降糖药等出现头晕、步态不稳等症状的老年人，须经医生同意并在严密陪护下方可下床。⑤照护人员应做好老年人下床前的相应准备，禁止照护人员进行其他操作的同时单手扶老年人。⑥当身边陪伴者必须离开时应安排其他人接替，告知老年人有事应按呼叫器。⑦定期评估老年人对坠床预防知识的知晓程度，检查防护措施落实情况。

（三）重点人群严格交接班

对有高危坠床风险的老年人，在床头卡上、腕带或者床边设置防坠床的警示标识。严格遵守交接班制度，确保安全措施到位，如陪护、床栏防护、规范使用约束具或防坠床医用约束衣。

（四）重点时段主动护理

照护人员应定时巡视，尤其应对高危坠床风险者加强巡视。采取主动护理，在洗漱时段和夜间等坠床高危时段重点巡视。必要时，重点时段可采取双人值班制度，保证护理质量。

（五）有效利用智能监护设备

可使用老年人离床自动报警装置、智能防坠床、可穿戴设备或无线射频识别系统等对老年人进行精准实时动态监测，分析并阻止危险动作。

> **📖 知识拓展**
>
> 老年人坠床防范智能技术
>
> 智能技术在预防老年人坠床领域中被广泛应用且发展迅猛。常用智能技术改进包括：①智能离床报警装置，如智能离床报警垫、智能无线监护仪，可以在老年人离开座位或起床时报警呼叫。②智能防坠床损伤装置，对有高危坠床风险的老年人身着可穿戴智能防坠床损伤护具，在坠床即时自动感应弹出气垫，并通过识别和分析提供数据，减轻损伤。

（六）妥善处理坠床事件

若有坠床事件发生，应采取以下措施：①立即妥善安置老年人，评估伤情，初步判断排除颅底骨折、内脏破裂等严重伤情，立即给予紧急初步处理，如冷敷、止血、固定、包扎等。②立即通知机构内部门主管或医生，汇报老年人坠床的经过及受伤情况，确认有效医嘱并立即执行，密切观察病情变化。③准确、及时记录老年人坠床经过、受伤部位及伴随症状与体征、相应的处理。④评估与分析老年人坠床的危险因素，建立警告标志，加强防范。⑤向老年人及其家属做好安慰、解释工作。⑥ 24h 内填写护理不良事件报告单，及时组织全体照护人员讨论分析坠床的原因，吸取教训，加强整改。

（泮昱钦）

 思考题

1. 老年人坠床风险因素有哪些？
2. 老年人坠床风险因素的评估内容包括哪些？
3. 老年人应如何做好坠床的预防及干预？
4. 养老机构应如何加强管理防止老年人坠床的发生？
5. 如果你遇到老年人坠床，将如何实施现场应急处理？

第四章

老年人烧伤、烫伤、冻伤护理及风险管理

　　烧伤、烫伤、冻伤是老年照护中须预防的安全问题。老年人由于年龄的增长，各器官功能减退，机体抵抗力降低，组织再生修复能力差，若发生烧伤、烫伤、冻伤，对其生活、身体的影响极大。烧伤、烫伤、冻伤不仅会对老年人造成一系列身体伤害，还会对其精神和心理健康产生严重影响，给个人、家庭和社会带来极大的照护和经济负担。在老年人照护中应该谨慎地评估老年人烧伤、烫伤、冻伤的环境风险；对老年人自身风险评估时，应考虑多方面因素的影响，从而针对老年人自身情况制订个性化的预防措施，减少意外的发生，保障老年人安全，提高老年人的生活质量。

第一节　概　　述

案　例

　　张爷爷，82岁，行动较为缓慢，平衡能力差，在养老机构内自行倾倒热水时不慎将自己的手部、腿部烫伤。

请问：

1. 导致张爷爷烫伤的原因可能有哪些？
2. 护理员应如何对张爷爷进行紧急救助？
3. 养老机构应如何避免类似情况再次发生？

一、老年人烧伤、烫伤、冻伤的相关概念及特点

（一）老年人烧伤的相关概念及特点

1. 概念和分度　　烧伤（burn）是由热力（包括热液、蒸汽、高温气体、火焰、电能、化学物质、放射线、灼热金属液体或固体等）所引起的组织损害，主要是指皮肤和/或黏膜的损害，严重者也可伤及皮下组织。

根据烧伤深度，烧伤分度如下：①Ⅰ度烧伤为浅表烧伤，主要伤及皮肤组织表皮层，以浅表组织为主，故增殖再生能力活跃，常于短期（3～5d）内脱屑愈合，不遗留瘢痕。②Ⅱ度烧伤，为伤及整个表皮和部分真皮的烧伤。根据伤及皮肤的深浅又分为浅Ⅱ度烧伤和深Ⅱ度烧伤。③Ⅲ度烧伤，为导致全层皮肤损伤的烧伤。表皮、真皮及其附件全部被毁。创面修复依赖于手术植皮或皮瓣修复。

2. 老年人烧伤的特点　老年人烧伤与其他年龄段人群有不同的特点，主要表现在以下几个方面。

（1）烧伤场所：多数老年人烧伤发生在长期生活的环境，如居家、养老机构，退休后老年人的主要活动场所中又以厨房发生烧伤的比例最高。

（2）烧伤季节特点：研究表明，老年患者烧伤多发生在夏冬两季。夏季人们穿衣往往较少，身体暴露部位较多，容易因接触热源而烧伤。冬季因取暖不当导致烧伤发生的概率最高。

（3）致伤原因：老年烧伤患者的主要致伤原因中以火焰烧伤为主，化学烧伤及电烧伤所占比例较低。

（4）烧伤严重程度：根据烧伤的严重程度，烧伤可分为轻度、中度、重度和特重度烧伤。老年人烧伤以轻度多见，烧伤面积在总体表面积 10% 及以下占 50% 左右。然而，由于老年人皮肤萎缩变薄，皮下脂肪减少，加上老年人受伤后急救处理能力相对较差，烧伤创面往往较深，这也是老年患者创面愈合较慢，感染风险及病死率相对较高的重要原因之一。

（5）合并吸入性损伤情况：吸入性损伤是烧伤患者死亡的主要原因之一，老年人呼吸功能减退，合并吸入性损伤者早期临床症状往往不明显，易延误早期救治，病死率明显升高。

（6）预后：老年人皮肤萎缩变薄、皮下脂肪减少、合并基础疾病等生理及病理原因导致老年烧伤患者病情复杂，救治难度增加，致残、致死率大幅提升。研究表明，我国老年烧伤患者的病死率为 5%～12%，高于烧伤患者的总体病死率。

（二）老年人烫伤的相关概念及特点

1. 烫伤（scald）　是指由热液、蒸汽等引起的组织损伤，是热烧伤的一种。烫伤分度：①Ⅰ度烫伤，表现为局部红、肿、热、痛，感觉敏感，表面干燥无水疱，不破皮，为浅表烫伤，常于短期（3～5d）内脱屑愈合，不遗留瘢痕。②浅Ⅱ度烫伤，表现为局部剧痛，感觉敏感，有水疱，疱皮脱落后可见创面均匀发红、水肿明显。③深Ⅱ度烫伤，表现为局部感觉迟钝，有或无水疱，基底苍白，间有红色斑点，创面潮湿，拔毛时痛，毛根有正常解剖结构。数日后，若无感染，可出现网状栓塞血管。④Ⅲ度烫伤，表现为皮肤痛感消失，无弹性，干燥，无水疱，如皮革状，蜡白、焦黄或碳化，拔毛不痛，无正常毛根解剖结构。数日后，可出现粗大树枝状栓塞血管。

2. 老年人烫伤的特点　老年人烫伤与其他年龄段人群有不同的特点，主要表现在以下几个方面：

（1）低温烫伤：低温烫伤是指长时间接触高于体温的低热物体所引起的烫伤。老年人由于神经系统功能减退，皮肤也随年龄增长而变薄，皮肤张力、感觉功能、保护作用、对周围环境温度调节功能均减弱，导致对温度、疼痛等的感受减弱，故易发生低温烫伤。低温烫伤多见于意识障碍、痴呆、瘫痪等老年人，患有糖尿病、脉管炎或脑卒中后遗症等疾病的老年人，因其末梢循环障碍，神经功能受损，感觉较迟钝，对热和痛觉不敏感，在低温的持续作用下易引起烫伤。

（2）病理因素：患有糖尿病、心血管疾病的老年人存在周围神经病变，感觉减退，沐浴或泡脚时容易出现烫伤。

（3）主观因素：行动不便、视力减退等因素导致老年人在生活中易出现操作不当发生的烫伤；进行拔罐、艾灸等中医类理疗、日常生活照料等操作时，由于操作不当、判断力不够等原因也会导致烫伤发生。

（三）老年人冻伤的相关概念及特点

1. 冻伤（frostbite）　是由于寒冷潮湿作用引起的人体局部或全身损伤。轻时可造成皮肤一过性损伤，要及时救治；重时可到永久性功能障碍，须进行专业救治；严重时可危及生命，须紧急抢救。冻伤分度：①Ⅰ度冻伤（红斑性冻伤），损伤在表皮层。冻伤面先出现麻木感，有明显充血和水肿，皮肤呈紫红色花斑。复温后出现针刺样疼痛、痒感、灼热感，不出现水疱，数日后表皮干脱而愈，不留瘢痕。②Ⅱ度冻伤（水疱性冻伤），损伤达真皮层。局部红肿较明显，有水疱形成，疱液呈浆液性或稍带血栓，自觉疼痛，知觉迟钝。如无感染，局部可成痂，经2～3周痂脱而愈，很少有瘢痕。若并发感染，则创面形成溃疡，愈合后留有瘢痕。③Ⅲ度冻伤（焦痂性冻伤），损伤皮肤全层或深达皮下组织。皮肤发绀、表面感觉消失，疼痛剧烈，冻区周围出现水肿和血性水疱，创面由苍白变为蓝色或黑褐色，知觉消失。其周围红肿疼痛，可出现血疱。若无感染，坏死组织干燥成痂，然后逐渐脱痂和形成肉芽创面，愈合较慢而留有瘢痕。④Ⅳ度冻伤（坏疽性冻伤），损伤达机体全层，包括肌肉和骨组织。局部坏死呈暗黑色，有紧缩感或凹陷，其周围有炎症反应，2～3周内转变为干性坏疽。容易并发感染而成湿性坏疽，愈合后多留有功能障碍或致残。

2. 老年人冻伤的特点 老年人冻伤与其他年龄段人群有不同的特点，主要表现在以下几个方面：

（1）冻伤原因：老年人冻伤常见原因是冬季锻炼防护不到位。尤其在初冬，老年人经过锻炼，发热和出汗的身体由于潮湿或穿衣不合理，造成身体局部组织血液循环不良，出现组织营养障碍，致使局部组织冻伤。在寒冷的低温下，身体暴露在外的部分或防寒效果达不到合理适应度的部位，当气温在5℃以下时，加上寒风和潮湿散热的作用，易出现皮肤和皮下组织冻伤的现象。

（2）预后：老年人身体各器官功能衰退，多合并基础疾病，体温调节功能和机体耐寒能力下降。这不仅使得在低温环境中，老年人更容易发生冻伤，也使得老年人一旦发生冻伤，恢复缓慢，冻伤程度重，合并营养不良、衰弱等情况则预后会更差。

二、老年人烧伤、烫伤、冻伤的风险因素

（一）生理因素

老年人的皮肤随年龄增长而变薄，皮肤的附属器如毛囊汗腺及皮脂腺功能逐渐衰退，皮肤张力、感觉功能、保护作用及对周围环境温度调节功能差，组织再生功能降低或减弱，机体免疫能力下降，皮肤血运减慢，易造成烧伤、烫伤、冻伤。

（二）疾病因素

患有糖尿病、脉管炎或脑卒中后遗症的老年人，末梢循环功能障碍，神经功能受损，致感觉迟钝，温度觉和痛觉不敏感，对低温刺激反应低，在低温的持续作用下常发生深度冻伤；肢体功能障碍，意识障碍，大手术后病情危重、虚弱，使用镇静安眠及止痛等药物影响意识或活动的老年人，易发生烧伤、烫伤、冻伤。

（三）行为和生活方式

不良的生活习惯会使老年人烧伤、烫伤、冻伤的发生风险增加，如床上吸烟容易导致火灾从而增加烧伤风险；大量、长期饮酒可导致大脑神经系统功能紊乱，抑制大脑皮层活动出现脑功能减退，反应减慢；如继发小脑病变，可出现共济失调；还可致周围神经损伤，出现肢体麻木、感觉减退等，易增加烧伤、烫伤、冻伤的发生风险。此外，采用明火灶具、烧煤取暖等生活方式使得老年人烧伤风险增加。采用冷热疗法治疗时温度和时间控制不当、观察不及时，易导致烫伤或冻伤。

（四）环境因素

热水用具无温度限制器，设施设备摆放位置不合理，取暖设备使用方法不当，天然气、煤气未设置意外报警器，衣物着装不合身，地面湿滑、不平坦，老年人活动区域未安装相关适老化设备，家中物品摆放不整齐以及宠物等因素，容易引发老年人体位突然改变、丧失平衡等，都可能增加烧伤、烫伤、冻伤的危险。人行道不平整或过于狭窄、雨雪天气、拥挤等室外的危险因素都可能引起老年人跌倒后由于救治不及时而导致的冻伤。

三、老年人烧伤、烫伤、冻伤的不良后果

老年人烧伤、烫伤、冻伤不仅给老年人的身心健康带来不良后果，影响其生活质量，也给老年人

及其家人造成痛苦,增加照护负担。老年人由于生理功能减退,可能存在心、肺、肾、内分泌系统的慢性疾病或消耗性疾病,代偿能力比较差,若烧伤并发休克,对于补液的耐受性差,从而出现缺氧性损害,容易发生烧伤后多内脏的并发症。老年人机体组织衰退、生长能力减弱,烧烫伤、冻伤创面愈合速度较慢,若并发糖尿病则伤口愈合更慢,甚至创面长期不愈,有的易引发感染。老年人伤后大多须卧床静养,身体活动减少容易诱发压力性损伤、肌肉萎缩、食欲减退、消化道疾病等。有的老年人因为养伤导致活动受限,烧伤、烫伤、严重冻伤后导致皮肤瘢痕增生,影响皮肤整体完整性,进而引发焦虑、抑郁、失眠等精神和心理问题。因烧伤、烫伤、冻伤导致的伤残会给老年人及其家庭带来沉重的经济负担,全社会都应重视烧伤、烫伤、冻伤给老年人健康和生命带来的伤害。

第二节　老年人烧伤、烫伤、冻伤的护理及风险管理

烧伤、烫伤、冻伤风险因素的筛查有助于快速判断出高危人群,有效的管理和正确得当的护理干预可以帮助老年人预防烧伤、烫伤、冻伤,减少烧伤、烫伤、冻伤发生的概率,从而提高老年人的生活质量。

一、老年人烧伤、烫伤、冻伤的风险因素筛查与评估

（一）老年人烧伤、烫伤、冻伤的风险因素筛查

1. 基本情况评估　对老年人进行生命体征、年龄、全身皮肤、语言、肢体活动功能、自理能力、认知能力、行动能力、平衡能力等全方位评估,从而全面了解老年人的基本情况,并对其弱项、缺项进行有针对性的干预,从而提升自身能力,进一步降低烧伤、烫伤、冻伤的风险。

2. 评估疾病史　应重点了解老年人是否患有高血压、冠心病、糖尿病、脑血管病、骨性关节炎、帕金森病、阿尔茨海默病、直立性低血压、视力障碍等疾病。通过对老年人疾病的筛查,全面考虑可能引发风险的因素,防患于未然。

3. 评估烧伤、烫伤、冻伤史　有烧伤、烫伤、冻伤史的老年人再次发生烧伤、烫伤、冻伤的概率高于其他人群,烧伤、烫伤、冻伤史是判断老年人再次发生烧伤、烫伤、冻伤风险的有力依据。可以通过询问老年人过去的烧伤、烫伤、冻伤的情况判断其是否有再次发生烧伤、烫伤、冻伤的风险。烧伤、烫伤、冻伤史最基本的内容包括:①过去是否发生过烧伤、烫伤、冻伤;②次数;③有无受伤;④如何发生;⑤目前对此意外事件的看法、感受是什么。评估时尽可能询问清楚烧伤、烫伤、冻伤事件发生的时间、地点、行为活动、发生环境,烧伤、烫伤、冻伤前的先兆症状,烧伤、烫伤、冻伤时的意识状态,烧伤、烫伤、冻伤后的处理过程、心理状态,通过分析收集到的信息可以获得相关危险因素,为预防再次发生意外提供干预依据。

4. 评估环境危险因素　环境危险因素是指任何可能增加烧伤、烫伤、冻伤风险的物体或环境。识别和减少环境危险因素可以有效提高预防老年人烧伤、烫伤、冻伤的成功率。环境危险因素的识别及降低或消除可以通过现场勘查来实现。老年人生活环境中的关于水、电、火相关的特殊板块应做好预防措施,评估中发现不合理部分应及时整改从而降低烧伤、烫伤、冻伤发生的概率。

5. 评估用药情况　对老年人用药情况的评估包括老年人是否使用药物、使用药物的种类、是否按医嘱或用药说明用药、药物剂量、药物的副作用或不良反应、有无服用过期药和变质药等。该评估主要采取询问、查看的方式来进行。

6. 评估躯体功能　躯体功能评估除日常生活活动能力、平衡能力和步态、肌力之外,还须关注生理功能指标。日常生活活动能力常用评估工具有 Barthel 量表、IADL 量表等。平衡能力和步态评估方法和工具是开发最早、数量较多且应用广泛的一类风险评估工具,应用较多的有计时起立 - 行走测试（TUGT）、Tinetti 平衡与步态量表（Tinetti POMA）等。平衡能力和生理功能的评估需要老年人有一

定的行走能力,评估时要做好监护,注意保证老年人安全。

7. 评估心理状况 心理评估可了解老年人相关心理因素,如抑郁、情绪低落、意识不清晰、焦虑等。认知及抑郁评估工具主要有简易精神状态检查量表(MMSE)、老年抑郁量表(GDS)等。此外,对老年人使用的助行辅具、穿着衣物也须进行相关安全评估。除上述评估内容及方法外,多与老年人沟通并对其日常生活习惯进行观察记录也是预防烧伤、烫伤、冻伤的有效方式之一。

(二)烧伤、烫伤、冻伤的风险评估

老年人烧伤、烫伤的风险评估应从年龄、烧伤烫伤史、镇静安眠类药物的使用、感知觉、意识、自理能力等方面综合评估老年人的烧伤、烫伤风险水平,具体内容见表4-1。目前尚没有针对性的冻伤风险评估表,评估老年人是否有冻伤风险,可根据老年人冻伤的特点、风险因素进行评估,如基础疾病、生活习惯、环境因素等。

表4-1 烧伤、烫伤风险评估表

项目	评估内容	分值	得分
年龄	≥65岁	1分	
烧伤、烫伤史	有	1分	
	无	0分	
使用镇静、安眠类药物	有	1分	
	无	0分	
感觉障碍	有	2分	
	无	0分	
意识障碍	有	2分	
	无	0分	
自理能力	≤60分	1分	
	>60分	0分	
既往史	患有糖尿病、高血压、冠心病	1分	
	无	0分	
使用直接热源、火源	有	1分	
	无	0分	
家属认知	好	0分	
	差	2分	
总分		12分	

注:评估量表总评分为12分。评分≥4分为高度危险,评分2～3分为中度危险,评分<2分为低度风险。

二、老年人烧伤、烫伤、冻伤的风险识别与干预

(一)烧伤、烫伤、冻伤的风险识别

多数情况下,老年人发生烧伤、烫伤、冻伤是意外事件。但若针对烧伤、烫伤、冻伤进行合理干预,可提前发现潜在的风险因素,并针对此类因素进行相关修正可以有效降低烧伤、烫伤、冻伤的发生概率。故老年人发生烧伤、烫伤、冻伤是可以预防和控制的。积极地开展相关预防工作,将有助于降低老年人烧伤、烫伤、冻伤事件的发生,减轻老年人因烧伤、烫伤、冻伤导致的伤害或降低其严重程度。老年人风险干预应遵循一定的工作流程。除世界卫生组织推荐的伤害预防四步骤公共卫生方法

外,还可以运用基础风险控制工作模式来对老年人烧伤、烫伤、冻伤进行干预。该方法主要包括风险识别、风险评估、风险评价、选择风险管理技术和风险管理效果评价等5个步骤。

老年人烧伤、烫伤、冻伤的预防是一个完整的工作体系,除了需要有效的风险控制流程外,还需要家庭、社会人士、各职能部门等多方关注、协同完成重要的任务。家庭成员的陪伴关心、具体指导尤为重要;社会人士的关怀、体谅、主动帮助是预防老年人烧伤、烫伤及冻伤的有效保障;相关组织和部门积极开展正确用水、用电、用火的宣讲、宣传,对于预防烧伤、烫伤、冻伤起到推动作用;社区、物业对于老年人日常生活环境的及时维护、修缮也有助于提升老年人的生活安全系数,从而降低烧伤、烫伤、冻伤发生的概率。

（二）烧伤、烫伤、冻伤的预防措施

1. 烧伤、烫伤的预防措施

（1）老年人自我防护:作为烧伤、烫伤的高风险人群,老年人要增强风险防范意识,以避免危险的发生。老年人要正确评估自身能力,如需帮助,要第一时间告知,避免产生后续一系列风险事件。老年人要学会使用各类控制水温的设施,掌握电磁炉、热水袋、足疗盆等可能导致烧伤、烫伤的物品的正确用法,并关注自己的身体,如有异常时应第一时间告知照护人员,及时停止使用会导致烧伤、烫伤的用具,不能强行继续操作。

（2）照护人员支持:照护人员不仅应提高自身防止老年人烧伤、烫伤的风险防范意识,也要能准确评估老年人的自理能力。一方面可以采用老年人烧伤、烫伤风险评估表,认知功能评估工具等对老年人进行评估,帮助老年人了解自身存在的风险;另一方面要根据评估结果进行有针对性的训练干预,提升老年人的个人能力,降低风险发生率。对于视力不佳、行动不便的老年人,嘱咐其不要自行取、倒开水,不要自行洗浴、足浴,有需要时可以寻求他人协助完成。照护人员也应加强对老年人的关心,及时发现其需求。烧伤、烫伤高风险老年人在洗浴时,一定要有人陪伴,不要让老年人单独洗浴。在协助老年人洗浴或足浴时要注意以下几点:①一定要为老年人准备好热水,并试水温,保证水温不会烫伤老年人;②避免发生因开水开关被打开或冷水管突然停水导致水温变化而引起烫伤;③在未完成洗浴前,无论发生任何事情,一定不能单独留下老年人。照护人员须为老年人选择适合的保温杯,老年人可使用容量不超过300ml的保温杯,并尽可能选用杯底大、带把手、不容易倾倒的保温杯,不宜使用细、高、容易发生倾倒的保温杯。照护人员要加强巡视,每小时1次,询问老年人是否需要饮水。照护人员应主动检查老年人居住环境内的热源、火源、电源等,并将检查方法告知老年人,让其养成自查行为并通过检查的形式提升其抗风险能力。照护人员要帮助老年人建立抗风险的意识,并定期或不定期地向老年人反复培训防范措施及急救措施,确保老年人懂得如何防、如何救,多方位降低老年人发生烧伤、烫伤的可能性并降低其后续伤害。

（3）养老机构的预防措施:养老机构应将预防低温烫伤列为健康教育内容,要向老年人介绍烧伤、烫伤的知识,增强其防范烧伤、烫伤的意识。告诉老年人尽量不使用电热宝、热力贴等保暖物品,特别是高龄老年人、肢体活动受限的老年人,以及患有糖尿病的老年人,更应注意避免发生低温烫伤。对热水进行45℃的温度限制,确保老年人不会因错误操作而导致烫伤。有天然气、液化气的房间安装泄漏报警器,当发生意外时可以及时报警,降低因煤气泄漏而导致火灾的风险。房间内物品摆放整齐,避免因物品导致的身体不平衡而引发烧烫伤。老年人房间内禁止吸烟,如果有一定要吸烟的老年人,可设立吸烟室。要加强打火机、火柴等用品的日常管理工作。对"热源、火源、电源"进行逐一排查,定期检查热水器、保温瓶、饮水机、灶台、电炉、(电)热水袋等物品。养老机构可使用各类辅助工具降低烧伤、烫伤的风险,如风险点用色彩鲜艳的贴纸提醒老年人防止烧伤、烫伤。安装控温开关控制热水温度,避免老年人因错误操作导致烧伤、烫伤。

2. 冻伤预防措施

（1）老年人自我防护:老年人应选择在身体和环境适宜的情况下锻炼身体,增强体质。在寒冷环境下要适当活动,避免久站或久坐。应根据气温变化更换着装,注意保暖。冻伤最易发生于足、手部,然后为耳垂、鼻尖、面颊部等，因此须针对性采取保暖措施。例如：老年人冬季外出的时候要戴上口罩、棉质或者毛皮手套、耳套、棉帽；穿上带毛或者毡垫的棉鞋，鞋要略大些，袜子不宜过紧，以免影响血液循环而引起冻伤；脸部亦可以采用防风面罩、裸眼帽等，老年人所穿衣裤要具有较好的保暖、防风、透气性，以羊毛羊绒制品、羽绒服等为好。如衣物被液体打湿后要及时更换。老年人应喝温水、吃热饭、不饮酒，保证每日摄入充足的热量，同时保证充足的睡眠。应遵医嘱用药，不得擅自增减药物，如因特殊情况需调整药物剂量、种类时，需密切关注服用药物后的反应。特别是服用镇静药、安眠药、降血压药、心脑血管药的老年人。

（2）照护人员支持：照护人员应加强巡视，多关心老年人，特别是对有认知障碍的老年人更应关注。对有精神问题、慢性疾病的老年人，要增加健康教育的次数。在寒冷季节要加大查房力度。

（3）养老机构的预防措施：养老机构须管理好进出口，避免老年人因走失导致冻伤发生。寒冬到来之际，必须保证老年人居室内温度为22~24℃。对居住环境进行适老化改造，调整物品摆放高度，避免老年人失去平衡而发生意外。在危险区域使用红色或橙色标识，提示老年人相应的风险。对低温地区的户外金属用棉布包裹，避免老年人因直接触碰金属导致冻伤。

3. 社区对老年人烧伤、烫伤、冻伤的预防措施　社区相关组织（主要包括社区管理委员会、社区居委会、社区卫生服务机构、物业管理部门等）应建立社区内风险专项小组，定期对辖区内的管道进行巡查检查；要对辖区内的商铺、店铺进行用火、用水、用电的安全指导，避免因为非安全操作导致的意外事件牵连他人；应将预防老年人烧伤、烫伤、冻伤列入工作计划，由专人负责。社区街道、居委会和社区卫生服务机构应定期在社区内开展有针对性的健康教育、安全教育，提高公众对老年人发生烧伤、烫伤、冻伤的防范意识，提高老年人对烧伤、烫伤、冻伤危险因素的认识，了解烧烫伤、冻伤的严重后果以及预防措施。尤其是独居、高龄及患有帕金森病、视力减退、平衡能力减弱的老年人要重点关注。对社区内的老年人的家庭情况进行摸底，掌握具有烧伤、烫伤、冻伤风险的老年人群的基本信息。定期开展老年人入户调研、走访、慰问，组织老年人开展丰富多彩的文体活动，丰富其日常生活。可在辖区内开办社区养老服务站，通过服务站为老年人提供更加有针对性的服务，降低老年人独居风险、烹饪风险等。在社区设立预防烧伤、烫伤、冻伤的警示牌等，进一步降低老年人生活中的风险。

社区卫生服务机构重点开展以下几项工作：①对于独居、平衡能力弱、患有帕金森病的老年人以及服用精神类、镇静类药物的老年人，应在健康档案中明显标记，予以重点关注，定期进行相应的随访。②对老年人家属及照护人员进行健康教育、急救知识培训，使他们掌握相关知识与技能。③对曾经发生过烧伤、烫伤、冻伤的老年人，与其家属或照护人员共同分析可能导致意外事件发生的原因，必要时应进行家庭访视，提出有效预防措施及建议。④对原因不明发生烧伤、烫伤、冻伤的老年人，应建议在家属陪护下尽快到上级综合医院诊治，寻找诱发意外事件的潜在原因，积极进行病因治疗，并进行追踪管理。

三、老年人烧伤、烫伤、冻伤的应急处理

（一）老年人烧伤后自救

烧伤急救原则：迅速脱离致伤源，立即冷疗，就近急救和转运。无论烧伤程度是否严重均要告知照护人员并根据现场情况选择救治方式。老年人烧伤主要分为3种：①热力烧伤：热源包括火焰、蒸汽、高温液体和金属等。热力烧伤后，自救方法如下：尽快脱去着火或沸液浸湿的衣服，特别是化纤衣服，以免火焰或衣服上的热液继续作用，使创面加深；用水将火浇灭，或跳入附近浅水池、浅河沟内；就地打滚压灭火焰，禁止站立或奔跑呼叫，防止头面部烧伤或吸入性损伤；立即离开密闭和通风不良的现场，以免发生吸入性损伤和窒息；用不易燃材料灭火；冷疗。如果火势无法控制，须及时离开火灾现场并拨打"119"寻求帮助。②化学烧伤：化学烧伤严重程度与酸碱的性质、浓度及接触时间有关。无论何种酸碱烧伤，均应立即用大量清洁水冲洗至少30min，一方面可冲淡和清除残留的酸碱，另一方面作为冷疗的一种方式，可减轻疼痛，注意清洁水用水量应足够大，迅速将残余酸碱从创

面冲净，头面部烧伤首先注意眼部的情况，尤其是角膜有无烧伤，并优先冲洗。③电烧伤：发生电烧伤时，救助者应立即切断电源，不可在未切断电源时去接触老年人，以免自身被电击，如发生心搏、呼吸停止，立即进行人工呼吸、胸外按压等处理，并及时将老年人转送至就近医院进一步处理。

（二）老年人烫伤后自救

老年人发生突发烫伤后须保持镇定，并及时离开热源，立即对患处进行冷却处理。老年人发生低温烫伤后，须及时脱离热源，并且尽快到医院做进一步检查和治疗。无论烫伤严重与否须将烫伤事宜告诉照护人员，并根据烫伤情况选择相应的处理方式。烫伤自救"五部曲"如下：

一冲：烫伤后应立即到凉水管下面冲洗，以避免烫伤程度继续加重。此外，凉水冲洗可抑制局部神经末梢兴奋性，还可在一定程度上缓解烫伤引起的疼痛症状。

二脱："脱"就是把浸了热水或热液的衣服脱去，避免热量进一步向下传递加重烫伤深度。若衣物已经与伤口混合，可在凉水冲洗的同时尽快剪去衣物，但应注意不要把烫伤局部水疱表皮撕扯掉。

三泡：若烫伤程度较重，出现皮损情况，还可采用浸泡法，将烫伤部位泡到冷水里浸泡 30min 左右，中和烫伤产生的热量，减轻烫伤深度，减轻疼痛，预防烫伤程度进一步加重。

四盖："盖"就是在冷水冲洗、浸泡后，使用清洁的毛巾或纱布、衣物简单覆盖创面，避免水疱撕脱、创面擦伤，病情较重者还须加强个人保暖。

五送："送"就是在经过上述处理之后，尽快将烫伤患者送至就近医院救治，避免烫伤后体液大量丧失造成休克等严重并发症。

（三）老年人冻伤后的自救

户外温度过低时，老年人应避免或减少外出活动，降低发生意外的概率。如发生冻伤时应快速离开低温环境，并进行复温或相关急救。冻伤急救处理包括：①非冻结性冻伤。将冻伤处脱离湿冷环境，保持冻伤处温暖和干燥，必要时使用相关药膏可以有效预防患处感染。②冻结性冻伤：发生全身冻伤的情况下，须第一时间寻求他人的帮助，避免冻伤加剧。

四、养老机构预防老年人烧伤、烫伤、冻伤的管理

（一）管理要求

养老机构要加强对老年人烧伤、烫伤、冻伤预防的管理，主要措施包括：①制订烧伤、烫伤、冻伤应急预案，做好烧伤、烫伤、冻伤相关评估，对员工进行安全培训，采取必要的预防措施，评价与持续改进烧伤、烫伤、冻伤预防及管理措施。②养老机构须完善热水袋使用规范、热疗操作规程、火灾危险隐患排查规范、火灾逃生应急预案及冰袋降温使用规范等，确保在操作上不产生风险，提升老年人居住环境及服务安全。

养老机构应定期按照应急预案指南进行实操演习，并针对各类操作规范对员工开展定期培训及考核，让员工在演习、学习过程中明白正确的操作规范、风险的及时处理及准确快速的急救至关重要。要将日常工作中的不良事件、演习过程中出现的问题进行汇总分析，不断完善机构内部的管理流程、应急预案及员工培训计划，提升员工的整体能力，进一步提升保障老年人安全的能力。

养老机构应制订年度、季度、月、周、日查房内容及标准，并规定查房相关部门的责任和权限，形成对机构环境全面多层次多方位的检查。按照不低于每年 1 次的风险评估频率对老年人进行相关评估，并对评估结果进行分类跟踪。对风险较高的老年人应将结果及处理意见告知家属，寻求家属的配合和理解；另一方面将评估结果在工作人员内部公开，并对老年人的风险因素进行分析评判，重新拟订相关护理计划并按要求执行。

养老机构一方面须将机构内发生的烧伤、烫伤、冻伤事件及时汇总、及时分析，并拟订相关整改意见，另一方面要积极主动地收集其他机构的不良事件案例，并对案例进行分析研判，找到其风险点并在机构内部进行自查。通过总结学习归纳的方式不断完善机构抗风险能力，将抗风险能力前置，不断提升老年人的安全指数。

（二）规范操作

养老机构应规范热水袋、保暖贴、红外线理疗仪等物品或仪器的使用，不能让热源直接接触老年人皮肤。无论老年人意识是否清醒，在使用外物加热过程中应加强巡视，并对老年人的皮肤状况进行观察，避免造成烫伤。

规范冰袋使用、擦浴等冷疗方法。使用冰袋为老年人进行物理降温时应用棉布包裹冰袋，加强巡视，观察老年人与冰袋接触的皮肤情况。冷疗过程中加强与老年人的沟通，有异常情况要及时停止冷疗，高热老人体温降至39℃以下，应停止冰袋降温并观察记录老年人的体温变化情况。

（三）火灾预防、火灾自救、互救和逃生疏散

1. 养老机构火灾风险　入住养老机构的老年人部分失智、失能，消防安全意识淡薄，由于认知和活动能力明显下降，疏散逃生的能力缺失或丧失，如发生火灾，后果严重。养老机构工作人员一定要具备消防安全意识，随时排除火灾隐患，为老年人创造一个安全的生活环境。

2. 养老机构火灾隐患因素

（1）机构经营者或管理者法治意识淡薄：养老机构经营者或管理者法治意识淡薄，机构未经消防审核、验收和消防安全检查合格，擅自改建。

（2）管理制度不健全：若养老机构消防管理制度不健全，既不开展岗前安全教育，也无疏散预案演练，机构从业人员对火灾的危险性认识不足，没有及时发现和消除安全隐患的能力，导致遇到火灾时束手无策。

（3）防火管理不到位：养老机构建筑结构耐火等级低，内部条件不配套，消防设施不到位，电器线路老化、插座破损、维护不到位，允许老年人吸烟或乱拉电线、自备电炉等，这些都是重要的火灾隐患。

（4）安全疏散困难：养老机构属于人员聚集场所，以行动迟缓的老年人居多。火灾蔓延速度快，如果外部环境差、防火间距不足、道路狭小、水源缺乏，再加上内部杂物堵塞、安全疏散通道不达标，引起疏散时间过长，消防人员就无法及时到达并实施有效救援。一旦室内充满烟雾废气，会造成人员伤亡。

（5）救援难度加大的因素：老年人听力、视力差，行动不方便，心理不稳定，火灾发生时，紧张会进一步影响判断力，安全疏散几乎完全依赖他人；若消防电梯不能使用，只能通过步梯疏散，疏散时需要大量人员。上述情况都增大了救援难度。

3. 养老机构火灾预防

（1）建筑材料要安全：养老机构宜设置在独立的建筑内，结构不宜低于一、二级，应设置独立的安全出口。建筑材料要采用耐火极限不低于2h的不燃烧墙体和耐火极限不低于1h的楼板，并且要与其他场所隔开。墙上必须开门时应设置乙级防火门。房间隔墙、吊顶不得采用易燃、可燃材料。隔墙应封闭至上层楼板。安全出口不少于2个。

（2）建筑设计要符合标准：养老机构公共走道净宽不宜小于1.5m，长度大于20m的内走道应设置排烟设施。公用楼梯的有效宽度不应小于1.5m，采用封闭楼梯间，楼梯间的门为乙级防火门。窗槛墙高度、窗间墙宽度不宜小于1.2m，以减少火势蔓延。多层建筑宜设置坡道，坡道净宽不宜小于1.5m，坡度不宜大于1∶12，坡道转弯处应设休息平台，休息平台净深度不得小于1.5m。有条件时，老年人居室开往公共区域的门应为防火门，观察窗应为防火窗。

（3）消防设施要规范：根据《建筑设计防火规范》，老年人建筑应设置火灾自动报警系统，报警系统应与城市远程火灾监控中心联网。建筑室外150m范围应设置室外消火栓等消防水源。建筑内应设置带消防水喉的室内消火栓和自动喷水灭火系统。场所内应设置漏电火灾报警系统。疏散路线和安全出口处应设置火灾事故应急照明和灯光疏散指示标志。考虑大多数老年人视力欠佳，疏散指示标志应选用大尺寸规格。以燃气为燃料的厨房和集中贮瓶间应设燃气泄漏报警装置。蜂鸣器应安装在室门外或管理室等容易被人听到的位置。

（4）安全制度要健全：养老机构应建立健全安全管理和防火巡查、检查制度，加强电热器具的使用和烟火管理，确定巡查和检查的人员、内容、部位和频次，每日夜间防火巡查不应少于 2 次。机构管理人员和护理员需要经过消防安全培训，掌握必备的消防安全知识和扑救初期火灾、组织老年人疏散的基本技能。集中消防培训至少每半年组织 1 次，经常性开展面向老年人的消防安全宣教活动，不断增强老年人消防安全知识和自救逃生能力。机构应制订灭火和应急疏散预案并定期开展演练。养老机构窗口、阳台等部位不应设置影响逃生和灭火救援的栅栏。安全出口、公共疏散通道上不应安装栅栏、卷帘门。出于夜间管理的需要，安全出口可采用门禁系统，但应有保证火灾时人员疏散畅通的可靠措施。

（5）掌握消防工作"四懂""四会""四能力"："四懂"，即懂火灾的危险性、懂预防措施、懂火灾的扑救方法、懂逃生自救。"四会"，即会报火警、会使用消防器材、会处理险情事故、会疏散逃生。"四能力"，是指有检查和整改火灾隐患的能力、扑救初期火灾的能力、组织引导疏散逃生的能力、自我宣传教育培训的能力。

4. 养老机构火灾逃生疏散

（1）利用门窗逃生：在火场受困时可利用门窗逃生的前提条件是火势不大，还没有蔓延到整个居室时。将被子、毛毯或褥子用水淋湿裹住身体，俯身冲出受困区，或者将绳索、撕成布条的床单的一端系于窗户横框或室内其他固定物件上，另一端系于老年人的两腋和腹部，将老年人沿窗放至地面或下层的窗口，逃离火场。

（2）利用阳台逃生：如果楼梯间、走廊已被浓烟充满，无法通过时，护理员可紧闭与阳台相通的门窗，与老年人站在阳台上避难。有些高层建筑从第七层开始，每层相邻单元的阳台都相互连通，如果在此楼层中受困，可拆除阳台分隔物，从阳台进入另一单元，再进入疏散通道逃生。

（3）利用空间逃生：室内空间较大而火势不太大时，可利用空间逃生。方法是利用卫生间、厨房等有水源的地方，先把室内和与此空间相连的可燃物清除干净，然后紧闭与燃烧区相通的门窗，将用水打湿的被子、褥子、毛毯、床单或窗帘堵住门窗缝隙，防止烟雾进入，等待救援。

（4）利用时间差逃生：一般的居室为一、二级防火建筑，耐火极限为 2～25h，如果建筑整体尚未着火，局部火势一般很难导致住房倒塌，可利用时间差逃生。方法是将老年人疏散到离火势最远的房间，在室内准备好淋湿的被子、毛毯、衣服，采取利用门窗逃生的方法，逃出起火房间。

（5）预防烟雾中毒：火灾丧生人员中，大多数为烟雾中毒所致。因此，在被烟火围困时，不要轻易打开房门，以防烟雾侵入。正确的办法是关上烟雾通过的房门，以防烟雾流通。通过浓烟区时，最好匍匐前进，并用浸湿的毛巾、衣服等捂住口鼻。

（6）生命第一，不重财物：发生火灾时，最重要的是保护生命，不要为了穿衣服或寻找贵重物品和钱财而耽误时间，失去逃生机会。

（7）注意观察房门：在打开房门之前，先用手触摸门板，如果门板发热或发现烟雾从门缝窜入，说明外面已经着火，不要打开房门，应从其他出口逃脱。即使房门不热，也要小心开启，若发现烟雾或热浪进入，立即关闭房门，用浸湿的床单、毛巾等塞紧门缝，防止烟雾进入和火势蔓延，再采取门窗逃生的方法逃离火场。

5. 发生烧伤、烫伤、冻伤不良事件后的处置

第一，事件发生后，在保证救助人员安全的情况下，须第一时间让老年人离开"火源、热源、冻源"。在安全的环境下，进行伤势检查，必要时通知医生处理。对清醒老年人做好心理安抚，就地进行相关处置；如烧伤、烫伤面积较大，须做好防感染、防二次伤害的准备，再对伤口进行降温、包扎处理。必要时做好老年人的保护，等待医护团队处理。

第二，确认老年人的意识状况。与老年人进行基本对话判断其意识状态，并根据其意识状态给予相应的处理。如意识清醒且烧伤、烫伤、冻伤不严重的，可让老年人就地休息片刻后再对其伤处进行降温（复温）处理，并了解发生意外事件前的情况以便为后续事件分析做支撑。如意识清醒但伴有胸口疼痛,有心绞痛可能的老年人,立刻协助舌下含服硝酸甘油,症状缓解后可扶起,待身体不适缓解后再进行相关的对症处理。老年人已昏迷,呼叫无应答的,立即解开领口,将头偏向一侧,保持呼吸道畅通,同时判断有无心搏骤停,必要时行胸外心脏按压,同时通知救援人员。等待救援时在原地将老年人缓缓放平至仰卧位,头偏向一侧,不可随意搬动老年人,不能使劲摇晃老年人的身体。必要时给予低流量氧气吸入(1～2L/min)。有抽搐的老年人,如无骨折或脊髓损伤,可移至平软地面或身体下垫软物,防止碰伤、擦伤,不能硬掰抽搐的肢体,防止造成骨折或肌肉韧带拉伤。搬动老年人时,保证平稳,尽量使老年人平卧,肢体处于功能位。

第三,判断烧烫伤、冻伤严重程度。养老机构应该根据老年人的烧伤、烫伤、冻伤部位的情况有针对性地进行紧急处理。若烧伤、烫伤暴露在外,应及时对患处进行清水冲洗或浸泡使患处可以快速降温,以无灼痛感为佳。经过上述处理后疼痛感未见减退时可用湿毛巾或者床单盖在患处,再持续喷洒冷水帮助降温。暴露在外的冻伤应及时将冻伤部位浸泡在40～42℃的温水中快速复温,建议将皮肤浸泡至略微发红,有温热感为止。没有温热水情况下,将患处放在救护者的前胸、腋下、腹部等比较温暖的部位,利用体温复温。患处未暴露的烧伤、烫伤,应先将衣物进行降温处理,再用剪刀剪开衣物后观察患处,然后再进行对症处理。出现水疱时不要随意戳破水疱,水疱已破的情况可用清水冲洗后在伤口上敷少量药膏,再将伤口进行无菌加压包扎。老年人出现大面积烧伤、烫伤、全身冻伤的情况应立即转至上级医院进行相关治疗。转诊前陪同人员须了解老年人的基础疾病、用药情况等,以便到医院后及时与医生对接。

此外,对留在养老机构观察的老年人48h内均须密切观察生命体征、有无异常反应。无论老年人烧伤、烫伤、冻伤情况如何,是否送到医院就诊,当班护理员均应及时向主管领导或负责人报告,主管领导或负责人应迅速调查不良事件发生的原因,并及时给予正确的处置,通知老年人的家属,详细记录老年人发生意外的过程及处理措施,分析老年人发生意外的原因,及时组织讨论、总结,必要时及时向主管部门汇报,并妥善处理好不良事件。

(杨蕃佳 姚 丽)

 思考题

1. 老年人烫伤的风险因素有哪些?
2. 养老机构应如何加强管理,防范老年人烧伤、烫伤的发生?
3. 如果你遇到老年人烫伤,你将如何实施现场应急处理?

第五章
老年人压力性损伤护理及风险管理

📝 **学习目标**

1. 掌握：压力性损伤的分期、风险因素、风险评估、预防措施。
2. 熟悉：压力性损伤的评估方式。
3. 了解：压力性损伤的概念、机制以及不良后果，压力性损伤测量设备。
4. 学会管理压力性损伤，具备养老机构压力性损伤应急管理的能力。
5. 在老年人照护工作中能够以患者为中心，具有慎独精神，做好老年人的压力性损伤护理及风险管理工作。

第一节 概　　述

随着我国步入深度老龄化社会，高龄与失能老年人不断增多，一部分老年人日常生活自理能力逐步降低或丧失，加之可能存在的营养不良、照护人员人力资源、专业能力不足等因素，压力性损伤已成为影响老年人身心健康的重要事件。照护人员应加强专业学习，有效预防和应对压力性损伤的发生，减轻老年人的痛苦，提升老年人的生活质量，缓解家庭和社会照护负担。

案　例

王奶奶，85岁，有糖尿病病史20年，因脑卒中致一侧肢体偏瘫，长期卧床，入住养老院。查体：体形消瘦，骶尾部有8cm×6cm的压力性损伤，全层皮肤缺损，可见皮下脂肪和肉芽组织。该养老院照护人员与老年人是按1∶3配比进行照护的。

请问：

1. 导致王奶奶发生压力性损伤的原因有哪些？其压力性损伤属于哪一期？
2. 照护人员如何对压力性损伤进行早期评估？
3. 照护人员和养老院应如何做好压力性损伤的管理？

一、老年人压力性损伤的概念与分期

（一）压力性损伤的概念

压力性损伤（pressure injury），也称为压疮，是指由强烈和/或长期存在的压力所致皮肤失去正常功能而引起的皮肤和/或皮下组织的局限性损伤，损伤常位于骨隆突处、医疗器械或其他器械下。

压力性损伤本身并不是原发疾病，而是长期卧床患者或躯体移动障碍老年人常见的并发症，发生率高、病程发展快、难治愈及愈后易复发，是养老照护领域突出的健康难题。研究表明，全球住院

人群中压力性损伤发病率可达 12.8%。老年人是发生压力性损伤的高危人群之一，与年龄增长导致的皮肤弹性下降、肌肉萎缩、自主活动减少等因素有关。一旦发生压力性损伤，不仅会增加患者的痛苦，还会给机构或家庭照顾者带来沉重的负担，甚至存在一定的病死率。住院获得性压力性损伤患者总体未调整死亡率可达 13.1%，4 期压力性损伤的未调整死亡率最高为 21.7%，不可分期压力性损伤未调整死亡率则为 18.1%。

（二）压力性损伤的形成机制

压力性损伤是皮肤及软组织的损伤，涉及生理学、病理学、组织学等多学科，现阶段主要有以下机制学说：

1. 缺血性损伤学说 压力性损伤是组织受压后，局部毛细血管血流被阻断，从而导致细胞缺血缺氧。长时间缺血缺氧易造成细胞坏死和代谢产物堆积，可引起内皮细胞通透性增加，严重炎症反应，以及表皮损伤脱落。

2. 再灌注学说 局部组织损伤受压可致组织灌注紊乱，待压力解除，血液再次灌注后，氧自由基大量生成，细胞内的钙超载等会导致二次损伤。

3. 代谢障碍学说 在毛细血管受压后血管完全或部分闭塞，血流灌注状态可发生改变，从而使组织的氧气和营养供应不足。此外，水和大分子物质的输入输出平衡遭到破坏，血浆胶体渗透压和组织液流体静力压改变，最终产生细胞损伤。

4. 细胞变形学说 该学说认为压力可直接作用于组织及细胞，可直接致使细胞破裂、组织损伤。

（三）压力性损伤的分期

1. 根据美国国家压力性损伤咨询委员会（National Pressure Injury Panel，NPIAP）/ 欧洲压力性损伤咨询委员会（European Pressure Ulcer Advisory Panel，EPUAP）压力性损伤分类系统，压力性损伤可分为 1~4 期、深部组织损伤和不可分期，共 6 种类型。

（1）压力性损伤 1 期：即淤血红润期，主要表现为指压不变白的红斑，皮肤完整。肤色较深者可根据其与周围皮肤颜色的不同来判断。

（2）压力性损伤 2 期：即炎性浸润期，主要表现部分皮层缺损。部分表皮缺损伴真皮层暴露，脂肪及深部组织层未暴露。伤口床呈粉色或红色、湿润；表现为浅表性溃疡，也可表现为完整或破损的浆液性水疱。

（3）压力性损伤 3 期：即浅度溃疡期，主要表现为全层皮肤缺损。可见皮下脂肪和肉芽组织。不同解剖学位置的压力性损伤深度不同，皮下组织缺乏部位发生损伤可表现为浅表溃疡。无筋膜、肌腱 / 肌肉、韧带、软骨 / 骨骼暴露。可见未掩盖组织缺失深度的腐肉或焦痂。可能存在潜行或窦道。

（4）压力性损伤 4 期：即坏死溃疡期，主要表现为全层皮肤和组织缺损。常伴潜行或窦道，外露骨骼、肌腱或肌肉。可见覆盖创面的腐肉或焦痂。不同解剖学位置的压力性损伤深度不同。

（5）深部组织损伤：皮肤完整或破损，呈深红色、栗色或紫色，持续指压不变白。表皮分离后可见暗红色伤口或充血性水疱，伴疼痛和皮温变化。皮肤颜色较深者难以识别。

（6）不可分期：全层皮肤和组织缺损，损伤程度被掩盖。由于创面基底被腐肉和 / 或焦痂掩盖而无法确认组织缺失程度。去除掩盖物后才可判断损伤程度。

2. 世界卫生组织制定的国际疾病分类中由外因引起的皮肤疾患中，采用压疮（pressure ulcer）定义，分为 4 级，以及疑似深压导致的组织损伤，深度不明；压疮，无法分级；未特指分级的压疮。

（1）1 级压疮：是皮肤溃疡的前兆。皮肤保持完整，但局部区域有赤红（指压时红斑不会消失），通常位于骨隆突上方。与邻近组织相比，该区域可能疼痛、坚实、柔软、更热或更冷。在深色皮肤的个体中很难发现，但受累区域可能与周围皮肤颜色不同。1 级通常表明患者有进展为完全溃疡的风险。

（2）2 级压疮：压力性损伤伴真皮部分厚度丧失。它表现为浅层开放性溃疡，创面呈红色或粉红色，无脱落，或表现为充满血清水疱，可能会破裂。本类目不应用于描述皮肤撕裂、烧伤、失禁相关性皮炎或表皮脱落。

（3）3级压疮：伴全层皮肤脱落。皮下脂肪可见，但骨骼、肌腱或肌肉未暴露。脱皮可能存在，组织缺失的深度清晰可见，可能存在对邻近结构的深入破坏。深度因解剖位置而异。3级压疮可能在皮下脂肪很少或无皮下脂肪的区域较浅（例如鼻梁、耳、枕部和踝）。相比之下，3级压疮可能在大量脂肪区域非常深。

（4）4级压疮：由于皮肤和皮下组织的全层脱落而导致可见或直接可触及的肌肉、肌腱或骨骼。可能存在脱皮或焦痂。深度因解剖位置而异：4级压疮可在皮下脂肪很少或无皮下脂肪区域（例如鼻梁、耳、枕部和踝）较浅，但通常较深，并且经常破坏或穿透相邻结构。

（5）疑似深压导致的组织损伤，深度不明：由于压力或剪切力造成软组织损伤区域，预计会演变为深部压疮，但尚未演变为深部压疮。受累皮肤通常呈紫色或褐红色，并可能出现出血性水疱，可能有疼痛和水肿，可以比邻近组织更热或更凉，即使得到最佳治疗，也可能迅速演变为深部溃疡。

（6）无法分级的压疮：全层皮肤脱落的压疮，溃疡的实际深度被伤口床上的脱皮（黄色、棕褐色、灰色、绿色或棕色）和/或焦痂（棕褐色、棕色或黑色）完全遮盖。在去除足够的脱皮和/或焦痂暴露伤口底部之前，无法确定是3级压疮还是4级压疮。

（7）未特指分级的压疮：此分类为"未特指的"其余分类。

二、老年人压力性损伤的风险因素

（一）老年人相关因素

1. 老化　老年人随着年龄的增加，皮肤出现松弛、干燥、弹性缺乏、皮下脂肪萎缩等衰退现象，主要表现在解剖结构、生理功能及免疫功能等方面。老年人皮肤抵抗力降低，皮肤血流速度变慢、血管脆性增大，从而增加了皮肤易损性。皮肤对外界环境感觉障碍，可造成机体对伤害性刺激反应迟钝，长时间受压、局部组织受损导致了压力性损伤的结果。

2. 自身疾病　老年群体因健康状况、身体功能逐渐减弱，疾病易发性增高。有的老年人因自身疾病影响导致不能改变体位，加大了压力性损伤的风险。神经损伤可造成机体活动障碍，自主活动能力下降或丧失致使局部组织长期受压、血液循环障碍而发生压力性损伤。各种神经系统疾病如脑血管病、神经系统炎症性疾病等可导致大小便失禁，潮湿刺激加重皮肤浸渍，皮肤松软、表皮角质层保护能力下降，亦可致使皮肤更易受剪切力和摩擦力损伤。此外，老年人因疾病而体温升高时，加之局部组织受压，可使机体新陈代谢率增高，组织缺氧更严重，其压力性损伤发生概率增高。有研究表明，患者使用镇静药物、糖皮质激素、血管活性药物、血管升压素等也是压力性损伤发生的危险因素。

3. 营养状况　当老年人出现营养障碍时，营养摄入不足，皮下脂肪减少，肌肉萎缩，受压处缺乏肌肉和脂肪组织保护，要承受自身、外界对皮肤的双重压力，易发生血液循环障碍，出现压力性损伤。体重过重的老年人，卧床对其皮肤的压力较大，增加了压力性损伤的可能性。

（二）照护人员相关因素

1. 知识与技能不足　照护人员对压力性损伤的定义、相关因素、预防措施等知识不了解，获取相关知识的渠道缺乏，局限于身边的朋友、网络或自己的生活经验等。在照护过程中，对压力性损伤的风险意识薄弱，致使对于潜在的和/或已经发生的损伤，照护人员多通过个人主观经验进行护理，科学规范的护理技能不足，未意识到及时就医的必要性，从而延误最佳治疗时机。部分养老机构照护人员对压力性损伤的认知程度低，参加系统的压力性损伤知识新进展培训机会较少，存在对压力性损伤好发部位了解，但专业预防和处理知识缺乏或滞后现象。

2. 角色认知不清　照护人员对压力性损伤风险预防中的护理角色认知有误，对自己的照护内容不清楚。部分照护人员认为压力性损伤属于医疗内容，未意识到自己作为照护人员在防护压力性损伤中的重要作用，不愿意主动学习也不认为自己能学会压力性损伤的相关知识。

3. 照护负担过重　长期的照护工作消耗着照护人员的体力和精力，使照护人员得不到充分休息，导致焦虑等负面情绪的出现，影响照护人员在照护过程中的主动性以及解决问题的能力。如可能会未及时落实对无自主活动能力或有高危风险的老年人进行 1～2h 翻身 1 次；对于失禁老年人未做到及时清洁皮肤及更换衣物等。

（三）机构相关因素

1. 照护人员评估能力不足，风险评估流程不够规范　养老机构照护人员对老年人进行风险评估基本是通过家属口述以及简短的病史询问进行判断。由于大多数机构的收费标准和老年人疾病严重程度相关，因此可能存在入住时隐瞒病情的情况，影响风险评估。由于大部分养老院缺乏护理相关的电子系统，或者信息化管理的应用较为单一和笼统，数据处理能力明显不足，不便进行信息查找。仅有少数特殊老年人的护理病历由护士书写留存，对没有护理病历的老年人的情况掌握不全面。目前养老机构的压力性损伤风险评估工作大部分停留在表格记录层面，未与预防措施紧密关联，缺少与护理工作的结合。

2. 管理制度不健全，缺乏科学管控　部分养老机构内部护理工作相关政策未全面推行、相关制度未有效建立与执行、管理考核内容也未形成书面规范，易出现工作内容权责不清的情况，不利于压力性损伤预防和处置工作的开展。部分养老机构管理层为非医学专业出身，对压力性损伤风险评估的意义及预防方案等了解不够深入，科学管控能力欠缺。

三、老年人压力性损伤的不良后果

1. 老年人自身生理心理健康不良后果

（1）压力性损伤感染：患压力性损伤的老年人因长期营养不良或原发性慢性疾病的存在，机体抵抗力下降。骨隆突处是压力性损伤的好发部位。当组织坏死感染部位扩大波及骨组织，可并发骨髓炎和化脓性关节炎。金黄色葡萄球菌是骨感染最主要的致病菌。细菌在感染部位繁殖，感染部位如不能及时得到治疗，将形成难以清除的生物膜，并且很难彻底治愈，会对骨组织造成严重破坏，导致反复感染。患者生活质量因此下降，最终残疾甚至危及生命。此外，当压力性损伤所致创面处理不当或骨组织被炎症波及时，细菌较易进入血液循环致全身感染，病程长者病变往往广泛而显著，可致多种迁徙性病灶或脓肿。

（2）压力性损伤相关性疼痛：压力性损伤为老年人带来的最直接的影响为伤口疼痛。压力性损伤可导致损伤部位及其周围皮肤痛觉过敏，更易产生疼痛。一般疼痛部位为压力性损伤伤口及其周围，亦可放射至其他部位，且浅创面引起的疼痛可能比深至肌肉层创面的疼痛更加剧烈。疼痛形式多为烧灼痛、刺痛、切割痛等。该疼痛也表现出一定时间和个体性差异，睡眠时或夜晚疼痛有加重，合并有其他病痛时也会加重。此外，疼痛会引起诸多心理问题，如焦虑、抑郁、恐惧等，持续性疼痛还会使老年人对未来产生不确定感。

（3）低蛋白血症：压力性损伤创面较大或创面深，可使血浆蛋白直接从创面渗出而丢失。创面感染、发热等原因，会使机体蛋白质消耗明显增加，如不能及时补充蛋白质，极易发生低蛋白血症。

2. 照护相关不良后果

（1）照护人员照护负担加重：由于压力性损伤的进展，养老机构照护人员对老年人压力性损伤的照料会感到负担重、心理压力大，而长期的照护负担亦会使照护人员出现负性情绪以及照顾者角色紧张等现象。

（2）照护成本增加：压力性损伤可致使营养干预、敷料使用、减压干预、预防治疗管理策略等方面的成本费用增加。有研究表明，以质量调整生命年（quality-adjusted life year，QALY）为评价指标，每获得 1 个 QALY 要额外支付 5 000 多万元。此外，已有研究提示实验组采取相关预防性策略为每多避免 1 个压力性损伤，须额外花费约 1.5 万元；每早愈合 1d，要额外花费 700 多元，其净货币收益为每例研究对象 1.6 万元。这些结果表明所采取的压力性损伤护理策略虽然可以提高护理质量,但不具有成本效益,花费成本较高。

第二节　老年人压力性损伤的风险管理及护理

一、老年人压力性损伤风险评估

(一)风险因素评估

老年人本身是压力性损伤的高危人群,积极评估老年人情况及相关风险因素是预防压力性损伤的关键一步。收治老年人后应尽早进行规范的风险评估,如存在压力性损伤风险,应及时采取预防护理措施。

1. 识别压力性损伤风险因素　对压力性损伤发生风险进行评估可借助压力性损伤风险评估量表。结构化压力性损伤风险评估工具有助于节约评估时间,并能对危险程度进行分级,指导照护人员采取不同的预防措施。目前国内常用的压力性损伤风险评估量表有 Braden 量表、Norton 量表、Waterlow 评分表等。

(1)Braden 量表(表 5-1):具有简便、易行、经济、无侵袭性、可操作性强的特点。其评估内容包括感觉、潮湿、活动力、移动力、营养、摩擦力和剪切力等 6 个方面。该量表的评估内容的理论框架与压力性损伤的发生机制吻合,在压力性损伤的病因学方面测评比较全面。量表总分范围为 6~23 分,分值越小,提示压力性损伤的风险越高,总分低于 18 分时应摆放预防压力性损伤的标志,并采取预防措施。

表 5-1　Braden 量表

项目	分值			
	1分	2分	3分	4分
感觉:对压力带来的不适的感受能力	完全受限	非常受限	轻度受限	未受限
潮湿:皮肤所处环境的潮湿程度	持续潮湿	潮湿	有时潮湿	很少潮湿
活动力:身体活动程度	限制卧床	坐位	偶尔行走	经常行走
移动力:改变和控制体位的能力	完全无法移动	严重受限	轻度受限	未受限
营养:日常食物摄取状态	非常差	可能缺乏	充足	丰富
摩擦力和剪切力	有问题	有潜在问题	无明显问题	—

(2)Norton 量表(表 5-2):主要适用于老年人群压力性损伤风险的评估。其评估内容包括身体状况、精神状况、活动能力、灵活程度和失禁情况 5 个部分,累计分值用以评估老年人压力性损伤风险程度。该量表总分范围为 5~20 分,分值越小提示压力性损伤发生的风险越高,得分低于 14 分时提示存在压力性损伤风险。Norton 量表未评估到老年人的营养状况、摩擦力和剪切力等情况,常结合其他营养评估工具等使用。

(3)Waterlow 评分表(表 5-3):主要适用于老年人群,评估的内容包括体重指数、皮肤类型、性别、年龄、饮食与食欲、控便能力、运动能力、组织营养状态、神经功能障碍、药物治疗、大手术/创伤 11 个条目,各条目分值不等。评分越高,提示压力性损伤发生的风险性越高,≥10 分提示有压力性损伤发生风险,其中 10~14 分为危险组,15~19 分为高危组,≥20 分为极高危组。

表 5-2 Norton 量表

项目	分值			
	1分	2分	3分	4分
身体情况	极差	不好	一般	良好
精神状态	昏迷	不合逻辑	无动于衷	思维敏捷
活动能力	卧床	坐轮椅	需协助	可以走动
灵活程度	不能活动	非常受限	轻微受限	行动自如
失禁情况	二便失禁	经常失禁	偶有失禁	无失禁

表 5-3 Waterlow 评分表

条目	分值	条目	分值
体重指数		**运动能力**	
正常	0	完全	0
超过正常	1	躁动	1
肥胖	2	懒动	2
低于正常	3	活动受限	3
皮肤类型		卧床不起	4
健康	0	固定体位	5
薄如纸	1	**饮食与食欲**	
干燥	1	正常	0
水肿	1	差	1
潮湿	1	鼻饲	2
颜色异常	2	流质	2
破溃	3	禁食	3
性别		厌食	3
男	1	**组织营养状态**	
女	2	吸烟	1
年龄/岁		贫血（Hb<80g/L）	2
14~49	1	心衰或外周静脉疾病	5
50~64	2	单器官衰竭	5
65~74	3	多器官衰竭	8
75~80	4	恶病质	8
>81	5	**神经功能障碍**	
控便能力		糖尿病	4~6
完全控制/导尿	0	运动/感觉缺陷	4~6
偶有失禁	1	截瘫	4~6
大便失禁	2	**大手术/创伤**	
大小便失禁	3	骨/脊柱手术	5
药物治疗		手术时间>2h	5
服用大剂量类固醇、消炎药/长期应用细胞毒性药物	1	手术时间>6h	8

2. 评估其他风险因素 除使用量表评估压力性损伤的风险因素之外，须继续向老年人及其家属采集老年人的其他身体状况信息，以补充评估量表未评估到的额外风险因素，提高预测压力性损伤风险的准确度。在对老年人进行压力性损伤风险评估时，要考虑到老年人是否有压力性损伤史、是否有受压点疼痛、是否患有糖尿病、受压部位皮肤状态是否发生变化、是否正在使用医疗器械（如鼻饲管等）以及认知和意识状态等因素。

3. 压力性损伤测量设备

（1）超声成像测量仪：该测量仪利用探头射出声波扫查，声波通过皮肤组织反射形成回声，由浅至深依次表现出 3 个不同的回声带。利用回声图像来鉴别表皮至皮下组织的结构分层情况、筋膜的连续性和回声的均匀性区域等，识别皮下早期深部压力性损伤，并与周围组织鉴别。

（2）红外热成像测量仪：红外热成像测量仪可通过获取温度场信号，利用彩色数字图像反映皮肤温差。人体作为红外辐射源可产生不同的温度场，可通过该方式检测皮肤温度，反映局部血供及氧合状态，从而可对压力性损伤的风险部位精准定位，有利于压力性损伤的早期发现，也为压力性损伤预防等提供诊疗证据。

（3）皮下水分测量扫描仪：因人体皮肤表层具有一定电容性，深层组织具有导电性，皮下水分测量可反映皮下组织含水量，并决定其电容和导电性。当深部组织损伤发生，可表现为细胞坏死、凋亡和炎症过程血管渗漏，这一过程可导致皮下水分发生变化，皮下水分测量扫描仪则可通过传感器测量皮肤表面电容、组织电阻抗与表皮水分损失，从而得出皮下水分值，并生成相应变化的光谱图，从而预测深部组织压力性损伤情况。

（4）激光多普勒血流仪：激光多普勒血流仪主要工作原理为通过监测人体组织微循环血流灌注，客观评价微血管功能。根据压力性损伤的缺血性损伤学说和再灌注学说，血流局部皮肤持续受压易导致血流灌注量降低。当皮肤灌注压低于 30mmHg（1mmHg = 0.133kPa）时该测量仪会提示血管反应性受损，皮肤灌注压可作为临床识别压力性损伤风险的可靠指标之一。该测量仪具有创伤小、可重复等优势，有助于较早发现皮肤低灌注状态，识别深部组织压力性损伤。

（5）近红外光谱测量仪：近红外光谱测量仪的工作原理主要是利用氧合血红蛋白、去氧血红蛋白与水吸收光谱的不同，监测老年人微循环障碍的局部组织氧含量和血流动力变化。根据代谢障碍机制学说，局部组织氧含量是反映深部组织压力性损伤的指标之一。而人体对近红外线光具有低吸收和高散射特性，不同氧合状态下的组织，血红蛋白对其吸收特性不同，因此通过这一方式可早期识别深部组织压力性损伤的情况。

（二）高危人群识别与机构管理

1. 高危人群识别 及时识别高危人群，从而制订并实施个性化预防措施，可以大大降低压力性损伤的发生率。压力性损伤的高危人群包括偏瘫、截瘫或脑性瘫痪老年人，昏迷的老年人，大小便失禁的老年人，营养不良、身体衰弱的老年人，肥胖的老年人，患有糖尿病的老年人，肢体麻痹和半身麻痹的老年人，使用医疗器械的老年人等。压力性损伤好发于长期受压并且无肌肉包裹或肌肉层较薄、缺乏脂肪组织保护的骨隆突处。典型的压力性损伤发生部位包括骶尾部、髋部、肩胛部、足跟处和足外踝等部位。以下为不同体位时压力性损伤的好发部位。

（1）仰卧位：枕骨隆突、肩胛部、肘部、脊椎体隆突处、骶尾部及足跟部。

（2）侧卧位：耳郭、肩峰、肋骨、肘部、髋部、膝关节内外侧及内外踝处。

（3）俯卧位：面颊部、耳郭、肩部、女性乳房、男性生殖器、髂嵴、膝部及足尖处。

（4）坐位：长期坐轮椅的老年人，坐骨结节是最易发生压力性损伤的部位。肩胛部、肘部、足跟部也容易发生压力性损伤。

2. 机构管理 养老机构须成立压力性损伤治疗和护理专业小组，由其进行照护质量控制，制订压力性损伤分级管理制度，以及对照护人员进行压力性损伤识别、处理和照护等知识和与技能的专业培训。经过培训的照护人员通过使用压力性损伤风险评估量表规范、动态地对老年人进行测评，对发生压力性损伤的风险因素进行定量、定性分析后，按轻度风险、中度风险、高度风险等分级管理老年人压力性损伤的发生风险。针对不同风险的老年人，制订相应处置措施，如调整体位变换频率、使用减少摩擦力和剪切力的设备、利用压力再分布辅助工具、开展皮肤护理和健康教育等。对压力性损伤高风险老年人实行重点预防，实施个性化照护。

二、老年人压力性损伤的预防

（一）预防措施

压力性损伤的预防主要在于加强支持疗法和健康教育，去除压力性损伤发生的风险因素。

1. 皮肤评估与保护

（1）评估皮肤状态：在入住养老机构时，要尽快对老年人的皮肤状态进行全面评估。皮肤评估作为风险评估的重要部分，可根据老年人风险程度动态管理。局部皮肤评估可以通过视诊或触诊来完成，主要观察老年人的皮肤有无红斑，如采用指压法鉴别红斑按压后是否变白，明确红斑范围，并评估皮肤和软组织温度，评估皮肤有无硬结或破损等情况。由于人的视觉存在偏差而且人的肤色存在差距，目前更加倾向于考虑使用表皮下水分/水肿测量装置作为常规临床皮肤评估的辅助手段。还可使用色卡客观评估老年人的肤色，对肤色较深的老年人，皮肤温度和表皮下水分可作为辅助评估策略。要重视评估下肢、足跟和足部等易忽略部位的血液灌注状态。

（2）皮肤的保护：①保持皮肤清洁和适度湿润。保持皮肤清洁是预防压力性损伤的重要措施，日常保持皮肤清洁，避免使用碱性肥皂和清洁剂，清洁皮肤后使用润肤隔离产品，保护皮肤，减少刺激。②对于尿失禁的老年人，使用高吸收性的失禁护理产品以保护皮肤。③避免皮肤外伤。在照护老年人时，避免拖、拉、拽等动作，减少摩擦力对皮肤造成的损伤。避免用力按摩或用力擦洗好发部位，防止皮肤受损。照护人员避免留长指甲或佩戴饰品，以防刮伤老年人皮肤。④每天至少检查一次皮肤，尤其是压力性损伤的好发部位，如发现皮肤颜色改变，有小水疱等情况，及时进行处理。⑤使用多层软硅胶泡沫敷料保护压力性损伤好发部位。⑥对足跟有压力性损伤风险的老年人，使用专门设计的足跟托起装置或用枕头抬高足跟，可以分散小腿部位的压力，解除足跟压力，避免腘静脉受压。

2. 营养评估筛查与营养补充

（1）营养评估筛查：营养不良是压力性损伤发生的高风险因素，使用可靠且适合养老机构的营养筛查工具筛选出具有发生营养不良风险的老年人，为有营养不良的老年人及营养不良高风险的老年人制订并实施营养计划方案是压力性损伤管理的重要内容。筛查老年人营养风险的方法可包括询问病史、了解饮食习惯、身体指标（体重、BMI）测量、实验室指标（血浆清蛋白、血红蛋白等）测量。老年人常用营养筛查工具有营养风险筛查工具2002（nutritional risk screening 2002，NRS 2002）、微型营养评定（mini-nutritional assessment，MNA）、微型营养评定简表（mini-nutritional assessment short-form，MNA-SF）、主观全面评定（subjective global assessment，SGA）等。

（2）营养补充：营养疗法可以增强机体组织修复能力和促进创面愈合。对于有营养不良风险或有营养不良的老年人应鼓励其摄入充足液体，根据体重计算每日摄水量（25~40ml/kg）。要优化能量摄入，调整蛋白质的摄入量，每天提供30~35cal/kg的能量和1.2~1.5g/kg的蛋白质。若日常摄取食物无法达到营养需求，可以给予老年人高热量、富含蛋白质、维生素及矿物质的补充剂。给老年人补充富含维生素C和锌的食物可促进伤口愈合。

3. 体位变换 对于长期卧床的老年人，定期翻身和变换体位是预防压力性损伤最好的办法。如果老年人不存在翻身禁忌证，应该按照个性化计划进行体位变换。确定体位变换频率时要考虑到老年人的活动水平、移动能力和独立变换体位的能力。在变换体位时应注意防止骨隆突处受压，最大限度地使压力再分布。注意在协助老年人进行体位变换时，使用人工辅助技术和设备减轻摩擦力和剪切力。

（1）最合适的卧位是 30°斜卧位，可以避免直接压迫股骨粗隆处，可使用三角垫使老年人保持该卧位状态；床头抬高尽量小于 30°，降低摩擦力和剪切力的作用。

（2）翻身间隔时间原则上至少 2h 一次，也可根据具体情况制订个性化翻身方案。综合考虑老年人的体质、病情、是否使用辅助减压工具等，可以逐步尝试延长翻身间隔时间，可以从 2h 一次，每隔 3d 延长 30min 的间隔时间，直到延长至 4h 一次。在延长时间之后，要仔细观察老年人的皮肤状态，一旦有皮肤改变，要及时处理，同时缩短间隔时间。翻身间隔时间还要考虑患者自身体重，若体重过轻或过重依旧采取每 2h 翻身一次。

（3）老年人相较于年轻人睡眠质量会降低，频繁翻身会导致老年人睡眠质量更差，因此夜间可适当延长翻身间隔时间，但要密切观察皮肤变化，一旦皮肤发生变化，要缩短翻身间隔时间。

（4）选择合适的支撑面，须考虑老年人的移动能力和活动受限程度、老年人的体重和体型以及需要压力再分布的部位等因素。支撑面指用于压力再分布的装置，如泡沫床垫、气垫床、减压坐垫、医用级羊皮垫等。长期卧床的老年人选择减压床垫时要注意床垫应具有一定的厚度及弹性，使承重面积尽量增大，并有良好的散热、吸汗、透气性能。对于长期坐椅子或轮椅的老年人，使用交替压力充气垫来缓解受压部位的压力。

4. 健康教育

（1）教会老年人及其家属压力性损伤的知识，告知老年人及其家属压力性损伤的危害，要让老年人认识了解易引发压力性损伤的行为。向老年人及其家属赋能，可以增强老年人对机构和照护人员的信任，调动老年人配合照护人员工作的积极性。

（2）鼓励有活动能力的老年人根据身体状况选择一些强度适宜的运动。长期卧床的老年人可以在能承受的程度下改为半坐卧位，持续保持固定体位的老年人在可耐受的范围内可以进行缓解压力的动作。仰卧位时可做转头抬头活动，上抬手臂，用手臂支撑抬起身体，还可以做一些手臂和腿部活动；侧卧位时可以稍稍转动身体，活动手臂和腿，俯卧位时可以做转头抬头活动，用手支撑身体暂时离开床面，做手臂和腿部运动；坐位时可将身体支撑起或前倾以减轻压力，背部离开支撑面以获得短暂放松。

（二）应急预案

1. 预防性应急预案 压力性损伤重在预防，对已经发生的压力性损伤重在通过治疗护理，促进早日康复，避免并发症发生。

（1）应急监测预警：应急监测预警的目的在于敏锐识别压力性损伤发生的风险，以便在压力性损伤未发生时消除危机。这需要照护人员能够及时发现、及时汇报、及时响应。养老机构应建立健全交接班制度，规定照护人员为每位老年人建立压力性损伤评估记录单、翻身记录单等，作为分析压力性损伤发生原因的依据。当发现老年人存在压力性损伤发生风险时，照护人员要及时上报领导小组，使主管和专业人员及时掌握老年人的情况，以便制订有效预防措施，防止压力性损伤进一步发展。

（2）应急队伍构建：应急队伍的日常建设可以在应急过程中提供有效技术保障。应对压力性损伤发生的应急队伍包括应急处置人员、领导小组和医疗护理专业小组等。在遇到难以处理的压力性损伤时，可考虑请伤口护理人员进行会诊。养老机构与医院专业医护人员间的沟通需要养老机构中的协调小组连接。养老机构须建立健全的应急系统，形成一条通畅的压力性损伤应急通道，包括发现、报告、协调、会诊、治疗等流程。

（3）应急培训：照护人员如果欠缺压力性损伤相关专业知识，就无法及时识别或恰当处置压力性损伤，可以邀请专业的压力性损伤医护人员定期对照护人员进行培训，以避免发生非专业照护行为给老年人带来不必要伤害。

2. 压力性损伤发生的应急预案 压力性损伤如能早期发现，并得到及时干预，不仅可以减轻老年人身体上的痛苦，也可以为老年人及其家人减轻经济负担。老年人发生压力性损伤后，要及时评

估压力性损伤的程度,立即去除压力性损伤的诱发因素,防止压力性损伤进一步进展。这一时期的应急预案如下:

(1)应急指挥决策:养老机构要建立处理压力性损伤的应急领导小组,在压力性损伤出现之后,只有通过科学正确有效的决策指挥,才能使得压力性损伤对老年人造成的影响最小化。尤其需注意,决策指挥要在多次的演习和实际应急工作中不断改进,这样才可以在压力性损伤发生时尽快有效处理。

(2)应急处置流程:照护人员立即报告养老机构的领导小组,告知家属真实情况,并做好家属的解释工作,实时记录压力性损伤发生、发展情况。要组织照护人员,结合医护人员意见以及日常照护记录,寻找发生压力性损伤的原因,填写压力性损伤相关报表,上交所在养老机构管理部门。

(3)事后监测:压力性损伤发生后持续评估伤口愈合情况也非常重要。这一过程需要专业医护人员参与,使用伤口评估辅助工具对老年人压力性损伤的治疗效果进行评估,依据评估结果调整治疗方案和护理措施。同时照护人员要特别警惕伤口发生感染或者出现难愈合现象,若发现伤口出现感染征象,及早干预可防止感染进一步恶化。此外,机构管理人员要通过小组汇报、头脑风暴等方式,从照护人员、照护机构、规章制度等方面提出有针对性的改进措施。具体内容见图5-1。

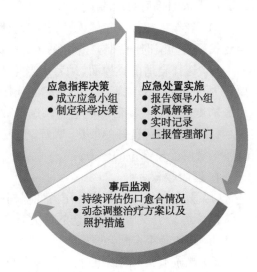

图5-1 压力性损伤发生应急预案流程图

三、老年人压力性损伤的护理

(一)压力性损伤评估与愈合监测

对发生压力性损伤的老年人,须进行全面初始评估。在进行初始评估后,每周至少再评估一次,以掌握伤口愈合进程。在工作中,照护人员不仅只是为患者进行治疗操作,更多的是应该考虑患者的感受,尽可能地尊重患者的意愿。在为老年人制订治疗目标时要将老年人意愿与照护需求综合考虑。若对老年人治疗和护理2周之后伤口仍没有愈合迹象,须对老年人重新进行全面评估,并且在测量压力性损伤大小和面积时,采用相同的方法以便对不同时间的测量结果进行比较。压力性损伤的监测应该由包括专业医护人员在内的小组进行评估,可以选择有效的工具来监测压力性损伤的愈合。常用于评估压力性损伤愈合过程的量表包括压力性损伤愈合评价量表(pressure ulcer scale for healing,PUSH)、压力性损伤状态工具(pressure sore status tool,PSST)等。

(二)伤口护理

减轻局部压力、选择适宜的支撑面既是预防压力性损伤的有效措施,也是避免压力性损伤患者伤口恶化的必要手段,结合压力性损伤的分期、护理评估结果、患者的主观愿望、患者的经济状况、可利用资源等因素确定伤口护理方案。

1. 淤血红润期(1期)的护理 此期为压力性损伤初期,局部软组织受压后,出现红、肿、热、麻木或触痛。此期为可逆性改变,只要及时去除诱因,局部软组织就可恢复。照护人员应及时进行压力性损伤评估,针对患者的具体情况制订个性化护理措施,有效改善局部微循环。解除1期压力性损伤发生部位的压迫,为患者更换体位,使用减压床垫;每日用温水擦洗身体1~2次,保持皮肤清洁干燥,涂抹外用药物或凡士林来保护皮肤;在已经发生1期压力性损伤部位使用水胶体敷料或半渗透性敷料,减轻摩擦力。

2. 炎性浸润期(2期)的护理 此期比较明显的特点是出现溃疡或水疱,也可伴有红斑、疼痛。

水疱直径小于 5mm 属于小水疱,若水疱完整无破损,要减少和避免摩擦,使其自行吸收,可以对其进行标准消毒后,粘贴透气性薄膜敷料或泡沫敷料,待水疱吸收后再将敷料去除。水疱直径大于 5mm 属于大水疱,处理大水疱时应注意无菌操作。水疱若未破溃,则在消毒后用注射器将疱内液体抽出,然后用无菌纱布或无菌棉签挤压干净疱内液体,再次常规消毒后粘贴敷料,待水疱吸收之后再去除。若水疱较大,渗液较多,可将水疱皮去除,露出创面,彻底清洁之后粘贴水胶体敷料或水凝胶敷料。除了处理创面,还要解除创面周围的压迫,为患者定期翻身,使用减压床垫。保持创面清洁也很重要,及时更换被污染或破损的敷料,避免发生感染。

3. 浅度溃疡期(3 期)的护理 浅度溃疡期创面会出现黄色渗出液,若感染会有脓性渗出物,此期创面修复会比较困难。首先评估伤口情况、特性及全身状况。若未感染,可用生理盐水清洗创面,将分泌物清洗干净,常规消毒后粘贴湿性敷料,包括藻酸盐敷料、水凝胶敷料或水胶体类敷料等。若老年人出现以下征象,提示发生局部感染或全身感染:①延迟愈合;②从溃疡边缘扩展的红肿;③伤口破裂或裂开;④硬化;⑤周围皮肤有捻发音、波动感或变色;⑥淋巴管炎;⑦老年人倦怠或无精打采;⑧老年人意识模糊、谵妄和厌食。处于此期的压力性损伤需每天更换敷料,同时观察创面情况,定期评估创面状况,及时调整敷料或使用药物,如使用具有清热解毒、活血化瘀的中草药治疗,以及专业的治疗压力性损伤的药膏。此外进行伤口护理时,需进行清洗和清创。更换敷料时需进行伤口清洗,无感染时一般可选择生理盐水进行冲洗;若创面发生感染,根据创面细菌培养和药物敏感试验结果选择含抗菌剂的清洗液。与此同时须时刻警惕老年人发生全身感染,以免危及生命。此外,常用的清创方式包括外科清创、保守锐性清创、生物性清创、自溶性清创等,具体方法需根据老年人病情、耐受性等综合选择。

4. 坏死溃疡期(4 期)的护理 坏死溃疡期创面会有腐肉和疮痂,创面及创面周围失活组织须进行清创处理。伤口出现以下状况提示感染高风险:压力性损伤存在 4 周以上;过去 2 周内无任何愈合迹象;临床上表现出炎症的症状体征;抗菌治疗无效。若出现上述情况,提示伤口发生感染,考虑使用局部杀菌剂结合持续清创来控制并清除延迟愈合伤口内的可疑生物膜。若未感染,不要去除四肢和足跟处稳定、坚硬、干燥的焦痂,因其可起到天然屏障作用。对于坏死溃疡期的压力性损伤,要及时辨别是否感染,警惕发生全身感染。

(三)疼痛的评估与护理

压力性损伤给老年人带来的最直观的感受是疼痛,因此做好压力性损伤所带来的疼痛的预防、治疗和护理至关重要。对发生压力性损伤的老年人进行全面的疼痛评估,每天至少一次。在为老年人翻身时,要注意动作轻柔、不要拖拽,避免加重疼痛感;选择敷料时,遵循湿性伤口愈合原则来减轻老年人的疼痛感,尽量选择可用时间长的敷料,不用频繁更换敷料种类。照护人员随时对老年人进行疼痛评估,根据具体情况帮助其缓解疼痛,优先选择非药物疼痛管理策略缓解疼痛感,必要时请疼痛专家进行评估和治疗。

（李现文）

 思考题

1. 老年人压力性损伤发生的主要原因有哪些?
2. 老年人压力性损伤的预防措施包括哪些?
3. 老年人压力性损伤的机构管理方式和应急管理策略有哪些?

第六章

老年人误吸、噎食、窒息护理及风险管理

老年人由于衰老、组织器官功能的退化、慢性病、用药等原因已经成为误吸、噎食以及窒息的高发人群。由于衰老、机体功能减退、疾病等原因导致吞咽障碍从而引起误吸，误吸又可以导致吸入性肺炎、噎食以及窒息等不良后果。老年人窒息的原因还有很多，如不良进食习惯导致食物阻塞气道、肺内感染等使痰液阻塞气道。误吸、噎食、窒息严重威胁老年人生命安全，照护人员应能准确识别老年人误吸、噎食和窒息的危险因素，掌握预防及应急处理方法，采取有效的干预和处理措施，保障老年人安全。

第一节 概　　述

> **案　例**
>
> 王爷爷，88岁，患有脑梗死、慢性阻塞性肺气肿、肺心病等多种疾病。某日王爷爷自行进食时突然双手捂住颈部、无法言语，很快出现口唇发绀、双目向上凝视、意识丧失、呼之不应。
>
> **请问：**
> 1. 王爷爷出现了什么情况？
> 2. 导致王爷爷出现这种情况的可能原因是什么？
> 3. 照护人员应如何对王爷爷进行紧急救助？
> 4. 养老机构内如何避免再次发生类似情况？

一、老年人误吸、噎食、窒息的相关概念及发生现状

（一）误吸、噎食、窒息的相关概念

1. 误吸　是在吞咽过程中有数量不等的液体或固体食物、分泌物、血液等进入声门以下的呼吸道和肺组织的过程。误吸分为显性误吸和隐性误吸。显性误吸是指误吸后，老年人即刻出现刺激性呛咳、气促甚至发绀、窒息等表现。典型表现有呛咳，进食时或进食后出现喘息、胸闷、呼吸困难或

呼吸困难加重，如果上述情况反复发生说明误吸现象比较严重。隐性误吸是指没有明显误吸的特征和症状，误吸量小于1ml，不易引起护理人员的注意。隐性误吸又称为"沉默性"误吸，食物或液体已经进入气道，但是老年人却不出现咳嗽或任何外部症状反应，部分老年人仅表现为精神萎靡、神志淡漠、反应迟钝及食欲减退，往往出现吸入性肺炎才被觉察，因此容易被忽视。隐性误吸多发生于存在呼吸道疾病、已经建立人工气道如气管切开或者是脑卒中的老年人。其发生率可达误吸的90%。此外，如果老年人出现恐惧进食或厌食，进食量较平时减少，也提示可能发生误吸。

2. 吞咽障碍 是因下颌、双唇、舌、软腭、咽喉等器官结构和/或功能受损而不能安全有效地把食物送到胃内的过程。老年人容易出现吞咽障碍，主要是衰老导致其食管蠕动减慢、咽肌力量减弱而出现胃食管反流、呛咳和误吸；也会由于牙齿缺失等问题造成难以精细咀嚼，而对吞咽活动有一定的影响。此外，一些疾病，如咽喉食管的病变、脑血管疾病等，导致神经或肌肉控制出现异常而造成进食和吞咽困难。

3. 噎食 是指食物堵塞咽喉部或卡在食管的狭窄处，甚至误入气道，可引起呛咳、呼吸困难甚至窒息。噎食的老年人会出现频繁或持续而剧烈的呛咳；如噎食造成气道的完全堵塞，老年人会出现严重的呼吸困难、"三凹征"、发绀等凶险的窒息征兆。噎食是老年人猝死的常见原因之一。

4. 窒息 是指人的呼吸过程由于某种原因受阻或异常，所产生的全身各器官组织缺氧、二氧化碳潴留而引起的组织细胞代谢障碍、功能紊乱和形态结构损伤的病理状态。老年人发生窒息的表现主要为明显的呼吸困难、颜面部青紫、口唇发绀等，严重者可导致呼吸、心搏停止。

（二）老年人误吸、噎食、窒息的发生现状

1. 误吸是引起老年人肺炎最重要的危险因素。在长期护理机构中有50%～75%的老年人存在吞咽障碍，其中近半数会发生误吸。误吸对于老年人，尤其是患有慢性病和卧床的老年人来说，会导致很多不良的后果，其中发生率最高的吸入性肺炎可达到30%，而其中隐性误吸的发生率可达到40%～70%。

2. 噎食在任何年龄段都能发生，但是由于人口老龄化进程加快及脑血管病等慢性病患者的增多，老年人的噎食发生率在逐年增加。约75%的噎食发生在老年人群。噎食在75岁以上老年人群发生率最高，并且随着年龄的增长风险也会增加。一项针对100位70岁以上老年人的研究表明，约70%老年人纤维胃镜检查发现食管有比较明显的病变，进食时可能会发生食管痉挛造成吞咽困难，从而导致噎食的发生。

3. 窒息是老年人常见的急症之一，窒息死亡高峰出现在1岁以下儿童和75岁以上的老年人。国外有数据显示，在65岁以上的老年人中，窒息是意外伤害死亡的第三大原因。在我国，入住养老机构的老年人中失能老年人比例较高，衰弱程度高，窒息的发生风险较高。高龄和慢性病导致在预防窒息风险方面的安全问题突出，因噎食、痰液和呕吐物阻塞导致的窒息风险显著增加。

二、老年人误吸、噎食、窒息的危险因素

（一）老年人误吸的危险因素

1. 身体功能衰退 随着年龄的增加，老年人出现牙齿疾病，唾液分泌减少，食管括约肌松弛、咽喉部功能减退，易发生胃食管反流，导致误吸的发生。此外，老年人由于身体各脏器功能的减退、活动减少、胃肠道蠕动减慢导致胃内食物潴留，也是导致误吸的原因。

2. 疾病 神经系统疾病，例如感染性神经炎、多发性肌炎等，导致老年人在控制舌头运动及控制吞咽动作方面能力下降，导致误吸。呼吸系统疾病，例如慢性阻塞性肺疾病、支气管哮喘等，导致呼吸不通畅，老年人在呼吸、进食过程中无法自主吞咽食物，容易出现误吸。脑血管疾病后遗症导致神经功能受损，老年人会出现吞咽反射敏感性降低，口腔内的分泌物及食物、细菌等反流入气管内，而且患病老年人自身咳嗽反射减弱，痰液排出困难，都可以导致误吸、吸入性肺炎的发生。此外，如果老年人患有喉部、颈部的疾病或喉部、颈部进行手术，会造成局部肌肉无法正常运动，从而导致误吸。

3. 吞咽障碍 吞咽是一系列连续复杂的反射运动,吞咽过程分为五期,分别是口腔前期、口腔准备期、口腔期、咽期和食管期。从吞咽开始到食物到达贲门,吞咽反射弧上某个环节受损就会发生吞咽困难。老年人由于衰老或疾病的原因容易在各期出现异常导致吞咽障碍,而发生吞咽障碍的老年人吞咽的食物就会误入气管而导致一系列的后果,例如吸入性肺炎等。咽期最容易发生误吸。

4. 药物 一些老年人常用的药物也会导致误吸的发生,如茶碱类药物和镇静药可松弛呼吸道平滑肌,使得气管对异物的清除能力减弱,咳嗽反射下降,导致误吸的发生。此外,钙通道阻滞剂、多巴胺等药物也可以导致平滑肌松弛,从而引起误吸。

5. 咳嗽反射减弱 咳嗽反射是气道最重要的防御机制,通过咳嗽反射可以及时清除误入气道的物质,一旦咳嗽反射减弱就可能会导致误吸的发生。老年人由于衰老导致呼吸系统功能减退;由于疾病,如脑卒中、帕金森病、慢性阻塞性肺疾病等导致咳嗽反射减弱,这种防御机制减弱或者失去,就会导致误吸的发生。

6. 意识障碍 意识障碍的老年人咳嗽和吞咽反射均降低或消失,分泌物大量聚集于呼吸道中,容易引起误吸。

7. 不良进食 ①进食体位不当:如仰卧位进食;②进食方法不当:进食速度过快、一口量过大、总量过多、进食讲话;③食物选择不当:没有根据老年人的情况正确选择食物、进食刺激性食物。

8. 治疗相关因素 ①鼻饲:置入胃管后,咳嗽、吞咽反射能力下降;贲门括约肌处于开放状态,胃内容物易反流造成误吸。②气管插管、气管切开:气管插管时,呼吸道防御能力下降、咽肌萎缩,且机械通气的患者采取仰卧位,持续的仰卧位可增加食管反流和误吸的可能。③药物和其他治疗:引起意识水平降低的药物和治疗措施可以引起吞咽功能下降、口咽干燥,从而引发吞咽困难和误吸。

(二)老年人噎食的危险因素

1. 身体功能衰退 老年人随着年龄的增加,机体的生理功能发生变化,出现牙病或牙齿的残缺,咀嚼能力下降,进食大块食物的时候不容易将食物嚼碎,这是造成噎食的主要原因。老年人唾液腺分泌较少,食管蠕动缓慢,进食比较干硬的食物,易导致噎食。老年人喉部感觉减退,吞咽、咳嗽反射降低,咽喉和食管在生理上和形态上都出现了退行性改变,也是噎食的主要发生机制。

2. 疾病 神经系统疾病,如脑动脉硬化等可以引起吞咽反射障碍;脑梗死导致的假性延髓性麻痹可引起吞咽障碍导致噎食;患有精神障碍的老年人会出现抢食、暴食等情况易导致噎食;消化系统疾病中的食管病变,如胃食管反流以及食管肿瘤等,导致食管黏膜肿胀、进食时食管痉挛以及胃内容物反流等可以引起噎食。

3. 药物 治疗精神障碍疾病的药物会导致咽部肌肉群发生功能失调,抑制吞咽反射,导致老年人出现强烈的饥饿感,使老年人出现暴饮暴食和抢食的表现,引起急性食管阻塞,出现噎食;也有一些药物,如奋乃静,会干扰防止食物回流的咽后部环状咽喉括约肌反射;治疗老年痴呆的药物会导致锥体外系反应,影响吞咽功能。

4. 不良进食 进食大块、干燥的食物,如鸡蛋、汤圆、大粒坚果等易引起食管阻塞。进食过快,进食时候讲话,注意力不集中,如边看电视边进食、突然情绪波动等,食物可能会误入气管,造成噎食。

(三)老年人窒息的危险因素

1. 身体功能衰退 随着年龄的增长,老年人身体功能衰退,生理性的吞咽功能减退或吞咽障碍导致的食物阻塞气道可以引起窒息。

2. 疾病 ①呼吸系统疾病:慢性呼吸道感染导致咽喉黏膜长期受到炎症的刺激,从而引起肺的顺应性降低以及肺表面活性物质的减少,导致误吸并引起窒息。②神经系统疾病:脑血管意外导致缺氧、窒息。③脑血管病:如脑卒中老年人由于咳嗽和吞咽反射功能均降低,易导致排痰困难,大量痰液无法咳出也会导致误吸甚至窒息。④癫痫、各种感染和非感染性原因引起的喉头水肿也可以导致老年人发生窒息。

3. 药物原因 部分抗精神病药物干扰了防止食物回流的咽后部环状咽喉括约肌反射。此外,部分药物影响唾液及消化道腺体的分泌,导致食团不易被咽下,阻塞呼吸道,导致窒息。治疗精神障碍疾病的药物会导致咽部肌肉群发生功能失调,抑制吞咽反射,导致老年人出现强烈的饥饿感,出现暴饮暴食和抢食的表现。

4. 不良进食 进食大块食物、进食过快、量过大、卧位进食、进食时说话均可导致噎食和窒息。

5. 痰液和血液、呕吐物阻塞气道 老年人由于咳嗽和吞咽反射能力降低,部分老年人还长期卧床,痰液堆积在肺内无法自行咳出,导致反复发生肺内感染,痰液阻塞在气道导致窒息。留置胃管的老年人会出现胃内容物反流,从而导致窒息。消化道大出血、呕血等,血液及其他分泌物阻塞气道也会引起窒息。

6. 舌根后坠 昏迷、肥胖、癫痫发作的老年人易使舌根后坠和痰液增多阻塞气道而引起窒息。

7. 其他原因 异物堵塞呼吸道、喉部和颈部受到压迫也可以引起窒息。

三、老年人误吸、噎食、窒息的不良后果

(一)老年人误吸的不良后果

误吸会导致老年人出现呛咳、吸入性肺炎、呼吸困难、窒息等后果。按照误吸的症状分为显性误吸和隐性误吸,显性误吸伴有明显的进食后呛咳,严重者会有气促、呼吸困难等症状,甚至导致呼吸衰竭和窒息。老年人会由于误吸呛咳的恐惧不安感而造成饮食极少或拒绝进食,发生脱水、休克、电解质代谢紊乱,导致营养不良、贫血;或因误吸造成的不适感导致焦虑、抑郁、失眠等心理问题。而隐性误吸呛咳的症状不明显,部分老年人仅表现为精神萎靡、神志淡漠、反应迟钝及食欲减退,往往出现吸入性肺炎的症状时才被觉察,反而会造成更大的危害。反复误吸还会造成呼吸系统损害,例如肺纤维化。以上不良后果都会造成老年人生活质量下降,治疗周期延长,甚至危及生命;还会导致治疗费用增加,同时增加家庭及社会负担。

(二)老年人噎食的不良后果

轻度的噎食会引起老年人呛咳、误吸以及吸入性肺炎。发生噎食后,很多老年人会产生焦虑、恐惧心理,表现为对进食产生恐惧和畏惧,有些老年人甚至会对进食产生抵触的情绪。

不良进食、疾病等原因致使大块食物误入气道导致噎食,则会引起呼吸困难甚至窒息,严重者会危及老年人生命。所以对老年人要进行充分的评估,有针对性地预防和宣教,并且对高危人群要重点监控。发生噎食而导致窒息等严重的不良后果,不仅威胁到老年人的生命安全,而且会造成医疗纠纷。

(三)老年人窒息的不良后果

老年人窒息根据窒息程度及时间长短会引发不同程度的脑损伤。如果为不完全窒息,窒息时间比较短,通过及时急救解除窒息,脑功能可能会恢复,但可能会有神经功能损伤的表现。如果窒息时间比较长,造成脑供氧不足,可能会引起不可逆的损伤,最严重的后果就是死亡。

第二节 老年人误吸、噎食、窒息的风险管理及护理

一、老年人误吸、噎食、窒息的风险评估

(一)老年人误吸的风险评估

无论是在养老机构还是在医院,都应该全面、动态地评估老年人误吸的风险,整个评估过程应该是连续的、动态的;根据老年人误吸情况的转归给予相应的护理措施,防止吸入性肺炎、窒息等不良后果的发生。

1. 一般情况评估

（1）既往史：详细询问老年人的既往史，明确有无可能引起误吸的疾病史或用药史，既往有无误吸史。

（2）自理能力和生活习惯：评估老年人的生活自理能力；了解老年人的生活习惯、进食习惯、饮食偏好；如果老年人既往有吞咽障碍或误吸史，则应了解老年人进食哪些食物会导致这些情况；了解老年人有无不良的进食习惯。

（3）口腔情况：评估是否有口腔疾病、牙齿缺如的情况、是否有义齿、义齿是否合适；口腔黏膜是否有萎缩、感觉迟钝、退行性变等因衰老导致的组织退化；口腔清洁情况。

2. 咳嗽能力评估 发生隐性误吸的老年人多存在咳嗽反射减弱，在吞咽过程中虽然有异物进入气道，但是没有明显的咳嗽症状，不易被察觉，容易延误病情。所以，可以对老年人进行咳嗽能力的评估，观察老年人的咳嗽能力。可使用半定量咳嗽强度评分（semiquantitative cough strength score，SCSS）（表 6-1），评分时可以嘱老年人尽可能地多次咳嗽，咳嗽强度从弱到强对应 0～5 分，0～2 分为弱，3～5 分为强。

表 6-1 半定量咳嗽强度评分（SCSS）

分值	表现
0 分	没有咳嗽
1 分	没有咳嗽，但可以听见口腔里的气流声
2 分	微弱或勉强可以听到咳嗽
3 分	可清楚听到咳嗽
4 分	较强的咳嗽
5 分	连续强咳

3. 吞咽障碍评估 吞咽障碍是老年人发生误吸的独立危险因素，照护人员不仅要筛查有无吞咽障碍，还要评估吞咽的安全性和有效性方面存在的风险及程度，同时还要评估认知及精神心理因素所致行为异常引起的摄食吞咽障碍。常用的筛查评估方法和工具有洼田饮水试验（water swallowing test，WST）（表 6-2）、标准吞咽功能评定（standardized swallowing assessment，SSA）、容积 - 黏度测试（volume-viscosity swallow test，V-VST）等。X 线透视吞咽功能检查（VFSS）能直接观察到受检者吞咽器官的活动状态，被认为是吞咽评估的金标准。

（1）可以使用洼田饮水试验（表 6-2）进行初步筛查，方法为老年人取坐位或半卧位，嘱老年人喝 30ml 温水，观察饮水过程，记录有无呛咳、饮水时间及饮水次数。洼田饮水试验Ⅲ级及以上说明存在吞咽障碍。

表 6-2 洼田饮水试验（WST）

分级	表现
Ⅰ级	5s 内能顺利地 1 次将水咽下
Ⅱ级	分 2 次以上，能不呛咳地咽下
Ⅲ级	能 1 次咽下，但有呛咳
Ⅳ级	分 2 次以上咽下，但有呛咳
Ⅴ级	频繁呛咳，不能全部咽下

（2）标准吞咽功能评定（SSA）也是一种简便的床旁吞咽功能检查方法，首先检查老年人是否意识清楚及对言语刺激的反应；能否控制体位、维持头部位置；自主咳嗽能力，有无流涎，舌的活动范围，有无呼吸困难、构音障碍等。如上述指标均无异常，则进一步行饮水试验。老年人在直立坐位下依次吞咽 5ml 水 3 次，60ml 水 1 次，在老年人每次吞咽水的过程中及吞咽后观察有无以下情况：水溢出口外；缺乏吞咽动作、咳嗽、呛咳、气促、吞咽困难、饮水后发音异常等。老年人在上述检查过程中出现任意一项异常，即终止检查，并可判断为 SSA 阳性，提示可能存在误吸。如上述检查项目均无异常，则认为 SSA 阴性，不存在误吸的风险。文献报道，根据 SSA 阳性诊断误吸的灵敏度达到 95% 左右。

（3）口咽性吞咽障碍症状评估

1）咳嗽或呛咳：是对源于咽喉部或肺部各种刺激的一种非特异性反应。当咳嗽或呛咳发生在吞咽时或吞咽后即刻，则强烈提示吞咽有问题。如果出现咳嗽或者呛咳，要询问发生的频率和严重性，是发痒的咳嗽，还是不可控制的咳嗽，以及有没有影响呼吸。

2）梗阻感：有吞咽障碍的老年人常见的主诉是梗阻感，老年人常将这种感觉描述为食物或液体黏附在咽或胸部。有些老年人偶尔会用"窒息"一词描述同样的感觉。

3）隐性误吸症状：食物、液体或唾液渗透到声门下而未引发咳嗽。如果老年人有气管切开、肺炎病史、咳嗽无力或无咳嗽，进食后声音湿润嘶哑，出现低热等症状应注意有无隐性误吸的可能。

（4）食管性吞咽障碍症状评估：食管性吞咽障碍的特征性主诉包括胸痛、胸部堵塞感、延迟反流胃内容物、慢性烧灼感。其中，进食后呕吐，有鼻腔反流史是最重要的主诉。

1）反流：老年人常主诉有烧灼感、胸痛。这与呕吐不同，后者常有恶心、干呕、腹部肌肉和膈肌收缩等。当反流物呈酸臭味，通常提示老年人有吞咽障碍，至少一部分反流物到过胃，所以当有酸臭味反流出现时，老年人的问题可能是由于胃食管反流导致的吞咽困难。

2）吞咽障碍呈间歇性还是进展性：如吞咽障碍呈进行性加重，要怀疑消化道狭窄或癌肿。

3）是否与烧灼感觉关联：消化道狭窄的老年人常常有烧灼感和反流病史而无体重减轻；食管癌患者多见于老年男性并伴有体重减轻。其他如睡眠障碍、呼吸暂停等，对诊断也有帮助。需要注意的是伴有食管性吞咽障碍（如环咽肌失弛缓症）的老年人，也可能主诉咽部不适，类似于口咽性吞咽困难的症状。

📖 知识拓展

容积 - 黏度测试

容积 - 黏度测试（volume-viscosity swallow test，V-VST）用于吞咽障碍安全性和有效性的风险评估，适用于洼田饮水试验评定吞咽障碍为 4 级以上者，帮助患者选择摄取液体量最合适的容积和稠度。选择的测试容积分别为少量（5ml）、中量（10ml）、多量（20ml）；稠度分别为低稠度（水样）、中稠度（浓糊状）、高稠度（布丁状），观察患者吞咽的情况。根据安全性和有效性的指标判断进食有无风险。

安全性方面的指标有 3 项。①咳嗽：吞咽相关的咳嗽提示部分食团已经进入呼吸道，可能发生了误吸。②音质变化：吞咽后声音变得湿润或沙哑，提示可能发生了渗漏或误吸。③血氧饱和度水平下降：基础血氧饱和度下降 5%，提示发生了误吸。

有效性方面的指标有 4 项。①唇部闭合：闭合不全导致部分食团漏出。②口腔残留：提示舌的运送能力受损，导致吞咽效率低。③咽部残留：提示咽部食团清除能力受限。④分次吞咽：无法通过单次吞咽动作吞下食团，降低摄取有效性。

V-VST 测试简单、安全；所需准备材料较少；其敏感性为 94%，特异性为 88%，且可以重复多次检测。

（5）其他表现：气管插管、气管切开、使用镇静和麻醉类药物的老年人无法主诉，因此评估的时候可以通过家属、照护人员或者喂食者等有关人员的观察了解老年人是否有下列吞咽障碍的表现。

1）进食时摆弄食品、咬下食物块的大小不适当、试图吞咽时有情绪变化。

2）进食环境和选择食物变化：不愿意在公共餐厅用餐；偏食，不吃某种质地较硬或较软的食物；进餐时间很长或进食时停顿、中断；进食时头颈部常做某种运动。

3）咀嚼费力，反复多次吞咽。

4）发音困难；发音不清、嘶哑；面部两侧不对称，颈部发生痉挛性倾斜。

（6）继发症状：有吞咽障碍的老年人最常见的继发症状是体重减轻及反复发生的肺部感染，其次有饮食习惯改变、食欲改变、味觉变化等。

4. 意识状态的评估　意识状态也是可能导致误吸的独立危险因素，与误吸有明显的相关性。由于各种疾病导致意识状态欠佳有可能导致误吸。意识不清和格拉斯哥昏迷评分较低者是误吸的高发人群。

（二）老年人噎食的风险评估

1. 一般情况评估

（1）年龄：随着年龄的增长，老年人咽后部出现松弛的情况，吞咽食物时候，不能充分抬高，而且神经反射功能逐渐迟钝，咽喉部及食管的蠕动和协调能力减弱，导致吞咽功能障碍而发生噎食。

（2）既往史及疾病史：详细询问老年人的既往史及疾病史。有研究数据显示，发生噎食的老年人大部分都患有慢性基础疾病，如脑血管疾病、帕金森病、老年期痴呆、慢性阻塞性肺疾病、胃食管反流等，往往存在不同程度的吞咽障碍；此外，患有精神疾病的老年人噎食的风险更高。还需了解老年人既往是否发生过误吸和噎食，有无使用可以导致误吸和噎食的药物。

（3）自理能力和进食习惯：评估老年人的生活自理能力；是否能自主进食、是否卧床进食。进食时是否有不良习惯，包括喜欢大口进食、进食时有看电视习惯、偏好于黏食和干硬食物等。

（4）口腔情况：评估是否有口腔疾病、牙齿缺如的情况、是否有义齿、义齿是否合适；口腔黏膜是否有萎缩、感觉迟钝、退行性病变等因衰老导致的组织退化；口腔清洁情况。

2. 吞咽障碍评估　详见本章老年人误吸中吞咽障碍的评估。

3. 精神心理状态评估　老年人是否有精神心理疾病，既往是否有暴食、偷食、抢食，是否存在焦虑、抑郁等情况。

（三）老年人窒息的风险评估

1. 一般情况评估

（1）既往史：详细询问老年人的既往史。了解有无可能导致吞咽障碍、误吸的疾病，是否患有脑血管疾病、帕金森病、老年期痴呆，有无呼吸系统疾病，如慢性阻塞性肺疾病、肺内感染，有无消化系统疾病，如反流性食管炎等。是否有可能导致喉头水肿的感染性疾病，如急性会厌炎、咽部或颈部的化脓性疾病及可能导致非感染性喉头水肿的食物与药物过敏、心脏病等。

（2）痰液量的评估：老年人由于咳嗽反射减弱、肺内感染、气管插管等原因导致大量痰液无法排出，也会导致窒息的发生。护理人员要注意观察痰液较多的老年人的痰液的量。痰液的量分为三度：24h 痰液量小于 50ml 为小量，24h 痰液量在 50～100ml 之间为中等量，24h 痰液量大于 100ml 为大量。此外还要注意痰液的黏稠度和性质。

（3）自理能力和进食习惯：评估老年人的生活自理能力；是否能自主进食、是否卧床进食。进食时候是否有不良习惯，包括喜欢大口进食、进食时候有看电视习惯、偏好于黏食和干硬食物等。

（4）口腔情况：同噎食的评估。

2. 吞咽障碍评估　同误吸中吞咽障碍的评估。

3. 精神心理状态评估　同噎食的评估。

二、老年人误吸、噎食、窒息的预防

（一）老年人误吸的预防

1. 吞咽障碍导致误吸的预防

（1）餐前准备

1）进食环境：尽可能尊重老年人的饮食习惯。进餐的环境要安静、舒适，进餐时不要频繁讲话，要让老年人尽量保持轻松、愉快的心情，以促进食欲，减少呛咳，增加进食的安全性。如果老年人流涎较多，进食之前应该及时清除涎液。

2）安全的进食体位：安全的进食体位即通过改变躯干或者头部姿势，从而改变食物经过的通路或者方向来减轻吞咽障碍的症状，减少吞咽过程中的误吸和残留，提高吞咽效率。躯干姿势的改变包括自然坐位、半坐卧位和侧卧位。老年人生命体征平稳、病情允许时，采取最佳进食体位，即坐位90°，头部前屈，头颈部控制差的老年人需垫一靠枕。不能取坐位时应取舒适卧位。仰卧位时至少躯干大于30°。偏瘫的老年人可取健侧卧位，偏瘫侧肩部以枕垫起，喂食者位于老年人健侧，避免因体位不适而使老年人在进食时分散注意力。进食结束后床头抬高30°～90°，保持30min，避免平躺和搬动。鼻饲的老年人1h内不要吸痰、翻身、拍背，防止食物反流和误吸的发生。

（2）食物的选择：有吞咽障碍的老年人宜选择密度均匀、黏性适当、有一定硬度、质地爽滑、易于变形通过咽部和食管的食物。应将固体食物改成糊状或凝胶状，在稀液体内加入增稠剂以增加黏度。合适的食物种类包括软食、半流质食物、糊状食物。有吞咽障碍的老年人为了防止误吸、窒息等不良事件，除了对食物性状有严格要求外，还需要注重食物的营养搭配及老年人的喜好，通过食物的调配，结合吞咽的姿势与辅助手法，保障老年人安全有效地进食。

食物的种类及比例的选择以均衡营养为主，可适当考虑特殊营养成分的补充，如肠内营养素等。食物质地应根据吞咽障碍的程度，本着先易后难的原则来选择和准备食物，糊状食物不易误吸，液状食物容易误吸，进食顺序是先糊状食物，吞咽功能明显改善后逐渐过渡到软饭等食物，最后可进食普通食物和液体食物。容易吞咽的食物应符合以下要求：密度均匀、黏性适当、不易松散；有一定硬度，通过咽和食管时易变形且很少在黏膜上残留；稠的食物比稀的安全，因为它能较好地刺激触 - 压觉和唾液分泌，使吞咽变得容易；还要兼顾食物的色、香、味及温度等。有吞咽障碍的老年人食物质地的选择见表6-3。

表6-3　食物质地改变法实施要点

吞咽障碍异常情况	适合的食物质地	应避免的食物质地
舌活动受限	开始时吃浓流质，食物质地均一，硬度较低，黏稠度不宜过高	糊状食物、硬度高的食物
舌的协调性不足	浓稠液体	糊状食物，不容易形成食团的食物
舌的力量不足	稀液体，黏附性低、硬度低的食物	大量糊状食物，黏度高、黏附性强的食物
舌根部后缩不足	稀液体，黏附性低、硬度低的食物	高黏稠性食物
咽期吞咽延迟	浓稠液体和食物	稀液体和流质
呼吸道闭合不足，误吸风险高	布丁和糊状食物	稀液体和流质
喉上抬不足 / 环咽肌功能紊乱	稀液体	很浓稠和高黏稠性食物
咽壁收缩不足，残留较多	稀液体，黏附性低的食物	很浓稠和高黏稠性食物

（3）餐具的选择：根据老年人的身体状况尽量选用适宜、得心应手的餐具，有利于顺利地完成进食。

1）勺子：老年人的手抓握能力较差时，应尽量选用柄粗长、勺面小、难以黏上食物、边缘钝的勺子，便于老年人稳稳握持。一般以边缘钝厚、勺柄较长，容量为 5～10ml 的勺子为宜，便于准确放置食物及控制每勺食物量，也不会损伤口腔黏膜。

2）碗：如果老年人使用单手舀碗中食物有困难，可选择广口平底碗或边缘倾斜的盘子等。也可在碗底放一块防滑垫，避免打翻碗。

3）杯：用普通的杯子饮水时，因老年人须向后仰饮水，有增大误吸的可能。此时，可选用切口杯等杯口不会接触到老年人鼻部的杯子，这样老年人不用费力仰头就可以饮用，从而避免误吸。或使用带吸口 / 吸管的杯子。

4）吸管：普通吸管因为短且细，一般不适合有吞咽障碍的老年人。若老年人需要吸管，在吸口部分应该改良。如在吸口或注射器上加上吸管等，要慎重调整一口量。此外，还可以采用可挤压的柔软的容器，挤出其中的食物。

（4）进食要点

1）食物在口中的位置：进食时应把食物放在口腔里最能感受食物的位置，最适宜促进食物在口腔中保持及输送。最好把食物放在健侧舌后部或健侧部，这样有利于食物的吞咽。这种做法不仅适合部分或全部舌、颊、口、面部有感觉障碍的老年人，也适合所有面舌肌肉力量弱的老年人。

2）一口量及进食速度：一口量，即最适合吞咽的每次摄食入口量。对老年人进行摄食训练时，如果一口量过多，食物将从口中漏出或引起残留导致误吸；如果一口量过少，则会因刺激强度不够，难以诱发吞咽反射。正常人一口量：稀液体 5～20ml，果冻或布丁 5～7ml，浓稠泥状食物 3～5ml，肉团平均为 2ml。先以少量试之（稀液体 1～4ml），然后参考国际标准分级酌量增加。为防止吞咽时食物误入气管，可结合声门上吞咽法训练，在吞咽时使声带闭合好后再吞咽，吞咽后立刻咳嗽，可除去残留在咽喉部的食物残渣。

食团的大小和进食速度对某些老年人能否顺利吞咽有一定影响。某些咽期启动延迟或咽缩肌无力的老年人常需 2～3 次吞咽才能将食团咽下，如食团过大、进食速度过快，食物容易滞留并发生误吸。因此，咽缩肌无力的老年人慎用或禁用大食团。另外，根据老年人吞咽功能情况，指导老年人改变或适应饮食习惯，放慢进食速度，以防止误吸。

3）吞咽技术与方法：指导老年人在进食过程中采用吞咽技术与方法帮助老年人安全进食。①侧方吞咽：进食时分别左、右转头吞咽，目的是去除梨状隐窝内残留的食物。②空吞咽：每次进食后，反复做几次空吞咽，然后再进食，目的是使滞留的食物全部咽下，然后再进食。③交替吞咽：让老年人交替吞咽固体食物和流食，或每次吞咽后饮少许水（1～2ml），既有利于激发吞咽反射，又能达到去除咽部滞留食物的目的。④用力吞咽：吞咽时将舌头用力向后移动，帮助食物推进通过咽腔。⑤点头样吞咽：吞咽时颈部尽量前屈，形似点头，同时做空吞咽动作。通过点头样动作可清除并咽下滞留的食物。

（5）进食前后处置：正常人每 2min 左右会自然产生一次吞咽动作，把口腔及咽的分泌物吞入食管，进食后口腔及咽如有残留物会有异物感，正常人能反射性咳出及清除，而有吞咽障碍的老年人口腔及吞咽反射差，环咽肌失弛缓症患者唾液无法进入食管，容易流进呼吸道。进食后残留在口腔及咽的食物容易随呼吸进入呼吸道，导致进食后潜在的肺部感染。所以进食前后口腔清洁对于有吞咽障碍的老年人预防肺部感染是一项重要措施，进食前后清理痰液及分泌物也能预防肺内感染。

（6）康复护理策略

1）摄食训练：当老年人吞咽功能改善就需要进行专业的摄食训练。条件是老年人意识清楚，格拉斯哥昏迷评分≥12 分，全身状态稳定，能产生吞咽反射，少量误吸能通过随意咳嗽咳出。应对摄食训练时的体位、环境、喂食方式、工具、食物、一口量进行详细的规划和安排。

2）吞咽功能康复基本训练方法：包括口腔周围肌肉训练、吞咽反射改善训练、颈部放松训练以及流涎多的应对训练。①口腔周围肌肉训练包括面部肌肉训练、舌肌运动训练、软腭训练、咀嚼肌训练以及唇部训练。面部肌肉训练动作有皱眉、闭嘴、鼓腮、露齿、吹哨、龇牙、张口、咂唇等。舌肌运动训练可以指导老年人进行舌头的伸、缩、上下左右摆动等练习，口腔内舌的环形运动，舌不能自主活动者可使用被动舌部牵伸活动。软腭训练可以使用冰棉签在软腭上做快速摩擦，刺激软腭，同时嘱老年人发出"啊""喔"的声音。咀嚼肌训练方法是指导老年人重复做咀嚼动作。唇部训练可以指导老年人发"wu""yi""a"等音节；也可以指导老年人缩唇吹气球等。②吞咽反射改善训练主要使用寒冷刺激方法，用冷棉棒轻轻刺激软腭、腭弓、舌根及咽后壁，嘱老年人做吞咽动作，如发生呛咳、恶心则停止刺激。③颈部放松训练：指导老年人进行颈部的前、后、左、右的放松以及颈部左右旋转、提肩、沉肩。④流涎多的应对训练：老年人如果流涎较多，可以使用冰块按摩患侧颈部及面部皮肤至皮肤稍微发红，每日 3 次，每次 10min。

3）呼吸功能训练：指导老年人采用腹式呼吸训练、缩唇呼吸训练、主动循环呼吸训练以提高呼吸系统的反应性，达到排除分泌物、预防误吸的目的。呼吸功能训练适用于吞咽功能障碍伴呼吸肌功能减退、呼吸动作不协调、气道廓清能力下降的老年人，禁用于病情不稳定、感染尚未控制的老年人。

2. 咳嗽能力减弱导致误吸的预防

（1）保持呼吸道通畅：可采取叩背、体位引流等方法帮助咳嗽能力减弱的老年人保持呼吸道通畅。

（2）及时清除分泌物：在进食前或更换体位前清除口咽和气道分泌物。进食中及进食后 30min 内不宜更换体位和进行气道吸引。根据气道分泌物情况选择吸引的深度。

（3）呼吸肌训练：包括腹式呼吸训练和缩唇呼吸训练。腹式呼吸训练：经鼻缓慢吸气，腹部隆起，经口呼气时腹部收缩，可以用手对腹部稍微加压，10 个 / 组，组间休息 1min，每次 3 组，每日 2～3 次。缩唇呼吸训练：闭嘴经鼻吸气，3s 后缩唇（吹口哨样）缓慢呼气，同时收缩腹部，持续 6～9s，维持呼气时间是吸气的 2～3 倍，10 个 / 组，组间休息 1min，每次 3 组，每日 2～3 次。

3. 胃食管反流导致误吸的预防　应指导有胃食管反流的老年人进食后保持直立位或饭后散步，在睡前 2～3h 内避免进食，睡眠时床头抬高 15°～20°，左侧卧位。如果反流严重可以选择经空肠管给予营养，如鼻空肠管、空肠造口术等。指导超重或肥胖的老年人减重。

4. 口腔问题导致误吸的预防　协助老年人每日至少进行 2 次口腔清洁。如果义齿不合适要积极调整。各种原因导致口腔干燥的老年人要查找病因，可用保湿凝胶保持口腔湿润。

5. 管饲导致误吸的预防

（1）确保喂养管位置正确：放置鼻饲管后，每次间断喂养前或在持续喂养过程中每次换喂食物前均须检查鼻饲管位置。置管长度一般为 45～55cm，相当于患者鼻尖至耳垂再至剑突的长度。目前临床为预防食物反流，建议鼻饲管插入长度为 55～70cm，要定时观察记录鼻饲管的位置。

胃残余量过多可增加反流和误吸的危险，通过回抽胃内容物来确定胃残余量。多数研究认为胃内容量不应大于 150ml，临床常用胃内容量 150～200ml 来诊断胃肠动力功能是否紊乱。

（2）合适的体位：抬高床头 30° 以上，或将床头抬高 30～80cm，并保持该体位 30～60min，可减少误吸及并发症发生。

（3）鼻饲期间密切观察病情：鼻饲时，常规抽取胃液，检查鼻饲管是否在胃内，判断是否有胃潴留。如果自上一次喂养后 2h，胃内容物有 100ml，或 1h 后有大约 50% 的喂养液残留在胃内，提示患者消化不良、有胃潴留，此时要暂停鼻饲或将胃内潴留物抽干净后，按常规量减半进行鼻饲，必要时使用助消化的药物。还应仔细观察老年人痰液性状及量的变化，判断痰液是否与鼻饲有关，如果确定是胃内容物反流所致误吸，必须明确引起的原因并加以改正，必要时停止鼻饲，以免加重患者肺部感染。应根据痰液细菌培养结果，合理使用敏感的抗生素。

📖 **知识拓展**

麦克尼尔吞咽障碍治疗技术

麦克尼尔吞咽障碍治疗技术（McNeill dysphagia therapy program，MDTP）是一个系统化、以运动理论为导向、以经口进食为目的的吞咽障碍治疗方法。该方法可广泛应用于吞咽障碍患者。

系统化是指MDTP是利用运动的方式来训练吞咽，以循序渐进、系统的方式来达到正常化进食的目的。该方法必须在治疗前评估患者的吞咽方式，再找出患者不良的进食方式，并加以纠正。同时MDTP也强调家庭训练的重要性，进而达到患者正常化经口进食的目的。

以运动理论为导向是指MDTP利用运动的规则即运动次数、运动强度以及速度和协调性作为训练原则，以循序渐进的方式进行吞咽训练。

（二）老年人噎食的预防

1. 重视原发疾病 评估老年人原发疾病如心脑血管疾病、帕金森病、老年期痴呆、慢性呼吸道疾病、慢性胃食管疾病等对其吞咽功能的影响以及导致误吸的风险，如因脑血管疾病导致吞咽障碍的老年人应该及时进行吞咽功能和进食的训练，以降低噎食发生的风险。

2. 避免不良进食

（1）进食环境：为老年人创造安全的进食环境，进食的时候注意力集中，避免看电视、说话等，防止老年人由于情绪激动等造成噎食。

（2）进食体位：避免仰卧位进食，一般采取坐位或半卧位，卧床者抬高床头，可以参照老年人误吸预防中的安全进食体位。

（3）进食方法：通过洼田饮水试验等方法评估老年人有无吞咽障碍及程度，从而选择合适的食物和一口量。进食时候要咽下一口再进食另外一口，进食速度要慢，给予足够时间让老年人进行咀嚼和吞咽，不可以催促老年人。如果老年人不能自行进食，则要从小口量开始喂食，固体和液体食物交替。老年人如果出现呛咳或呕吐等异常情况应该暂停进食。

3. 选择合适的食物 宜选择密度均匀、黏性适当、有一定硬度、质地爽滑、易于变形、易于通过咽部和食管的食物。可以根据老年人的饮食习惯选择食物，如老年人偏好黏食、刺激性食物等则要加强老年人和家属的健康宣教，避免进食类似食物。为防止噎食，食物的选择不宜过大、过干、过硬和过黏。例如不宜选择汤圆、年糕、粽子等黏性大的食物；避免骨头、鱼骨和刺比较多的鱼类等；还要避免口味重、辛辣等刺激性食物。果冻、桂圆等圆形食物、质地光滑的食物也要避免。对于有吞咽障碍和消化能力较差的老年人则根据吞咽和消化功能选择合适质地的食物；可以少量多餐，避免进食过量引起呕吐和窒息。

4. 噎食症状的观察 噎食的老年人会出现频繁或持续而剧烈的呛咳；如果噎食造成气道的完全堵塞，老年人表现为进食时突然不能说话、表情痛苦，通常用双手按住颈部或者胸前；出现严重的呼吸困难、"三凹征"、面色青紫、双眼圆睁等凶险的窒息征兆。严重者意识丧失、心搏和呼吸骤停、二便失禁，如抢救不及时，死亡率极高。

（三）老年人窒息的预防

1. 误吸、噎食导致窒息的预防 全面评估了解有可能导致老年人误吸、噎食的原发疾病，采取相应的预防和护理措施，具体预防措施见老年人误吸的预防和老年人噎食的预防，从而避免误吸和噎食导致窒息。

2. 痰液阻塞气道导致窒息的预防 评估了解痰液多的老年人的原发疾病；观察老年人的情况，评估老年人的咳嗽能力、痰液的量和黏稠度。老年人由于各种原因导致咳嗽反射减弱，防止痰液阻塞气道导致窒息的首要措施就是保持呼吸道通畅。要注意观察老年人的面色、嘴唇的颜色、呼吸的频率和节律、双肺呼吸音等情况。如果老年人痰液多，应该采用指导老年人用力咳嗽、翻身叩背排痰、体位引流、雾化吸入、多饮水的方法促进痰液排出,防止痰液阻塞气道。

3. 呕血、咯血导致窒息的预防 评估了解老年人是否有导致呕血和咯血的原发病,如上消化道大出血、肺结核等疾病。老年人体质虚弱,咳嗽无力,一旦发生大出血则不能将血液全部咳出,而且血块刺激支气管引起反射性收缩,容易引发窒息。要注意观察窒息发生的先兆,如呕血或咯血突然增多或骤然停止、胸闷、气促、烦躁、大汗、面色苍白、口唇发绀,喉头可有咕噜响声。照护人员应及时发现窒息先兆并采取急救措施,可降低窒息导致严重后果的程度。

4. 喉头水肿导致窒息的预防 喉头水肿分为感染性(例如急性会厌炎、咽部或颈部的化脓性疾病)和非感染性(如食物、药物过敏等)。无论是哪种原因导致的喉头水肿均应该保持呼吸道通畅,给予吸氧和激素等对症治疗。老年人因为感染而导致的喉头水肿会出现精神萎靡、呼吸困难、面色苍白等症状,要查明水肿原因和病灶,对症治疗。如果是食物或药物过敏引起的喉头水肿应立即给予脱敏治疗等措施。必要时采取气管切开等措施。

5. 药物原因引起窒息的预防 要掌握老年人所使用的可能引起窒息的药物,提高对药物不良反应引起老年人窒息的认识,熟悉药物的不良反应,密切观察病情,及早发现,及早处理。对于服用可以引起窒息的药物的老年人,例如服用精神类药物和镇静药的老年人,强调进食和喂食要有专人监护,进食量要少,尽量以糊状饮食为主,要在老年人清醒的状态下喂食,进食时采取坐位或半卧位,防止呛咳、误吸、噎食和窒息的发生。

三、老年人误吸、噎食、窒息的应急处理

(一)老年人误吸的应急处理

一旦发现老年人误吸,应尽快调整体位,头部偏向一侧,吸尽残留在口腔和咽喉部有可能导致气管阻塞的液体和食物。必要时进行气管插管和支气管镜灌洗,静脉使用抗生素以预防肺炎发生。严密观察肺部情况,如发生吸入性肺炎,则按其治疗原则给予相应处理。处理的重点是用吸管吸出异物。患者进食时须采用半卧位或直立坐位的预防误吸体位。胸部 X 线片不能明确显示浸润病灶,除须干预可能再发生的反流外,无须进一步治疗。

(二)老年人噎食的应急处理

发现老年人发生噎食,应就地自救或急救,分秒必争,立即有效清除口咽部食物,疏通呼吸道,同时通知医生或拨打急救电话。可采取"一抠二置"的方法或海姆立克急救法。一抠:是用中指、示指从老年人口腔中抠出或用食管钳取出异物。二置:是将老年人倒置,用手掌拍其后背,借助振动使食物松动向喉部移动而掏取出来。海姆立克急救法根据不同情况可借助身边物品或通过他人协助完成。

1. 意识清醒老年人的自救 如果发生食物阻塞气管时,旁边无人,或即使有人,老年人往往已不能说话呼救,老年人必须迅速利用两三分钟左右神志尚清醒的时间自救。

方法 1:一手握拳,并用大拇指的一侧顶住上腹部,在肋弓之下,肚脐之上,另一只手抓住握拳的那只手,并迅速用力向内、向上挤压,重复动作,直至导致窒息的物体排出。

方法 2:依靠在一个固体的水平物体上(比如桌子边缘、椅子、扶手等),用物体的边缘对上腹部施压,制造出强大的冲击力,重复挤压,直至导致窒息的物体排出。

2. 对意识尚清醒的老年人的解救 老年人可采用立位或坐位,抢救者站在老年人的背后,双臂环抱老年人,一手握拳,使拇指掌指关节突出点顶住老年人腹部正中脐上部位,另一只手的手掌压在拳头上,连续快速向内、向上推压冲击 6～10 次,直至异物被排出。

3. 昏迷倒地老年人的解救 采用仰卧位,抢救者骑跨在患者髋部,按上法推压冲击脐上部位。这样冲击上腹部等于突然增大了腹内压力,可以抬高膈肌,使气道瞬间压力迅速加大,肺内空气被迫排出,使阻塞气管的食物(或其他异物)上移并被驱出。这一急救法又被称为"余气冲击法"。如果无效,隔几秒后,可重复操作一次,造成人为的咳嗽,将堵塞的食物团块冲出气道。

4. 如老年人发生窒息，须尽快取出异物、建立气道，如果心跳呼吸骤停立即实施心肺复苏等急救措施。

5. **无意识噎食的急救** 将老年人置于平卧位，肩下垫软枕，协助老年人颈部伸直，摸清环状软骨下缘和环状软骨上缘的中间部位，即环甲韧带，稳、准、快地刺入1个粗针头进入气管内，以暂时缓解缺氧状态，改善呼吸道梗阻，必要时行气管切开术。

（三）老年人窒息的应急处理

1. **误吸、噎食导致窒息的应急处理** 具体见老年人误吸的应急处理和老年人噎食的应急处理。

2. **痰液阻塞气道导致窒息的应急处理** 痰液多且黏稠不易咳出，可以采取雾化吸入、适当多饮水等措施稀释痰液，促进痰液排出。若仍不能有效排痰，一旦老年人出现口唇发绀、呼吸困难等窒息症状立即给予吸引器吸出痰液，必要时行气管插管或气管切开，进行急救。

3. **呕血、吐血或呕吐物导致窒息的应急处理** 立即置老年人于头低脚高位，去枕平卧，松解衣领，头偏向一侧；保持呼吸道通畅，迅速清除、吸出血液或呕吐物；密切观察老年人神志、面色、呼吸、心率；给予氧气吸入。

4. **基础生命支持** 如果窒息导致心跳呼吸骤停，立即给予基础生命支持，包括胸外心脏按压、开放气道和人工通气。

四、养老机构老年人防误吸、噎食、窒息的管理

（一）养老机构误吸、噎食、窒息防范管理对策

1. **构建系统的、完善的误吸、噎食、窒息管理制度** 包括评估制度、监测预警制度、上报制度、分析改进制度、应急制度。

2. **对老年人开展误吸、噎食、窒息的风险因素筛查与评估** 通过早期筛查与评估识别危险因素，及时处理、及时干预，从而降低老年人误吸、噎食和窒息的风险。

3. **养老机构内及时有效的信息沟通** 对于有误吸和噎食风险的高危人群使用机构内部统一的标识：床位一览表、饮食卡等进行标注；餐厅内可以使用或标识同颜色的餐具。对于高危人群，养老机构工作人员要告知家属；外来的食物须确认安全无风险方可提供给老年人。交接班时对于高危人群应重点交接。

4. **加强照护人员误吸、噎食和窒息的防范以及急救技能的专业培训** 养老机构要定期培训、定期考核，确保照护人员掌握误吸、噎食和窒息的防范及基本的急救技能，培训基础生命支持、自动体外除颤器的使用、海姆立克急救法等技能。在老年人发生误吸、噎食、窒息时可以得到有效的处理和急救，保障老年人的安全。

（二）养老机构发生误吸、噎食、窒息的应急预案

1. **误吸的应急预案**

（1）清理呼吸道：发生误吸后，立即清理呼吸道，保持呼吸道通畅；使老年人头偏向一侧，快速清理出老年人口鼻、气管内的分泌物，如果有负压吸引器，用吸引器进行负压吸引。

（2）清洁整理：老年人情况好转、生命体征平稳后，给予清洁口腔，整理床单位，更换污染被服。

（3）急救措施：如老年人出现神志不清、呼吸和心搏停止时，应立即进行胸外心脏按压、给氧等基础生命支持，并立即呼叫专业医生进行急救。

（4）病情观察：照护人员应严密观察老年人的生命体征、神志和瞳孔变化，协助专业医生进行救护并记录过程。

（5）心理护理：安抚老年人和家属，给予心理护理。

（6）上报及整改：待老年人病情完全平稳后，详细了解发生误吸的原因，必要时根据养老机构有关规定上报并分析原因，制订有效的预防措施，防止以后再发生类似的情况。

2. 噎食的应急预案

（1）噎食的识别：老年人噎食一般发生突然，轻者呼吸困难、面色发绀、双眼圆睁、双手乱抓或抽搐，重者意识丧失、全身瘫软、四肢发凉、二便失禁、呼吸和心搏停止。

（2）急救措施

1）立即清除口咽部食物，保持呼吸道通畅。意识清醒的老年人刺激咽部催吐，同时拍老年人背部，协助吐出食物；不清醒的或催吐无效的老年人，立即迅速用示指、中指伸向老年人口腔深部，将食物掏出。如口腔无法打开，则可以使用筷子、牙刷、压舌板等物品从白齿放入撬开口腔。

2）使用海姆立克急救法进行急救，见老年人噎食的应急处理。

3）对症处理：如果心脏停搏，立即进行胸外心脏按压，同时给予对症抢救处理；如果噎食部位较深或已窒息，将老年人置于平卧位，肩下垫软枕，协助老年人颈部伸直，摸清环状软骨下缘和环状软骨上缘的中间部位，即环甲韧带，稳、准、快地刺入 1 个粗针头进入气管内，以暂时缓解缺氧状态，改善呼吸道梗阻，必要时行气管切开术。

（3）氧气吸入：老年人自主呼吸恢复后可高流量给氧，直到缺氧症状缓解后改为低流量持续给氧，直至完全恢复。

（4）病情观察：照护人员应严密观察老年人的生命体征、神志和瞳孔变化，协助专业医生进行救护并记录过程。

（5）心理护理：安抚老年人和家属，给予心理护理。

（6）上报及整改：待老年人病情完全平稳后，详细了解发生误吸的原因，必要时根据养老机构有关规定上报并分析原因，制订有效的预防措施，防止以后再发生类似的情况。

3. 窒息的应急预案

（1）保持呼吸道通畅：发现老年人窒息立即抢救，如果呼吸道内有物体、液体和分泌物堵塞，立即采取清理或吸引等方式清理呼吸道，保持呼吸道通畅；同时立即寻求专业医生处理。必要时行环甲膜穿刺，解除通气障碍，有条件者迅速建立静脉通路。

（2）急救措施：老年人出现神志不清、呼吸和心搏停止时，应立即给予胸外心脏按压、给氧等基础生命支持。

（3）氧气吸入：老年人自主呼吸恢复后可高流量给氧，直到缺氧症状缓解后改为低流量持续给氧，直至完全恢复。

（4）病情观察：照护人员应严密观察老年人的生命体征、神志和瞳孔变化，协助专业医生进行救护并记录过程。

（5）心理护理：安抚老年人和家属，给予心理护理。

（6）上报及整改：待老年人病情完全平稳后，详细了解发生窒息的原因，必要时根据养老机构有关规定上报并分析原因，制订有效的预防措施，防止以后再发生类似的情况。

（赵　冰）

 思考题

1. 老年人入住养老机构应做哪些评估以有效预防误吸的发生？

2. 哪些因素可能导致老年人误吸？如何有效预防？

3. 老年人一旦发生严重的噎食，应该如何进行应急处理？

4. 对于痰液较多又留置胃管的老年人，如何护理能有效防止误吸和窒息的发生？

第七章
老年人药物漏服、误服护理与风险管理

学习目标

1. 掌握：老年人药物漏服、误服风险因素的评估；老年人药物漏服、误服的预防。
2. 熟悉：老年人药物漏服、误服的风险因素。
3. 了解：老年人药物漏服、误服的不良后果。
4. 学会对老年人药物漏服、误服的风险因素进行筛查和评估；能正确实施老年人药物漏服、误服的应急处理。
5. 具有尊老、敬老、爱老、助老，保障老年人安全的意识。

随着预期寿命的延长，老年人患病比率呈上升趋势，多病共存、多重用药在老年人中较为常见。由于老年人各系统器官功能老化，认知能力、自理能力下降，加之缺乏安全用药知识，容易出现药物漏服、误服等用药安全问题。照护人员应重视老年人用药安全问题，帮助老年人树立正确的安全用药意识，加强用药管理和指导，减少药物漏服、误服等用药问题的发生，促进老年人安全、正确、恰当地使用各类药物，维护健康。

第一节 概   述

案 例

张奶奶，68岁。患有高血压数年，须长期、联合服用降血压药物。但其日常服药比较随意，自觉头晕时服药，自觉无症状时不服药。服药时间不固定，有时单独服用某种药物。

请问：

1. 张奶奶服药过程存在哪些问题？
2. 照护人员应如何针对张奶奶的服药问题进行预防和处理？

一、老年人药物漏服、误服的概念及现状

药物漏服指由各种原因导致的所服用的药物在剂量、次数等方面出现一次或多次不达标。药物误服指由各种原因导致的所服药物在名称、剂型、剂量、方法等方面存在单个和/或多个错误的情况，以及服用过期药物、变质药物，或者各种药物交叉使用引发药物不良反应等特殊情况。老年人药物漏服、误服相关的用药安全问题已成为全球普遍存在的重大公共卫生问题。研究显示，老年人平均共患病种类超过3种，50%以上的老年人同时用药种类超过5种，这导致老年人出现药物漏服、误服相关的用药安全问题较为突出。

二、老年人药物漏服、误服的风险因素

老年人自身的生理状态、心理状态、文化水平等因素会导致老年人出现药物漏服、误服，除老年人自身因素外，药品管理和包装、照护人员的专业性等也是老年人药物漏服、误服的影响因素。

（一）生理因素

随着年龄的增长，老年人感官功能、认知功能减退，给老年人用药安全造成隐患。记忆力、视力、听力、嗅觉功能等减退，使老年人正确理解和判断用药目的、方法、时间、剂量等方面存在困难，影响药物的服用，容易导致药物漏服、误服。

1. 认知能力的改变　随着脑血管的退行性改变、脑血流量的减少及耗氧量的降低，脑细胞及神经组织逐渐发生萎缩并减少，导致老年人精神活动减弱，反应迟钝，出现记忆力减退、思维判断力降低、阅读能力减退、理解能力降低，严重时出现老年期痴呆。这些情况直接影响老年人对药物的作用、副作用的了解以及用药时间、方法、剂量等方面的了解，从而导致用药错误。

2. 感知觉能力的改变

（1）视觉功能的减退：进入老年以后，老年人的血管硬化变性，对眼的血液供应减少，加之晶体的调节功能和聚焦功能的逐渐减退，同时伴有玻璃体、视网膜的老化，可出现视网膜变薄，黄斑变性，视力减退。视觉功能的减退，会造成老年人对药物的说明书看不清，对药物大小、形状、颜色、剂量看不清，容易导致药物错用、误用。

（2）听觉功能的减退：由于外耳道的神经末梢随年龄的增长日趋萎缩，中耳和内耳的骨质逐渐变硬和增生，鼓膜和前庭窗的膜变厚、变硬，失去弹性。听神经功能逐渐减退，声波从内耳传至脑部的功能障碍，使老年人的听力逐渐减退，导致因听不清药名、药物剂量和注意事项而出现用药安全的问题。

（3）嗅觉功能的减退：老年人嗅觉减退对药物漏服或误服的影响相对较小。嗅觉减退的老年人可能难以辨别过期的药物或者变质的药物，对于中药或中成药辨别能力下降，对于吸入剂型的药物在吸入时也可能会有影响。

（二）心理因素

老年人因生理功能的老化、社会角色转变、家庭生活变故等原因，容易产生孤独、抑郁、焦虑、悲观等负性心理，这些情绪本身可能导致老年人漏服或误服药物。此外受疾病症状影响以及担心疾病预后的心理，可能导致老年人治疗过程出现急于求成，迫切渴望疾病快速康复；部分老年人也可能出现抗拒治疗心理。以上心理因素都会导致老年人在服药过程中容易出现漏服、误服情况。

（三）文化水平

文化水平差异会导致老年人在与服药相关的知识、技能、态度等方面存在显著差异。有些老年人文化水平较低，难以理解复杂的服药方案，对药物治疗缺乏正确的认知，难以掌握恰当的服药相关技能等，会导致药物漏服、误服等。

（四）其他因素

1. 药物管理因素　有的老年人家中的药物管理不当，药物随意摆放，如将药物和食物放在一起，或是多种药物放置在一起，在服药时没有看清应该服用哪一种药而误服了不应该服的药物；有的老年人习惯丢弃药物的包装盒或说明书，或者过期药物清理不及时，也易造成药物的误服。

2. 药物包装因素　药物包装设计不合理、字体过小、包装或名称相似、药物本身性状相似、包装盒上无中文说明等极易造成老年人对药物的混淆。药物名称不规范，商品药泛滥，造成药物存在同物异名、异物同名，或者一药多名的现象，易导致不合理用药，最终影响老年人的用药安全。当老年人需要服药时，有时往往凭印象服用，这也是造成老年人药物误服的原因之一。

3. 照护人员因素　老年人随着年龄增大，生活自理能力下降，常需要人照顾。如果照护人员缺乏相关知识，不了解老年人的用药知识，为老年人给药时没有看清药物剂量、名称，也会造成老年人误服药物。

三、老年人药物漏服、误服的不良后果

老年人药物漏服、误服可能延误治疗、加重病情、诱发药物不良反应,直接危害老年人的身体健康,甚至威胁老年人的生命,对老年人的身心健康、老年人的家庭甚至社会都会造成不良影响。

（一）对老年人身心健康的影响

当老年人发生药物漏服、误服时,不仅会直接影响药物治疗效果,还可能会诱发各种严重的药物副作用,对老年人身体健康造成损害,如功能障碍,组织、器官损伤等;同时,老年人心理也会发生变化,老年人出现药物漏服或误服后,往往比较紧张,尤其是伴有明显症状的老年人,容易产生或加重焦虑、担心、恐惧、抑郁等心理,此外还会伴发其他不良情绪,如对药物治疗产生过度依赖、对药物治疗效果失去信心等,最终进一步影响身心健康。除对老年人身心健康产生直接影响外,药物漏服、误服还会影响医务人员的诊疗过程,从而延误病情,增加休克、中毒等药物不良反应的风险,损伤肝脏和肾脏功能,甚至导致死亡。

（二）对老年人家庭的影响

家里有老年人出现药物漏服、误服后,家人的担心在所难免,甚至出现严重的内疚、自责情绪。若老年人因此住院治疗或抢救,则更加重家庭的经济负担和照护负担。老年人如果因为药物误服导致休克、脏器功能受损,甚至死亡,无疑会给家庭带来巨大的冲击。

（三）对社会的影响

从全球范围来看,老年人药物漏服、误服问题突出。随着老龄化的加剧,老年人错误用药已成为一个不容忽视的社会问题。部分老年人存在自行到药店购买药物进行治疗或听从非专业人员推荐用药等,一旦发生用药错误,特别是误服药物的情况,容易引发纠纷,带来一些社会问题。老年人药物漏服、误服会挤占医疗资源,加重医疗资源负担,从长远看,也会加重社会经济负担。

第二节 老年人药物漏服、误服的风险管理及护理

药物漏服、误服可能会给老年人身心健康造成严重的、潜在的不良后果,因此有效实施老年人药物漏服、误服的预防及护理非常重要。在实施护理之前,须对老年人药物漏服、误服的风险进行充分和有效的评估,根据评估结果进行针对性预防。如果药物漏服、误服已发生,则须立即进行应急处理。

一、老年人药物漏服、误服的风险评估

老年人药物漏服、误服的风险评估是预防老年人发生药物漏服、误服的基础和前提。老年人发生药物漏服、误服的原因较为复杂,其风险评估也是多方面的,除了对老年人自身的身心健康评估外,对老年人自理能力、认知能力的评估也应重视。

1. 既往服药史 了解老年人既往用药情况对评估老年人药物漏服、误服相关的用药安全风险因素的评估有重要意义。照护人员应询问老年人及长期共同居住者,了解老年人近 1 年内是否发生过药物漏服、药物误服、药物中毒等不良事件。评估时尽可能详细了解不良事件发生的时间、地点,漏服或误服的药物名称、作用、副反应、处置情况等,通过全面收集和分析资料,获得老年人发生药物漏服、误服的相关危险因素,以预防此类事件的再次发生。还应评估老年人服用药物的种类、名称、剂量和用法,了解老年人是否有药物过敏史、老年人用药后的效果及有无药物毒副作用等。

2. 疾病史 应重点了解老年人是否患有心脑血管疾病、帕金森病、阿尔茨海默病、视力障碍等疾病。尤其是老年人是否同时患有多种疾病,是否存在多重用药的情况。

3. 自理能力 通过对老年人日常生活活动能力的评估,了解老年人的生活自理能力,从而评估老年人是否存在药物漏服、误服的风险。日常生活活动能力常用评估工具有 Katz ADL 量表、Barthel

量表、Kenny 自护量表、Lawton IADL 量表等。

4. 认知能力　评估老年人的记忆力、理解能力、思维能力、语言能力、定向力等，了解老年人是否具有正确服药的能力及发现药物不良反应的能力。对老年人认知能力评估最常用的是简易精神状态检查量表（MMSE）、画钟试验（clock drawing test，CDT）、简易精神状态问卷（short portable mental state questionnaire，SPMSQ）。

5. 心理状况　对老年人的心理状态评估非常重要，有焦虑、抑郁的老年人应及早干预，避免因不良情绪而出现药物漏服、误服等。老年人心理评估工具主要有汉密尔顿焦虑量表（Hamilton Anxiety Scale，HAMA）、老年抑郁量表（geriatric depression scale，GDS）等。

6. 用药依从性　由于记忆减退和习惯性思维的影响，老年人服药普遍存在用药依从性差的问题。用药的依从性直接影响用药安全，评估老年人用药的依从性可以使用 Morisky 用药依从性问卷（表 7-1）。

表 7-1　Morisky 用药依从性问卷

请您根据真实情况选择正确的答案，在答案前的"□"内画"√"或涂黑。
1. 您是否曾有忘记用药的经历？　□是　□否
2. 在过去的 2 周内，是否曾有一天或几天您忘记服药？　□是　□否
3. 治疗期间，当您觉得症状加重或出现其他症状时，您是否未告知医生而自行减少药量或停止服药？　□是　□否
4. 当您外出旅行或长时间离家时，您是否有时忘记随身携带药物？　□是　□否
5. 昨天您服药了吗？　□是　□否
6. 当您觉得自己的肿瘤（疾病）已经得到控制时，您是否停止过服药？　□是　□否
7. 您是否觉得坚持治疗计划有困难？　□是　□否
8. 您觉得要记住按时按量服药很难吗？　□从不　□偶尔　□有时　□经常　□所有时间

注：①1～7 题的备选答案为"是""否"，答"是"记 0 分，答"否"记 1 分，其中第 5 题为反向计分。②第 8 题备选答案为"从不""偶尔""有时""经常""所有时间"，分别记 1 分、0.75 分、0.50 分、0.25 分和 0 分。③量表满分为 8 分，得分 <6 分为依从性差，得分 6～8 分为依从性中等，得分 8 分为依从性好。

7. 家庭情况及生活习惯　了解老年人的家庭状况，如家庭成员、共同居住人。了解老年人的家庭照护情况，如是否独居，共同居住人是配偶、子女还是保姆或专业照护人员。还应评估老年人的生活习惯，如平时药物和食物是否分开放置，多种药物是否分类摆放，有无随意丢弃药物包装盒或药品说明书的习惯等。

8. 药品　目前，市场上药品种类繁多，一药多名，一药多剂型，包装类似作用不同的现象多见；同一厂家的多种药品包装类似；药品更换包装过于频繁等。上述因素都易导致老年人发生药物误服。因而，对于老年人常用药品应及时评估，避免漏服、误服。

二、老年人药物漏服、误服的预防

老年人药物漏服大多数为无意行为，因疏忽而导致，而药物误服则可分为被动型和主动型两种。被动型药物误服是指由于各种原因导致老年人在不知情的情况下误服了药，如照护人员给错药、不小心拿错药等。主动型药物误服是指出于某种目的，老年人故意服错药。无论是哪一种情况，都应该避免或减少发生。

（一）居家老年人药物漏服、误服的预防措施

1. 加强对老年人的服药知识的宣教。因老年人可能有随意用药或根据自身感受随意停药、加

药、减药的现象，所以要加强对老年人用药知识的宣教，反复耐心地讲解，强调自行停药、加药、减药等的不良后果。告知老年人应严格按医嘱服药，加强与专业人员沟通，据实反映自身情况，协调用药的剂量、方法、时间等。

2. 提高老年人按时服药的能力。教会老年人记服药日记、制作服药日历、使用电子提醒药盒等。为老年人设置不同颜色的药盒，以便于区分。使用分格药盒时注明药物名称、用法、时间、剂量等。指导老年人按时服药，防止老年人发生药物漏服、误服。

3. 指导老年人正确服药，应告知老年人药物的种类、作用、服用注意事项以及不良反应等。采用适宜的制剂，如易于吞咽的液体制剂，减少每日服药的种类和数量。告知老年人用药的正确方法，如口服、舌下含服、咀嚼等。

4. 对于有认知功能缺损、生活自理能力低、需依赖家属或照护人员照顾、有抑郁或其他不良情绪的老年人，要协助其服药，核对无误，做到用药看服到口，吞咽无滞留，指导加监督；做好对其家属、照护人员的用药知识宣教，也可和照护人员一起制订老年人的用药方法，避免意外的发生。

5. 加强老年人的用药指导，提高老年人的用药依从性。简要清楚地向老年人及照护人员讲明治疗计划，告知老年人及其照护人员用药的方法，特别是首次用药或更换药物时的指导更为关键。不定期查看服药情况，有问题时及时干预，以提高老年人的用药依从性。

6. 告知老年人及其照护人员药物的正确保管方法，如药物与食物应分开放置，内服药与外用药要分开放置，避免混放。药物标签字体要大而清晰，注意药物的有效期。

7. 告知老年人及其照护人员所服药物的作用和毒副作用，服药注意事项，需要观察的内容，以及出现不良反应或漏服、误服如何处理等。

📖 知识拓展

智能药丸分配器

智能药丸分配器可以促进老年人的服药依从性，有助于减少那些服用多种药物的老年人出现漏服、误服药物的情况，非常适合需要同时服用3种或更多药物的老年人。

药物预先放在一个易于装载的盒中，老年人的用药时间表也被存储。智能药丸分配器在每次给药时提供音频和视觉提示，并提供音频和视觉警报。它也可以进行设置，错过服用时间和服用剂量时，可自动通知家庭成员或护理人员。智能药丸分配器集成了面部识别功能，使用互联网网络连接，并支持蓝牙以连接到其他健康监测设备。

（二）养老机构老年人药物漏服、误服的预防措施

1. 严格执行药物管理制度，老年人所用药物一律从药房领取。

2. 专人负责管理老年人的用药，领回药物时及时查看药物的批号、生产日期等，杜绝过期药物。药物要定期检查，如发现过期药物，及时与药房沟通并更换处理，定期清理，将近效期药物做好醒目标识。

3. 正确执行医嘱，严格执行查对制度，严格检查药物的质量。做到正确的时间，正确的服药对象，正确的剂量，正确的给药方式等，并认真观察老年人用药后的反应。

4. 用药前再次核对老年人姓名及药物，询问老年人用药史和药物过敏史，倾听老年人的主诉，如果有疑问，停止用药，再次查对无误方可执行。协助老年人服药，应做到"发药到手、看服到口、确保咽下"。

5. 某些老年人常用药物如氨茶碱、地高辛等，有效剂量与中毒剂量很接近，因此，照护人员除观察疗效外，更要注意用药的毒副作用，根据病情及药物的毒副作用发生情况，告知医护人员随时调整药物及剂量。

6. 密切观察用药后的反应。老年人自我感觉较迟钝，主诉较少，用药后的反应易被照护人员、家属或老年人自己忽视，而药物不良反应与病情本身的恶化表现之间常难以鉴别。故而，老年人也常是药物相互作用所致不良反应最易受害的人群。因此，对老年人及其家属应做好用药宣教，教会他们药物常见不良反应的观察及处置，如胃肠道反应、过敏反应、神经系统反应等，引起老年人及其家属的重视。

7. 对于某些特殊药物，照护人员应经培训后指导老年人正确用药，预防或减轻药物不良反应，避免意外发生。

（1）如服用洋地黄类强心药必须先测心率、脉率，注意心率、脉率的节律变化，如脉率＜60次/min或出现心律不齐时，应暂停服用，并及时报告医护人员。

（2）如使用喷雾剂给药，应注意喷雾剂具有一定的压力，一旦受热、受到撞击易发生爆炸。因此，喷雾剂应存放于阴凉处，避免受热和阳光直射；携带外出时，注意防止挤压和撞击。可以教会能够自理的老年人自己使用喷雾剂，但应有照护人员看护；不能自理的老年人，可由照护人员帮助，避免喷雾剂使用不当而发生意外。

（3）有的老年人记忆力减退，可能因为忘记注射胰岛素而影响进餐时间，容易造成低血糖等不良反应，因此，照护人员应及时提醒老年人注射胰岛素的时间，或由照护人员按时为老年人注射胰岛素。长期注射胰岛素时还应注意更换注射部位，避免产生皮下硬结，影响药物的吸收。

8. 制订预防及处理预案，加强照护人员的培训。

（1）定期培训照护人员。照护人员只有对药物的基本知识有充分的了解，才能为老年人的用药把关。照护人员要定期认真学习并掌握常用药物的用法、用量、不良反应及注意事项，在用药前要仔细阅读药物说明书，注意需要用药的老年人有无服药禁忌证，也可收集常用药物的说明书，粘贴、装订，整理制作成药物管理宣教资料。

（2）提高照护人员的责任心和安全意识。老年人在入住养老机构期间，照护人员参与老年人用药的全过程。既往调查表明，在养老机构出现的用药安全问题，多数并非技术上的原因和业务水平问题，而是因照护人员责任心和自我约束力不足、慎独精神薄弱导致。养老机构管理者要长期坚持不懈地对照护人员进行培训，加强安全和风险防范教育，强化照护人员的责任意识，提高其自我约束力，培养其慎独精神。

（3）严格执行给药的规范流程。照护人员要按时将早晨空腹服、餐前服、餐时服、餐后服、睡前服的药物分别送到老年人床前，并督促老年人在照护人员发药后立即服药。照护人员严格执行看服到口，要在确定老年人服下药后再离开。老年人在入住养老机构期间，一定要由照护人员来保管和发放药物，避免老年人自己存放药物，以避免重复用药的情况发生。

9. 应用智能药物管理系统，定时提醒老年人定量服用正确的药物，从而直接降低老年人药物延服、漏服、多服及错服的发生率，提高老年人用药依从性。智能药物管理系统能实时监测老年人的用药情况，并将老年人药物储备信息及用药信息传送到养老机构工作人员管理后台，方便照护人员统一管理。

10. 建立老年人用药档案，可以为用药方案复杂以及既往出现过药物漏服、误服情况的老年人建立系统、完整的用药档案。档案内容应包括老年人的个人基本信息、所患疾病、过敏史、所用药物及用法用量、不良反应发生情况、用药分析等，便于掌握老年人的用药信息，提供个体化的用药照护服务。当老年人照护环境转变时，如变更照护人员、居住地点等，应当做好用药照护服务的交接工作，保证老年人药物治疗的连续性。

（三）提高老年人用药依从性的措施

1. 建立伙伴式照护关系 引导老年人主动参与药物治疗方案的讨论和制订，鼓励老年人表达意愿、提出问题，可根据老年人的意愿和实际情况，适当调整用药方案，增强老年人参与的积极性和信心，关注老年人的心理状况，及时解决存在的问题。

2. 应用简单易执行的用药方案,指导应简单易记

(1)用药方案力求简单易懂,减少服药种类、次数,缩短疗程,选择适合的药物剂型。

(2)以通俗易懂、简单明了的语言或老年人能接受的方式解释用药的必要性、方法、注意事项等,并附书面说明。

(3)在药物标签上以醒目的颜色和大字标明药物名称、剂量、用法。

(4)与老年人一起制订个体化用药方法,将老年人服药行为与日常生活习惯联系起来,将药物放在固定、易见处,固定服药时间。

(5)可应用闹铃、服药提醒器等辅助设备,使用不同颜色的药袋或药瓶、醒目的标签等巧妙的方法,使老年人更易遵医嘱服药。

3. 培养良好的用药习惯

(1)照护人员要向老年人或其家属介绍药物的种类、药物的名称、用药方法、药物剂量、药物作用、不良反应等。必要时,在药袋上用醒目的颜色标明用药的注意事项。

(2)指导老年人不要随意服用滋补药、保健药、抗衰老药和维生素等,注意调节好日常饮食,注意营养,科学安排生活,保持平衡的心态。

(3)对于体弱多病的老年人,一定要在医生的指导下,辨证施治,切不可随意或自行用药。

(4)引导老年人养成照护人员发药后立即吃药的习惯,这样可以最大程度避免错服或漏服药物。

4. 实行行为监测 对老年人的服药行为进行监督,教会和鼓励老年人或其照护人员写服药记录、病情观察记录,及时了解是否存在用药依从性差的情况。

5. 促进家庭有效应对 加强对老年人家属的指导和沟通,使其参与、督促和协助老年人遵医嘱用药,帮助检查老年人用药是否存在不当情况。

6. 定期随访 做好跟踪随访工作,经常评估老年人用药依从性情况并分析依从性差的原因,及时解决问题,不断强化好的用药习惯,有利于老年人服药依从性的提高。

📖 知识拓展

药物不良反应和药物不良事件的区别

根据世界卫生组织的定义,药物不良反应(adverse drug reaction,ADR)是指正常剂量的药物在预防、诊断、治疗疾病或调节人体生理功能的过程中所发生的任何与作用目的无关的有害反应。药物不良反应(ADR)排除了那些因药物治疗错误(medication errors,ME)所造成损伤的事件。而药物不良事件(adverse drug event,ADE)指药物治疗中所发生的任何不幸的事件,但这种事件不一定与药物治疗有因果关系,其范围更广。药物不良事件(ADE)既包括可预防的事件,如由于药物的性状本身所造成的药物不良事件,又包括不可预防的事件,即人为因素造成的用药错误。

三、老年人漏服、误服药物的应急处理

通常老年人漏服药物后,如果发现漏服的时间是在两次用药间隔 1/2 以内,应按原剂量即刻补服,下次服药仍按原时间进行。如果发现漏服时间已超过用药间隔的 1/2,则不必补服。对于特殊药物不可擅自补服,更不能在下次加量服用,应咨询医生或药师后再行处理。老年人发生药物误服则需根据具体情况予以处理。

(一)居家老年人误服药物的应急处理

1. 老年人由于忙乱等、粗心等原因导致吃错药、过量服药甚至误服毒物时,不要过分紧张,要保持冷静,无论是老年人本人还是救助者,首先要弄清楚吃的是什么药或什么毒物,如果不清楚,就要将

装药品或毒物的瓶子、说明书及老年人的呕吐物一同带往医院检查,明确药物或毒物性质后再采取相应的措施。如误服药物很明确,可根据老年人不良反应情况,采取观察、催吐、送医等处理。

2. 如果是过量服用了维生素、健胃药、消炎药等,通常问题不大,只要大量饮水使之大部分从尿中排出或将其呕吐出来即可。

3. 若是大量服用了安眠药、降压药、降糖药等,原则上应立即去就近医院抢救。若医院离家较远,在呼叫救护车的同时进行现场急救。现场急救的主要方法是立即催吐,催吐的目的是排出胃内的药物,尽量减少吸收。如果不知道方法,不应盲目操作,可以边打电话求助医护人员边实施。

4. 误服药物后,原则上可以帮助老年人催吐。但老年人失去意识或抽搐时不宜催吐,以免呕吐物堵塞气道导致窒息,应尽快送医。

（二）养老机构老年人误服药物的应急处理

1. 一旦发生药物误服情况,首先照护人员一定不要慌张,要稳定老年人的情绪,让老年人尽量配合处置。

2. 立即询问老年人或陪伴人员,尽快弄清误服药物的名称、服用剂量和服用时间。若不能确定药物的名称和剂量,一定要保留误服的药物或药瓶,以便医生了解情况,及时采取有效的救治措施。

3. 协助老年人取合适的体位。神志清楚的老年人可协助其取舒适的卧位休息;神志不清或昏迷的老年人,应取去枕平卧位,并将老年人的头偏向一侧,保持呼吸道的通畅,以免引起呕吐物误吸而发生窒息。

4. 密切观察病情的变化。测量老年人的生命体征,必要时进行心电监护。

5. 报告相关人员,寻求帮助。老年人误服药物后,无论情况是轻是重,都要在配合医生处置的同时,将情况报告给病区的相关管理人员,他们能够帮助分析事情的严重程度,并采取一系列的措施,将老年人的损失减到最小。切记不能隐瞒,以免引起更严重的后果。

6. 在专业人员的指导下采取相应的处理措施

（1）催吐:催吐的目的就是使胃内的药物尽快排出,尽量减少药物的毒性。催吐的方法:可将老年人的腹部放在照护人员的膝盖上,使头部放低,再将压舌板伸入老年人喉咙口,轻压舌根部,反复进行,直至呕吐为止。注意在操作中要及时清除掉残留在口中的呕吐物。如果是卧床的老年人,一定要取侧卧位,以防止呕吐物阻塞咽喉,引起窒息。昏迷的老年人禁用催吐。

（2）洗胃:催吐后可洗胃,洗胃不受误服时间的限制。要根据误服药物的性质,选择合适的洗胃液。如误服的是腐蚀性药物、强酸强碱性药物,禁催吐和洗胃,以免胃穿孔。应尽快服用蛋清、牛奶、豆浆、植物油等,以保护胃黏膜。

（3）导泻:导泻的目的是促使毒物尽快排出体外,尽量减少药物的吸收。此方法要在医生的指导下进行,严格按照医嘱选择导泻的药物。老年人排便后要观察排出物的性质、量,必要时送检。

（4）解毒:根据医嘱选择相应的解毒药物,观察用药后的反应。

7. 在配合抢救的同时,做好记录,记录要求准确、及时、真实。

8. 将情况告知老年人家属,做好老年人和家属的宣教工作,关注老年人日常用药情况,专人负责老年人的用药管理,避免类似情况发生。

（杨丽妲）

思考题

1. 老年人药物漏服、误服的危险因素有哪些?

2. 如何做好居家老年人药物漏服、误服的预防指导?

3. 如果养老机构的老年人发生误服药物,照护人员应如何实施应急处理?

第八章

老年患者非计划性拔管护理及风险管理

学习目标

1. 掌握：老年患者非计划性拔管的风险因素评估与筛查；老年患者非计划性拔管的干预。
2. 熟悉：非计划性拔管的定义；老年患者非计划性拔管的相关因素；养老机构预防老年患者非计划性拔管的管理。
3. 了解：老年患者非计划性拔管的发生现状；老年患者非计划性拔管的不良后果。
4. 学会对老年患者非计划性拔管风险因素进行筛查和评估；能为老年患者管路自我管理提供正确指导；能正确实施老年患者非计划性拔管应急处理。
5. 具有尊老、敬老、爱老、助老，保障老年患者安全的意识。

随着医疗水平的不断提高与快速康复外科及医养结合理念的不断践行，老年患者病情稳定或好转离开医院时，可能会携带各种管路，如静脉输液管、导尿管、胃管、引流管和外周中心静脉导管（peripherally inserted central venous catheter，PICC）等，这使得带管居家或居于养老机构的老年人增多。这些老年人留置的各种管路，是保障其生命安全的重要通路，一旦发生非计划性拔管，可能造成老年人损伤、医疗费用增加，甚至危及生命导致死亡。照护人员应充分了解非计划性拔管的相关风险因素，采取积极有效的管道维护措施，把非计划性拔管的发生率降到最低，以保证老年人的生命安全。

第一节 概　述

案　例

张爷爷，76岁，从市中心医院出院后携带胃管回到养老院，护理员夜间巡视时，发现其自行将胃管拔出。

请问：

1. 导致张爷爷拔出胃管的可能原因有哪些？
2. 护理员应如何妥善处理？
3. 如何避免再次发生类似情况？

一、非计划性拔管的定义及老年患者非计划性拔管发生现状

非计划性拔管（unplanned extubation，UEX）又称为意外拔管（accidental extubation，AE），是指拔管时机尚未成熟，未经医护人员同意，患者自行拔除管路，或其他原因（包括医护人员操作不当）造成的导管脱落。非计划性拔管通常包含以下情况：未经医护人员同意患者自行拔除导管；各种原因导

致的导管滑脱；因导管质量问题及导管堵塞等情况须提前拔除导管。依据拔管对老年人病情或预后影响程度可将导管分为高危导管和非高危导管。①高危导管，指非计划性拔管发生后导致生命危险或病情加重的导管，如气管导管、胸腔引流管、T 管、脑室引流管等；另外，各专科由于疾病或手术的特殊性，可根据其特点列出专科高危导管，如胃和食管术后的胃管及鼻肠管、前列腺及尿道术后的尿管等。②非高危导管，指非计划性拔管发生后不会导致生命危险或对病情影响不大的导管，如普通导尿管、普通胃管等。

非计划性拔管发生率是反映患者安全的重要指标，体现了护理质量的水平。通过对该指标进行监测，可以帮助管理者了解导管管理情况及其风险因素，提示管理者采取针对性的措施最大限度减少非计划性拔管的发生。非计划性拔管的发生率是指统计周期内，患者发生的某导管非计划性拔管例次数与同期该导管留置总日数的比例，或者是占同期该导管置管总例数的比例，最常用的计算公式如下：

$$某导管\ UEX\ 发生率 = \frac{同期该导管\ UEX\ 例次数}{统计周期内某导管的留置总日数} \times 1\ 000‰$$

研究显示，老年患者非计划性拔管发生率为 7.5%～13.3%，以胃管较为常见，重置率较高的管道以气管插管、胃管为主，平均重置率约为 56.3%，再次插管后并发症发生率较高，约为 25.0%，这严重影响了老年患者的临床救治。非计划性拔管容易造成老年患者机体组织损伤，增加患者的痛苦，延长住院时间，增加医疗费用，引发医疗纠纷，甚至导致死亡等不良后果。为减少非计划性拔管的发生，应充分了解老年患者非计划性拔管的风险因素及原因，对老年人留置管路期间进行非计划性拔管的风险进行评估，并采取预见性医疗护理措施。

二、老年患者非计划性拔管的相关因素

可能造成非计划性拔管的因素众多，包括医、护、患或其他方面的原因，以及各种主观和客观因素。

（一）患者自身因素

1. 生理因素 研究显示，患者夜间非计划性拔管率明显高于白天，其中夜间 23:00～02:00，上午 06:00～08:00 是拔管的高发时间段。这可能因夜间迷走神经兴奋性增强，呼吸频率和心率降低，大脑皮层缺血缺氧，导致患者对外界刺激的正确认知功能减退，而老年患者呼吸循环功能较差，更易出现头痛、烦躁和幻觉等精神障碍，对异物刺激敏感性高，从而产生一过性认知混乱，导致无意识拔管行为的发生。

2. 意识障碍 研究表明，意识障碍与患者的非计划性拔管密切相关。格拉斯哥昏迷量表得分越高，患者自行拔管的风险就越高，而大多数患者自行拔管时的格拉斯哥昏迷量表得分多介于 8～12 分。

3. 舒适度的改变 舒适度改变是引发非计划性拔管的一个重要因素，其引发的自行拔管可高达 38.1%。疼痛可导致患者躁动和焦虑，是引起患者不舒适的主因之一，对疼痛耐受性差的患者，为缓解不舒适或发泄不良情绪，往往会采取极端措施，引发非计划性拔管。

4. 负性心理与意志力 由于各种原因导致患者心理上缺乏有效的支持而产生紧张、烦躁、悲观、绝望等负性情绪，不配合护理和治疗，或不能有效控制情绪和行为，从而发生自行拔管。此外，意志薄弱和自控力差的患者，无法忍受置管产生的痛苦与不适，也是引发非计划性拔管的一个原因。

（二）医护因素

1. 操作失误 患者在接受检查、治疗、护理等操作过程时，因医护人员工作繁忙对管道的保护不到位，未及时采取有效的管道固定措施，导致在救治护理过程中引发非计划性拔管。在搬动或者转运行动不便的患者过程中，医护人员未做好充分的准备工作或配合不当，也会引起导管意外脱出。

2. 约束不当 采用适当有效的肢体约束是防范非计划性拔管的一项有效措施。不恰当的约束方式或未实施有效的约束导致的非计划性拔管发生率为 16.8%～90.3%。身体束缚会让患者身心疲

乏、易怒,使其失去理智,从而增加了非计划性拔管事件的发生率。对中度以上昏迷患者采取身体约束可以减少非计划性拔管的发生,而对清醒患者采取身体约束却会增加非计划性拔管的风险。

3. 固定不妥 不恰当的固定方式会增加非计划性拔管的风险。患者为油性皮肤、出汗、置管部位分泌物多等原因,会导致导管的胶贴或胶带黏性降低,从而引起导管脱出或滑出。

4. 健康教育不到位 缺乏有效的护患沟通会导致无家属或无陪护照顾的患者对管道安全的重要性缺乏认识,从而增加非计划性拔管的风险。医护人员因忙于其他工作,不能及时有效地将管道护理方面的专业知识传达给患者和家属,使其无法获取相关的知识信息,意识不到拔管的危险性和留置导管的重要性。

5. 镇静药物使用不充分、不合理 为危重症患者实施镇静、镇痛治疗,减轻躁动、焦虑、谵妄,对保护患者生命安全尤其重要。镇静剂使用欠妥引起的疼痛是导致非计划性拔管相关因素之一。未及时、持续使用镇静剂的患者自行拔管的发生率较高,大多数患者自行拔管发生在镇静药物减量阶段。但过度使用镇静剂会抑制心肺功能,甚至引起坠积性肺炎等并发症。因此,根据患者的实际情况实行个体化给药方案,缓慢减少药量,是避免非计划性拔管发生的有效措施之一。

6. 风险评估不到位 非计划性拔管事件与照护人员的经验、认识程度和巡视频率有关。照护人员若经验不足,对非计划性拔管的风险评估不到位,未能及时发现和规避非计划性拔管的风险,则会导致非计划性拔管发生率增加。因此,照护人员应注重积累经验,增加自身的风险评估能力,同时加强与医患间的沟通,及时发现非计划性拔管的潜在风险因素,避免非计划性拔管的发生。

(三)环境因素

1. 房间内温湿度不适宜 房间内温度过高、湿度过大,会导致患者大量排汗,管道固定胶贴黏力下降或失去黏性,从而导致脱管。

2. 警示标识缺乏或不够完善 醒目的警示标识具有重要的提示作用,可吸引医务人员、照护人员、患者及家属的注意,并引起他们的重视。缺少警示标识或警示标识缺乏区分性会导致相关人员重视度不够,易发生非计划性拔管。

(四)导管因素

导管材质、粗细、软硬度、导热性及对组织的化学刺激性等的不同,对患者造成的不适感程度不同。管道材质过硬可引起患者置管感受不良,容易导致患者不耐受。部分患者皮肤直接接触固定材料,可能引起皮肤瘙痒和过敏,患者因不舒适而自行拔出导管。导管的置入位置亦会影响患者的拔管风险。研究发现,经鼻气管插管比经口气管插管 UEX 发生率要低。不同管路的非计划性拔管发生率并不相同,非计划性拔管发生率由高到低顺序为胃管>气管插管>静脉插管>尿管>引流管。

三、老年患者非计划性拔管的不良后果

非计划性拔管常会导致诸多严重的不良后果,二次插管易导致组织损伤。受生理因素影响,老年患者机体免疫功能普遍偏低,常合并有多种基础疾病,更易引发感染,引起链条式反应,导致医疗费用增加,直接影响着患者的救治和康复。在拔管时机未成熟时发生非计划性拔管,对患者的危害性较大,可增大患者的死亡风险,同时也会增加发生医患纠纷的风险。

第二节 老年患者非计划性拔管的护理及风险管理

一旦发生非计划性拔管,可对老年患者造成不同程度的危害,引发不良后果。因此,充分了解非计划性拔管的危险因素,既可将对老年患者的身心伤害降至最低,又能确保治疗护理的顺利进行,同时可减少和避免不必要的纠纷。

一、老年患者非计划性拔管的风险因素评估与筛查

（一）评估老年患者的一般资料

应准确收集插管老年患者的诊断、年龄、性别、既往病史、生活自理能力等资料，并根据收集的各项资料进行全面评估，预判该老年患者发生非计划性拔管的风险水平。

（二）评估老年患者的心理状况

评估老年患者有无紧张、烦躁、恐惧、焦虑、悲观、绝望等情绪。

（三）评估老年患者的意识状况及认知功能

老年患者的意识状态与非计划性拔管有着明显的相关性。老年患者意识障碍越严重，发生非计划性拔管的可能性越大。评估老年患者有无精神错乱、谵妄、躁动、认知行为受损以及配合程度。

（四）评估老年患者对管道的耐受性

及时评估患者对导管的耐受性，在充分评估置管老年患者耐受程度的基础上，对有拔管倾向或曾有拔管行为的患者给予保护性约束，并经常检查约束是否有效、安全。

（五）管道的评估

评估管道固定是否牢固有效，能否保证治疗和护理工作的正常进行。检查置管处有无渗血、渗液及分泌物，导管是否通畅，导管固定处皮肤是否清洁干燥。导管上有无标明管道类型、置管时间及置入深度。床头是否有管道标识及警示吊牌。患者翻身、更换衣服或坐起时，导管是否放置妥当。

（六）护理操作的评估

进行口腔护理、温水擦洗、吸痰、鼻饲、整理导管或更换管道等操作时，动作是否轻柔，在转运或运送老年患者做检查时动作是否协调，管道有无牵拉。

（七）健康宣教是否到位

在置管前后医护人员与老年患者有无进行有效沟通，老年患者及照顾者对于置管的意义及注意事项是否了解。评估老年患者及其主要照顾者对非计划性拔管的预防和急救措施等知识的掌握情况，以利于进行针对性的健康教育工作。

（八）拔管适应证的评估

评估老年患者的生命体征、意识，有无自主呼吸及有无心肺等重要脏器的相关并发症，以及血气分析是否正常。对于留置引流管的老年患者应注意观察引流液的量是否减少，留置胃管的老年患者能否有效无呛咳进食，留置尿管的老年患者膀胱功能训练是否有效、膀胱功能是否恢复。

（九）高危患者的识别

除以上评估内容外，可选择高敏感度、高特异性的风险评估工具，准确识别非计划性拔管的高危患者，采取预见性的一些护理措施。目前最常用的评估工具是管道滑脱风险评估单（表8-1）。

二、老年患者非计划性拔管的预防

非计划性拔管是临床和老年人照护风险管理不容忽视的重点内容之一，直接关系到老年患者的安全和有效治疗。管道的护理更多是由专业的医护人员进行。在人们法律维权意识日益增强的今天，护理人员只有充分认识到非计划性拔管危害后果的严重性及对医疗护理质量的负面影响，并采取积极有效的预防措施，才能把非计划性拔管的发生率降到最低，保证老年患者安全，提高照护质量，减少医疗纠纷。

（一）加强技术培训，培养管理与评估能力

护理人员应通过专科技术培训，定期参加预防意外拔管及约束相关知识的培训，规范操作，掌握非计划性拔管的风险评估技巧。如对于气管插管者，应经常巡视，密切观察病情，每班记录插管的深度；对于使用约束带者，应严格按照约束指南执行；对于使用镇静剂者，应密切观察患者的反应，及时提醒医生根据具体情况调节镇静剂的用量，同时，须关注镇静剂评估指数，选择最佳镇静方案，达到

表 8-1　管道滑脱风险评估单（参考）

危险因素（可多选）			分值	得分							
				月　日		月　日		月　日		月　日	
危险因素评估	年龄	□ 70 岁以上	2								
	意识水平	谵妄	3								
		躁动	3								
		嗜睡	2								
	精神	烦躁	3								
		焦虑	2								
		恐惧	2								
	活动	术后 3d 内	3								
		行动不稳	2								
		偏瘫	2								
		使用助行器	2								
		不能自主活动	1								
	管道种类	三类导管	□气管插管　□胸腔闭式引流管 □动静脉插管及尿道术后的导尿管 □脑室引流管　□营养管　□T 管 □ PICC　　□其他_____	3							
		二类导管	□腹腔引流管　□伤口引流管　□感染创口 □冲洗引流管　□其他_____	2							
		一类导管	□导尿管　□胃管	1							
	导管不适	难以耐受	3								
		可耐受	1								
	沟通	差，不配合	3								
		一般，能理解	1								

评分（总分）	
脱管发生（有　划√，无　划×）	

护理措施	1. 妥善固定，悬挂防脱管安全标识	□	□	□	□
	2. 严格交接班，加强巡视	□	□	□	□
	3. 告知与宣教，做好心理疏导	□	□	□	□
	4. 躁动者予以约束（肢体约束情况：□上肢　□下肢　□躯干）	□	□	□	□
	5. 镇静镇痛	□	□	□	□

评估者签名：	
说明	1. 填表说明：有以上任何一种管道者须初评，并在对应的得分栏内打分，无此项划"0"；年龄及管道种类危险因素需要在相应栏目前划"√"。管道种类分值按单项管道评分累加，如患者同时有气管插管、PICC、营养管，则管道种类分值为 9 分。 2. 评分说明：得分越高表明患者导管脱落风险越大。 单项管道评分 <8 分，落实分级护理，加强宣教；单项管道评分 ≥8 分，每日评估，落实防范措施并记录。
告知	经评估：患者导管滑脱评估分值为__分，存在随时发生导管滑脱的可能性，虽然我们已积极采取防范措施，但风险仍有可能发生，特告知您，请理解与配合。 　　　　　　　　　　　　　　　签名：_____（与患者关系_____） 　　　　　　　　　　　　　　　时间：____年___月___日___时___分

理想的镇静水平。此外，还应培养护理人员评估拔管的意识和能力，以便提醒医生适时拔管，减轻老年患者的痛苦。有研究表明，对护理人员进行专科技术培训后，意外拔管发生率明显下降。

（二）有效的肢体约束及合理使用镇静剂

采取有效的保护性肢体约束，是降低非计划性拔管发生率的重要措施。约束前，护理人员应详细向老年患者及家属讲解约束的目的，取得他们的理解和配合。首先要评估约束部位的皮肤情况，约束带松紧要适宜，以能放下一指为宜。肢体应处于功能位，约束带每 2h 放松一次。密切观察约束处的皮肤情况，予以功能锻炼。严格交接班。约束带只能短期使用，不能长期使用。对于躁动不安的老年患者应告知医生，适当使用镇静剂，可防止呼吸拮抗，减轻老年患者的不适，减少呼吸肌做功，有利于治疗。

（三）管道的妥善固定及管理

高危管道如气管插管、气管套管、中心静脉置管、动脉置管、腹腔引流管、硬膜外引流管、脑室引流管、伤口引流管，应贴红色标签。另外，尿管应贴黄色标签，胃管应贴绿色标签。标签上注明名称、日期、刻度，并每班检查。硬膜外引流管、脑室引流管用别针固定于弹力帽上。选择黏性和韧性较好的胶布，先将气管导管和牙垫妥善固定，再用两根胶布缠绕导管及牙垫，交叉固定在上下口唇周围。对于留置胃管的老年患者，须定时检查胃管有无在咽部打折，协助老年患者活动时妥善固定，减少牵拉所致的咽喉部刺激症状。采用 Y 形宽胶布在鼻梁固定胃管，顺应胃管置入方向，呈自然状态，使胃管所致的不适程度降低，也可以使用盘带缠绕老年患者头部一圈后固定导管，使导管不因胶布失去黏性而滑脱。气管插管用两条长胶布交叉环绕贴于脸颊，防止上下移动，发现胶带松解潮湿时应及时更换。胸腔引流管用蝶形宽胶布固定于穿刺处，引流管置于老年患者上臂下方，引流瓶应放在低于老年患者胸部且不易踢到的地方，任何时候，其液面应低于引流管胸腔出口平面 60cm，以防瓶内的液体反流进入胸腔。腹腔引流管、盆腔引流管可用别针固定于床单上，将引流袋系于床栏。留置尿管使用气囊导尿管，将导尿管妥善固定于大腿上，避免牵拉。动静脉置管用 3M 贴膜固定，防止脱出。各种较长的引流管和尿管固定时，应留有余地，避免过紧或过长扭曲、折叠。定时检查导管连接是否紧密，必要时采取预防性加固措施。如可以在留出一段供老年患者活动的长度后使用别针固定在床单上，防止人为拽脱。

（四）规范操作程序

在执行医疗护理操作中，严格遵守操作规程。及时吸痰，保持呼吸道通畅。吸痰前充分给氧，选用质地柔韧的硅胶吸痰管，管腔粗细适宜。掌握熟练轻柔的吸痰技术，将吸痰造成的痛苦减少到最低程度。在执行口腔护理、翻身、移动老年患者等操作时，至少要双人合作，不可过分牵拉管道。老年患者如需做检查或转运时，应有一位护理人员管理头颈部及各种管道，保持头部与躯干平直，头部不宜过分抬高或后仰。各种引流管均应标明部位与名称，翻身前先妥善固定，翻身后检查。

（五）加强巡视

在老年患者易拔管的高危时段（23:00~02:00，06:00~08:00）密切观察，增加巡视次数，及时发现拔管倾向。值班人员应有目的、有重点地观察并评估老年患者的意识状态、心理状况、镇静指数、约束情况，定时观察插管深度、固定情况，观察气管插管的气囊是否漏气及约束的可靠性等，阻止老年患者的拔管行为，预防因固定不牢发生的脱管现象，确保老年患者安全。

（六）适时拔管

对有拔管适应证的老年患者应及时拔管。当气管插管老年患者生命体征稳定、意识清楚、自主呼吸有力及无心肺等重要脏器并发症，可带管吸氧 1h，脉搏血氧饱和度维持在 98%~100%，血气分析结果正常，则可拔管。各种带引流管老年患者如引流物量少，排除不通畅因素后应及时拔管。留置胃管老年患者，如病情恢复，经口进食无呛咳则应拔管。留置尿管的老年患者，如病情恢复，则进行膀胱功能训练后可拔管。

（七）严格交接班

各班护理人员交接班时，均要评估管道位置、外露刻度、固定情况。尤其要加强高龄、意识模糊患者的评估,加强巡视,及时发现拔管先兆。定期分析讨论发生非计划性拔管的原因、后果及防范措施,加强护理人员的工作责任心,强化责任意识。

（八）加强健康教育及心理护理

老年患者易出现情绪变化,多存在紧张、恐惧心理,且耐受力和自制能力较差。患者和家属大多缺乏专业的管道护理知识。护理人员应向老年患者及家属讲解各管道的意义、脱出的危害性及置管后的配合要点。指导老年患者活动幅度不要太大,避免管道受牵拉脱出或移位。消除老年患者紧张、恐惧心理,增强其战胜疾病的信心,使之积极配合治疗。置管不适可使老年患者处于易激惹状态,治疗性触摸能安抚老年患者的情绪。气管插管或气管切开的老年患者有语言障碍,应多与其沟通,加强心理护理。对有插管或使用呼吸机的老年患者,可采用点头或摇头的方式询问,也可采用非语言交流,如用简单的手语、卡片和写字板等。给意识清楚、病情稳定的老年患者听一些轻音乐,可缓解紧张、恐惧心理,减轻置管所致的烦躁情绪,降低老年患者自行拔管的概率。

（九）制订管理方案

应制订有关的操作流程及注意事项,在执行医疗护理操作中严格遵守操作规程。管理部门还须制订具体的预防非计划性拔管的预案及应急处理方案,把非计划性拔管的发生作为不良事件,完善意外事故报告的处理流程,认真填写报告单,逐级上报;发生非计划性拔管事件,运用计划(plan)、执行(do)、检查(check)、改进(act),即 PDCA 循环方法进行分析讨论,提出改进措施并付诸实践;将控制意外拔管率列入护理质量管理范畴,使之降到最低限度,以确保老年患者的生命安全,全面提高危重老年患者的照护质量。

（十）加强沟通

护理人员应耐心地为老年患者介绍环境、相关疾病的情况、各类导管的用途及其重要性、目前的治疗措施及老年患者应如何配合等知识。对于经口插管、听力障碍、吐字不清的老年患者,护理人员还可增加非语言沟通方法,使用辅助工具如图片、画板和手势等与其交流,允许对方表达内心情感和需求。此外,应关注和分析老年患者对置管的感受,可以帮助医护人员提供最佳的护理,减少不必要的插管和非计划性拔管相关的并发症。

📖 知识拓展

低风险非计划性拔管标准性预防措施要点

1. 关注老年人对留置导管的耐受性及依从性。
2. 每天观察导管位置、深度及固定情况。
3. 保持导管通畅,避免扭曲、打折或堵塞。
4. 观察留置导管引流液的量、色、性质,并准确记录。
5. 密切观察导管周围皮肤及敷料有无渗血、渗液的情况。
6. 导管标识是否规范。
7. 查看引流装置的压力是否正常。
8. 向老年人和家属提供非计划性拔管的预防知识。

高风险非计划性拔管预防措施要点

1. 执行基础护理及非计划性拔管标准性预防的措施要点。
2. 在床头做明显标记。
3. 每小时巡视 1 次。
4. 如老年人有神志不清,有必要采取适当的有效约束。
5. 注意观察约束部位的皮肤情况。

三、常见管路的管理要点

（一）气管插管的管理要点

1. 有效沟通。

2. 适当使用镇静剂。

3. 保护与约束有自行拔管倾向的患者。

4. 确定气管内插管在正确位置，有效地固定气管内插管。

5. 严格交接班，随时观察并听诊双肺呼吸音。

6. 对活动度大的患者在气管内插管处加强连接。

7. 为气管插管患者做口腔护理时应双人合作，一人固定气管插管，一人实施口腔护理，以免操作时误将气管插管脱出。

8. 适当支托呼吸器软管，随时排除沉积于呼吸器软管的水。

9. 呼吸器的软管随患者体位进行调节，即"人动管动"。

10. 观察非计划性拔管的倾向，及时处理意外拔管、脱管，并进行原因分析，总结非计划性拔管的原因及护理对策。

（二）胸腔引流管管理要点

1. 妥善固定，保持胸腔闭式引流管各连接处衔接牢固。卧床患者引流管妥善固定在床旁。运送患者时，双钳夹闭引流管，并将水封瓶置于患者双下肢之间并予以固定。患者下床活动时，引流瓶应低于膝关节。

2. 观察并记录生命体征及胸腔闭式引流管引流情况（包括引流液的量、性状、水柱波动范围及引流装置各处连接的情况）。

3. 严格执行交接班制度，加强对高危患者（如意识障碍、躁动、依从性差的患者）的观察，做好重点时段（中午、深夜和交接班时段）的交接。

4. 做好患者及其家属的健康宣教，让其了解引流的目的及重要性，提高其防范意识及导管的护理能力。

（三）腹腔引流管管理要点

1. 认真评估患者是否存在导管滑脱的危险因素并做好交接班。

2. 妥善固定好引流管并做好标记，及时倾倒引流液。

3. 遵守操作规程，治疗护理中动作轻柔，注意保护导管，防止导管脱落。

（四）导尿管管理要点

1. 导尿管必须妥善固定，做好标记。

2. 严格遵守操作规程，治疗护理中动作轻柔，注意保护导尿管，防止非计划性拔管。

3. 做好患者及其家属的健康宣教，提高其防范意识及对管道的护理能力。

4. 严格执行交接班制度，加强对高危患者（如意识障碍、躁动、有拔管史、依从性差等患者）的观察，做好重点时段的交接。

（五）胃管管理要点

1. 置胃管后，妥善固定。

2. 记录胃管插入深度，并做好标记。

3. 移动患者时，同时移动胃管及引流袋，将胃管固定于衣领或枕头上。

4. 妥善固定好外接引流袋，及时倾倒引流液。

5. 更换引流袋、鼻饲、注药时，避免操作用力过大或过度牵拉胃管，防止胃管脱出。

（六）动静脉置管管理要点

1. 动静脉置管前，应评估置管部位，尽量避免在关节处穿刺，酌情使用夹板或约束带。

2. 妥善固定导管,使用缝线固定穿刺部位,外加透明敷贴固定。

3. 无延长管的导管尽量避免直接用三通管,可使用螺口延长管后再接三通管。

4. 应使用三通管时,须谨慎连接紧密,防止脱落。

5. 指导患者正确摆放体位、翻身时动作应轻柔,避免牵拉导管。

6. 对有精神症状、意识障碍的患者使用约束带约束双手,以防止自行拔管。

7. 注意观察穿刺部位,及时发现置管移位风险。

8. 必要时严密监测动脉波形及数据变化,及时发现导管脱出。

四、老年患者非计划性拔管的应急处理

非计划性拔管发生后,应报告医生立即根据导管脱落类型采取相应的措施,密切观察患者病情变化,安慰患者,使患者避免紧张和情绪激动。密切观察生命体征的变化,病情不稳定者,需专人护理,并做好护理记录。对重新置管的患者,护理人员须再次向患者及家属宣教留置管路的意义及注意事项,防止管路再次脱落。

（一）常见管路非计划性拔管应急处理措施

1. 伤口引流管脱落 立即报告医生,将脱出的引流管交给医生查看是否完整,如有导管断裂在体内,须进一步处理;观察伤口渗出情况,需要再次置管时,协助医生做好相关准备。

2. 胸腔闭式引流管脱落 引流管与引流瓶连接处脱落或引流瓶损坏,立即夹闭引流管并更换引流装置;引流管从胸腔滑脱,立即用手捏闭伤口处皮肤,通知医生并协助处理。

3. T管脱落 立即报告医生,密切观察腹部情况,告知患者暂时禁饮禁食,必要时协助医生重新置管。

4. 胃管脱落 观察患者有无窒息表现,是否腹胀;如病情需要,遵医嘱重新置管。

5. 导尿管脱落 观察患者有无尿道损伤征象,是否存在尿急、尿痛、血尿等现象;评估患者膀胱充盈度,能否自行排尿,必要时遵医嘱重新置管。

6. 气管导管脱落 对气管切开患者立即用止血钳撑开气管切开处,保持呼吸道通畅,同时报告医生给予紧急处理。

7. PICC/深静脉置管脱落

（1）导管部分脱出:观察导管脱出的长度,用无菌注射器抽回血,如无回血,报告医生,遵医嘱用肝素钠溶液或尿激酶通管,如导管不通畅则拔管,如有回血,用生理盐水冲管,保持导管通畅,重新固定导管,严禁将脱出的导管回送。

（2）导管完全脱出:测量导管长度,观察导管有无损伤或断裂;评估穿刺部位是否有血肿及渗血,用无菌棉签压迫穿刺部位,直到完全止血;消毒穿刺点,用无菌敷贴覆盖;评估渗出液性状、量;根据需要重新置管。

（3）导管断裂:如为体外部分断裂,可修复导管或拔管。如为体内部分断裂,立即报告医生并用止血带扎于上臂;如导管尖端已漂移至心室,应制动患者,协助医生在 X 线透视下确定导管位置,以介入手术取出导管。

8. 自控镇痛泵导管脱落 立即检查导管末端是否完整,报告医生及麻醉师进行处理,密切观察病情及生命体征变化。

（二）非计划性拔管发生的应急预案

非计划性拔管一旦发生,应启动相应的应急预案流程,具体流程见图 8-1。

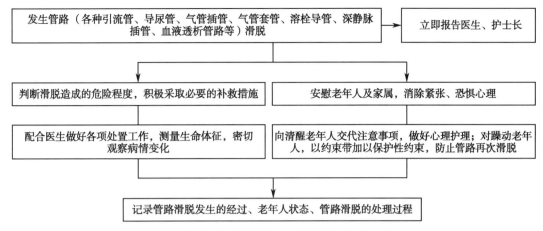

图 8-1　非计划性拔管应急预案流程图

（姚　丽　张　欣）

思考题

1. 老年患者非计划性拔管的风险因素有哪些？
2. 照护带管老年人时应如何做好非计划性拔管的预防及干预？
3. 养老机构应如何加强管理，预防带管老年人非计划性拔管的发生？
4. 如果你遇到患者非计划性拔管，你将如何实施现场应急处理？

第九章
老年人走失、自伤、自杀和他伤的护理及风险管理

📖 学习目标

1. 掌握：老年人走失、自伤、自杀和他伤的风险因素评估；老年人走失、自伤、自杀和他伤的预防与干预。
2. 熟悉：走失、自伤、自杀和他伤的定义；老年人走失、自伤、自杀和他伤的危险因素及不良后果。
3. 了解：老年人走失、自伤、自杀和他伤的发生现状。
4. 学会对老年人走失、自伤、自杀和他伤风险因素进行评估；能正确实施老年人走失、自伤、自杀和他伤的应急处理；能为预防老年人走失、自伤、自杀和他伤提供正确指导。
5. 具有尊老、敬老、爱老、助老，保障老年人安全的意识。

守住老年人生命安全底线，是养老机构服务的强制性要求。老年人由于生理、疾病、心理、药物以及社会多因素的综合作用，可能会出现走失、自伤、自杀和他伤的行为，严重时会威胁老年人的生命。《"健康中国 2030"规划纲要》指出，要"加强儿童和老年人伤害预防和干预"。开展老年人走失、自伤、自杀和他伤的风险评估，规范预防措施，制订应急预案及处置流程，定期开展应急培训和演练非常重要。

第一节 老年人走失的风险管理及护理

案 例

王爷爷，82 岁，患高血压 15 年，出现轻度认知功能障碍半年，今日照护人员进行晨间护理时，发现王爷爷不在居室，养老院工作人员寻遍养老院均未找到王爷爷，幸亏 2h 后附近的热心居民将走失的王爷爷送回。

请问：

1. 导致王爷爷走失的可能原因有哪些？
2. 养老院应如何预防类似事件的再次发生？

一、概述

（一）走失的定义及流行现状

走失（lost）是指在日常生活中老年人不能确认自己的位置，不能找到目的地或起始地的位置而迷途不返或下落不明。

相关调查显示，走失老年人的平均年龄为 75.89 岁，65 岁以上老年人占 81%（66～79 岁占 44%，

80 岁以上占 37%)，走失老年人年龄趋向高龄化；在走失的原因方面，最多的是迷路走失（占 35%），其次是患有精神疾病而走失（占 18%），列第三位的是因失智而走失（占 17%）。走失的老年人中男性占 42%，女性占 58%；走失的老年人中居住地在农村的占 36%，在中小城市及郊区的占 46%，在大城市及其郊区的仅占 18%。

（二）老年人走失的危险因素

1. 生理因素 随着年龄的增长，老年人的各系统发生退行性变化，从而导致一系列的功能减退。如神经系统的功能减退可对老年人的认知功能产生重要的影响，使老年人的感觉、知觉、记忆力、思维能力、智力等方面出现不同程度的变化。老年人感觉功能下降，表现为听力、视力下降；老年人定向力障碍，表现为时间定向力和地点定向力障碍；老年人记忆力障碍，表现为记忆广度、再认、回忆等能力减退；老年人思维能力下降，表现为反应变慢以及计算能力下降；老年人语言能力障碍，表现为语言沟通不畅，不能清晰表达个人意愿，上述生理变化增加了老年人走失的风险。

2. 疾病因素 某些疾病可导致精神异常或认知障碍，从而增加老年人走失风险。

（1）脑血管疾病、脑部手术、脑外伤等直接或间接对大脑造成损害。

（2）脑炎、肝性脑病、酒精性脑病、肺性脑病等导致精神异常。

（3）认知障碍老年人可因其空间记忆、视空间定向、导航能力以及其他执行性行为功能的衰退而造成走失。走失行为发生的频率与认知障碍的严重程度相关。在疾病早期，有认知障碍的老年人会在不熟悉的环境中走失，随着疾病的发展，老年人在熟悉环境中也会走失。

（4）其他：铝中毒会危害神经系统，特别是对脑组织及智力的危害尤为明显，会引起行为异常、智力障碍、反应迟钝等，从而增加走失风险。

3. 心理因素 老年人由于疾病、家庭关系和社会支持等原因，容易出现焦虑、抑郁情绪，从而发生主观有意走失。

4. 药物因素 有些老年人因长期服用抗抑郁药、抗癫痫药、精神类药物、抗胆碱药以及其他可导致精神异常的药物，可出现定向力障碍，增加走失的风险。

5. 环境因素 老年人一旦改变居住地，由于其对周围环境不熟悉或外出离家较远、时间较长，容易迷路而走失。

6. 家庭及社会支持 缺乏家庭关怀、与社会联系较少的老年人容易发生走失。

7. 管理因素

（1）管理制度：养老机构缺少走失的预防和应急处理的相关管理制度；对人员进出管理不严格；缺少对照护人员的相关培训。

（2）照护人员：照护人员评估、识别及应对老年人走失的能力不足。如在与老年人交流过程中，没有及时发现老年人的心理和行为异常；没有及时发现老年人存在记忆力减退、定向力障碍的情况；对存在走失风险的老年人没有及时做好预防措施。

（3）环境及设备：居住的环境相似度高，不易辨认；在养老机构出入口、公共活动区域缺少必要的视频监控设备，或是虽配备监控设备，但不能保障设备完好和使用。

（三）老年人走失前的危险行为识别

对于走失，预防是关键。及时评估、识别老年人走失前的危险行为，并采取一些预防措施，可避免或减少走失的发生。老年人在走失前一般会出现下列行为特征：

1. 情绪低落，有孤独感和自卑感。

2. 夜间睡眠不佳。

3. 对环境表现出陌生感。

4. 兴奋、焦虑、易激惹。

5. 左顾右盼、坐卧不宁、频繁如厕。

（四）老年人走失的不良后果

老年人走失的危害是严重的，对老年人自身而言，走失行为增加了其发生跌倒、溺水、交通事故和死亡等意外伤害的风险；对家属而言，可因花费大量的时间寻找走失老年人而影响正常工作，也可能造成老年人配偶或子女因焦虑突发疾病；对养老机构而言，老年人走失不仅干扰正常工作秩序，也可能引发纠纷。

二、老年人走失的护理及风险管理

（一）老年人走失的风险因素评估

全面评估老年人的状况，判断其是否存在走失的风险因素，可为预防老年人走失提供有效依据。

1. 评估内容

（1）走失史：评估老年人有无走失史以及出走企图。

（2）疾病史：重点了解老年人有无脑部病变，如脑出血、脑梗死，或脑萎缩等；有无导致定向力障碍的疾病，如脑炎、肝性脑病或酒精性脑病等；有无导致记忆或认知功能障碍的疾病，如阿尔茨海默病等；有无精神行为异常及相关疾病，如精神分裂、抑郁、脑炎或癫痫等。

（3）认知功能：运用简易精神状态检查量表（MMSE）等对认知功能包括记忆力、定向力、计算力和理解力等进行评定，判断老年人的认知功能。

（4）情绪和情感状态：运用老年抑郁量表（GDS）和焦虑自评量表（self-rating anxiety scale，SAS）了解老年人的抑郁及焦虑水平，有助于判断老年人的走失风险。

（5）用药史：了解老年人是否服用镇静药、抗抑郁药以及抗焦虑药等。

（6）环境：评估老年人对周围环境的熟悉程度和辨别能力。

2. 评估工具　常用的老年人走失风险评估方法是问卷或量表评估法。使用较多的量表有简易精神状态检查量表（MMSE）、蒙特利尔认知评估（Montreal cognitive assessment，MoCA）量表、寻路效能量表（way-finding effectiveness scale，WES）等。

（1）简易精神状态检查量表（MMSE）：也称为简易智能评估量表，由 Folstein 等人于 1975 年编制，是国内外应用最广泛的认知功能筛查工具。MMSE 由不同的神经心理测验中抽调出的项目组合而成，包括定向力（10 分）、执行功能（3 分）、注意和计算（5 分）、回忆（3 分）和语言（9 分）5 个认知域共 30 分的内容。总分 0～30 分，正常与不正常的分界值与受教育程度有关：文盲（未受教育）组 17 分；小学（受教育年限≤6 年）组 20 分；中学或以上（受教育年限＞6 年）组 24 分。分界值以下为有认知功能缺陷，分界值以上为正常。有认知功能缺陷者易出现走失。

（2）蒙特利尔认知评估（MoCA）量表：由加拿大 Nasreddine 等人于 2004 年编制，可快速筛查轻度认知损害（mild cognitive impairment，MCI）。它包括视结构空间与执行功能、命名、记忆、注意、语言、抽象、延迟记忆、定向等认知功能测试；总分 30 分，英文版≥26 分为认知正常。MoCA 北京版推荐的界值分：文盲≥14 分、小学文化程度≥20 分、中学及以上文化程度≥25 分为认知正常。

（3）寻路效能量表（WES）：由 Algase 等人研制，是痴呆老年人寻路能力的有效和可靠的测量工具，共包括 4 个分量表 29 个条目，每个条目采用五级评分（1 分 = 从不或不能，5 分 = 经常）。得分越高表明被试者寻路的效力越好，自行回归的能力越好；反之，得分越低，走失的风险越高。

（4）其他：在中山市地方标准 DB4420/T 16—2022《养老机构风险评估与防控规范》中列出老年人走失评估表，对出走史、认知障碍等 7 个危险因素进行评估，按照"有"或"无"，进行赋分，计算量表总分。总分 0～4 分为低风险；总分 5～9 分为中风险；总分≥10 分为高风险，见表 9-1。

在北京市地方标准 DB11/T 2054—2022《养老机构失智老年人照护服务规范》中，从基本资料、定向能力、既往史、意识状态、心理状态、疾病史和药物影响认知七个方面对失智老年人走失风险进行评估，评分越高，走失风险越高，见表 9-2。此外还有游走风险量表（WRS）、简易走失风险评估等。

表 9-1　老年人走失评估表

危险因素	分值	
	无	有
曾经有出走史	0分	4分
确诊为中高度认知障碍	0分	4分
明显幻觉、妄想	0分	1分
对入住养老机构感到恐惧	0分	1分
有寻找出走机会的行为	0分	2分
流露出走意图的言语	0分	2分
无自知力、非主观入院	0分	1分

表 9-2　失智老年人走失风险评估表

项目		评估	分值
基本资料	年龄	年龄≥60 岁	1
		年龄<60 岁	0
	性别	男	1
		女	0
	文化程度	受过高等教育	0
		未受过高等教育	1
定向能力	说出今天的具体时间（年、月、日、星期）	可以	0
		不可以	1
	说出具体的所处位置（省、市、县、乡镇、街道）	可以	0
		不可以	1
既往史	有无走失现象	有	1
		无	0
意识状态	有无意识障碍（谵妄）	有	1
		无	0
心理状态	情绪低落、焦虑抑郁等	有	1
		无	0
疾病史	心脑血管病变（脑出血、脑梗死、脑萎缩等）	有	1
		无	0
	术后认知功能障碍	有	1
		无	0
	定向力障碍（脑炎、肝性脑病、酒精性脑病等）	有	1
		无	0
	记忆或认知功能障碍（智障、老年痴呆、癫痫等）	有	1
		无	0
	精神行为异常（精神分裂、抑郁、脑炎、癫痫等）	有	1
		无	0

续表

项目		评估	分值
药物影响认知	三环类抗抑郁药（盐酸丙米嗪、盐酸阿米替林、盐酸多塞平、盐酸氟米帕明等）	有	1
		无	0
	抗癫痫药物（苯巴比妥、苯妥英钠、卡马西平等）	有	1
		无	0
	组胺 H_2 受体拮抗剂（西咪替丁、雷尼替丁、法莫替丁）	有	1
		无	0
	心脏药物（地高辛）	有	1
		无	0
	受体拮抗剂（普萘洛尔、美托洛尔、比索洛尔）	有	1
		无	0
总分			

注：评分越高，走失风险越高。

（二）老年人走失的预防

对有高走失风险的老年人有必要加强相关的预防措施及护理，提高警惕，严防走失。

1. 老年人走失的家庭预防措施

（1）加强日常照护：避免有走失风险的老年人单独居住或外出，最好能 24h 专人看护；家人应多陪伴老年人，多与其沟通；老年人的日常生活尽量简单化、有规律；对有夜间游走行为的老年人应增加白天的活动量，改善夜间睡眠，严防老年人夜间走失；带老年人反复熟悉住所周围环境，强化记忆。

（2）进行认知训练：可对老年人进行智力康复训练、自理能力训练和记忆力训练等，训练应循序渐进，持之以恒。

（3）识别走失风险：注意观察老年人的日常行为、精神状态、情绪反应、感知力等，及时识别走失风险，采取必要的走失预防措施。

（4）固定住所，增加看护设备：尽量固定住所，避免频繁搬家；在住所设置特定的标志，使老年人容易辨认；条件允许的话，可在住所加装摄像头及一键式报警系统。

（5）使用辅助器具：经评估有走失风险的老年人外出时应携带特殊标志或者携带定位器。如给老年人制作联系卡，卡片上写清老年人的个人信息、家庭住址和联系电话，以及主要病症的处理方法等内容，放在老年人的衣袋内，或是戴在老年人脖子上，也可将标有身份信息的布片缝在老年人的外套上；有条件的家庭可以为老年人配备防走失手环、GPS（全球定位系统）定位手表等。

2. 老年人走失的社区预防措施

（1）积极开展健康教育讲座，普及相关知识，加大科普力度，提高社区居民对走失的认知程度，必要时对走失高风险老年人家庭进行入户宣教指导，如推荐使用防走失智能辅具。

（2）定期开展高龄老年人体检和智力筛查，对有走失风险的老年人，及时登记造册，并采取相应的干预措施。

（3）加强部门联动，完善老年人基本信息共享平台建设。

（三）老年人走失的干预

1. 一旦发现老年人走失，应立即报警，以免错过黄金救援时间。

2. 老年人走失找回后，若有骨折、外伤出血等症状，应在现场急救后立即送医院就诊。

（四）养老机构对老年人走失的管理

1. 完善养老机构的制度建设　确立并完善老年人入院评估制度、出入登记管理制度、走失应急方案和意外事件上报制度。

2. 加强老年人的日常管理 老年人入住机构前，准确、动态地评估老年人的认知能力；为老年人进行详细体检，并认真记录；详细登记护送人员姓名、住址和联系方式；老年人入住机构后，对非自理老年人家属陪伴外出时进行详细登记；对有走失风险的老年人统一着防走失服，佩戴身份信息牌；关注老年人的动态，每班定时核查老年人人数，及时掌握老年人的去向。

3. 设立走失高风险老年人居住专区 建议有条件的养老机构为走失高风险的老年人设置居住专区，并进行封闭管理。该区域出口通道应保持关闭，必要时可伪装出口通道，如在大门上粘贴与墙颜色相似的墙纸，以减少老年人走失；安装门禁设备，定期检查门禁功能，发现异常及时报修，门禁故障时须采取替代措施。

4. 开展照护人员培训 开展照护人员走失预防及处理应急预案的培训，可采取讲授、讨论和情景演练等方式，指导照护人员掌握走失风险评估、走失预防以及应急处理的方法和技能。

（五）养老机构老年人走失应急处理流程

1. 发现老年人走失后，立即通知管理人员。

2. 管理人员启动走失应急处理预案，各部门各司其职开展寻找。

3. 联系相关第三方，告知老年人走失情况。相关第三方指为老年人提供资金担保、监护或委托代理责任的个人或机构。

4. 若发现走失老年人，立即查看老年人的身体情况，必要时送医院就诊；若老年人确属不归的，应对老年人的物品进行保管、清点和移交。

5. 对老年人走失情况进行分析、总结，避免类似的事件再次发生。

第二节　老年人自伤、自杀的风险管理及护理

一、概述

（一）自伤、自杀的定义

自伤（self-injury）是指由个体自己实施对自身机体造成实质性损伤的行为，可连续、反复发生，其目的只是损伤自己，而不是结束生命。自伤按行为动机可分为蓄意性自伤和非蓄意性自伤两种，前者可能是自杀未遂的表现。非蓄意性自伤与老年人的精神症状和认知功能有关。

自杀（suicide）是指个体蓄意或自愿采取各种手段结束自己生命的行为。根据自杀的结果，一般分为自杀意念、自杀未遂和自杀死亡三种形态。自杀意念是指自我结束生命的愿望，但没有采取任何实际行动；自杀未遂是指采取了自我结束生命的行动，但并未导致死亡结局；自杀死亡是指采取了自我结束生命的行为，并导致了死亡结局。

（二）老年人自伤、自杀的危险因素

自伤、自杀的原因是复杂的，涉及多方面因素，任何的自伤、自杀都不会是某个因素单独起作用，而是众多因素共同作用的结果。

1. 生理因素 有研究证实睡眠质量不好时，会引起人的神经行为功能的改变，更有甚者会导致抑郁和自杀意念的产生。自杀的遗传学研究发现，有自杀家族史的人，其自杀的风险性较高。

2. 疾病因素 躯体疾病和精神疾病是导致老年人自伤、自杀的重要因素。研究表明，严重的躯体疾病，特别是癌症，会使老年人产生生活无望的厌世情绪，对老年人自杀意愿的产生有重大影响，继而实施自杀行为，自杀死亡率较高；除严重的躯体疾病外，其他一些患有慢性疾病（如慢性疼痛、脑卒中所致偏瘫、严重的老年帕金森病等）的老年人，可能因不堪疾病折磨而选择自杀来结束自己的生命；患有癫痫的老年人，在意识障碍时可发生自伤行为；患有精神分裂症的老年人，可在幻觉、妄想影

响下出现自伤、自杀行为；老年人大量饮酒或吸毒后受中毒性幻觉或妄想的影响，以及严重的戒断综合征而可能引起自伤、自杀。

3. 药物因素 大量长期服用抗精神病药物以及抗高血压药物，使老年人发生药源性抑郁，可能导致老年人出现自伤行为。

4. 心理因素 心理疾病可增加老年人自杀的风险，其中抑郁症被认为是最严重的危险因素。研究发现，患有严重抑郁症的老年人，对任何事情都丧失乐趣，甚至悲观绝望，会主动寻找自杀的方法，并反复寻求自杀，因此自杀死亡率较高；绝望与孤独感等负性心理会加重老年人的心理痛苦，从而诱导老年人实施自杀；具有胆怯、孤僻、敌意以及固执等人格特征的老年人在面对负性事件时通常会钻牛角尖，产生绝望情绪，更易产生自杀行为。

5. 家庭社会因素 晚年婚姻问题、家庭不和、子女不孝、生活困难、亲属生病或死亡等因素都容易使老年人产生相应的心理危机，引发焦虑、抑郁甚至绝望，从而实施自伤、自杀行为。

6. 管理因素

（1）管理制度：交接班制度、危险物品管理制度以及意外事件应急预案制度不健全，或是执行不到位。

（2）照护人员：照护人员不能密切观察老年人的情绪、行为异常，不能准确评估老年人自伤、自杀风险；照护人员缺少应对意外风险的培训及演练。

（3）环境及设备：服务环境及设备存在安全隐患。

7. 其他 老年人自杀具有一定的区域和时间特点。

（三）自伤、自杀的方式

老年人自杀通常选择便利性、致死性较高的方式，服毒（服药）、自缢、溺水、高处坠落为最常见的自杀方式。老年人也常采用间接行为完成自杀，如拒食、拒饮、拒服药等。

（四）不良影响

老年人的自伤、自杀行为，不仅影响其身心健康及生活质量，甚至造成生命终结，给家庭带来负担和痛苦；对于养老机构，发生老年人自伤或自杀均会承担相应的管理责任和法律责任，也会带来负面影响；对于社会，老年人自伤和自杀事件的发生一定程度上影响人均预期寿命及老年福利保障制度的完善和健康老龄化的发展。

二、老年人自伤、自杀的护理及风险管理

（一）老年人自伤、自杀的风险因素评估

1. 评估内容

（1）自伤、自杀史：可通过询问老年人或其家属近期是否发生过自伤、自杀事件，以及事件发生的时间、诱发的因素等，全面收集和分析资料，为预防再次发生自伤、自杀事件提供针对性的干预依据。近期内有过自伤、自杀未遂行为者，再发自伤、自杀行为的可能性非常大。然而，在实际生活中，当自杀未遂者在其自杀行为多次重复后，周围人常以为老年人并不想死而放松警惕，此时死亡发生率反而大大增加。

（2）疾病史：重点了解老年人是否患有循环系统、泌尿系统、呼吸系统、神经系统和运动系统疾病，如高血压、肾衰竭、急性缺血性脑卒中、恶性肿瘤和感染等。患上述疾病的老年人具有更高的自杀意念与自杀行为发生率，且疾病的数量与老年人自杀行为之间存在剂量 - 反应关系，即疾病数量和其严重程度会造成累积效应，增加老年人的自杀风险。

（3）用药史：通过询问老年人及其家属评估老年人的用药情况，如是否使用了抗精神病药或抗高血压药，以及服用的剂量、效果和不良反应。如抗高血压药物利血平具有镇静作用，可产生药源性抑郁。

（4）认知功能及心理状况：老年人由于各种原因所导致的认知功能障碍以及持续处于焦虑和抑

郁状态，在一定程度上会使得老年人出现厌世、自伤和自杀等情况。因此对老年人进行认知功能、焦虑、抑郁等负性心理的评估，可帮助照护人员及时发现老年人的异常变化，并进行有效干预。

（5）环境及物品安全：评估老年人居室的环境及物品的安全。如窗户是否安装限位器、居室房门有无透明观察窗、楼顶是否安装防护装置；居室内锐器（如刀具类、针、玻璃、镜子等）、绳索（如绳子、床单、长丝袜、裤带、皮带等）以及危险药品（如化疗药、镇静安眠药等）是否进行妥善保管和安全使用。

（6）自杀意念：老年人自杀意念具有隐蔽性的特点。进行自杀意念的筛查，是自杀行为干预的关键。

（7）自杀行为预兆：自杀行为的发生并非完全是突然的和不可预测的，大多数自杀行为的发生存在一定的预兆，可以通过有关言行表现和相关因素的分析评估，提高对自杀行为的预测和防范。

1）自杀前兆的躯体症状包括但不限于失眠、多梦、惊醒、噩梦、食欲减退、体重下降、性欲减退和疲乏等。

2）自杀前兆的精神症状包括但不限于不自主性回忆创伤或受挫经历、情感淡漠、兴趣索然、易伤感、无端流泪吁叹、易激惹、猜疑等。

3）自杀前兆的反常行为包括但不限于：从吝啬突然变得慷慨大方；从胆小内向变得开放外向；对以往仇恨嫉妒的人表现出和解宽容的态度；对亲人表现出格外的关心或疏远冷淡；对幼辈或宠物表现出恋恋不舍；向亲人交代自己的存款和保险事项，或嘱托未了事宜；突然开始整理个人的物品，清理日记、信件、影集或写下遗书等。这些行为提示老年人经过犹豫彷徨阶段已经决意自杀，此时因为心理上如释重负，才有如此轻松的一反常态的假象。

2. 评估工具　对有自杀倾向的个体进行评估是一项复杂且非常困难的工作，通常采用两种形式的评估：一是专业人员与之面对面交谈，询问其是否有自杀意念和自杀打算，以此判定自杀的可能性；二是通过自我报告式量表进行自我测试。自我报告式量表测验形式比面对面交谈具有更多优势。近年来一些中外研究者开始致力于自杀评估工具的研究，从而使得对自杀的评估有了许多量化的测量工具。自杀意图量表（suicide intent scale，SIS）、Beck 自杀意念量表中文版（the Chinese version of the Beck scale for suicide ideation，BSI-CV）、自我评定自杀意念量表（self-rated scale for suicide ideation，SSI-SR）、自杀行为问卷（suicidal behaviors questionnaire，SBQ）和自杀态度问卷（suicide attitude questionnaire，SAQ）、护士用自杀风险评估量表（the nurses'global assessment of suicide risk，NGASR）等调查工具被广泛应用。

（1）护士用自杀风险评估量表（NGASR）（表 9-3）：该量表是由英国学者在临床实践的基础上编制的，用于精神科评估自杀风险的他评量表。该量表包含 15 个条目，每个条目依据是/否计分，如果答"是"，则按照条目的重要程度赋分，将各条目得分相加即得量表总分。总分越高代表自伤、自杀的风险越高，总分≤5 分为低自杀风险，6～8 分为中自杀风险，9～11 分为高自杀风险，≥12 分为极高自杀风险。

（2）Beck 自杀意念量表中文版（BSI-CV），由 Beck 根据临床经验和理论研究，于 1979 年编制而成，后由北京回龙观医院李献云等人进行了翻译和修订，在国内外得到了广泛使用。有研究证实该量表在养老机构老年人中有良好的信效度。此量表共计 19 个条目，前 5 个条目用于判断自杀意念，后 14 个条目用于判断自杀倾向。BSI-CV 采用三级评分制（0～2 分），总分为 0～38 分，得分越高，自杀意念越强烈，自杀危险越高。

（二）老年人自伤、自杀的预防

1. 风险评估　观察老年人日常生活活动、精神状态、感知觉与沟通能力，进行风险评估，根据评估的结果采取防范措施。发现老年人有自伤或自杀倾向时，应及时干预，并告知相关第三方（如老年人家属），在征询相关第三方的同意后，适时使用安全保护用具；对于有中高自伤、自杀风险的老年人，情绪不稳定时，要及时给予干预，进行疏导安抚，检查住所有无危险物品，并关好门窗。

表 9-3 护士用自杀风险评估量表（NGASR）

条目	评分标准 / 分
1. 绝望感	3
2. 近期负性生活事件	1
3. 被害妄想或有被害内容的幻听	1
4. 情绪低落 / 兴趣丧失或愉快感缺乏	3
5. 人际和社会功能退缩	1
6. 言语流露自杀意图	1
7. 计划采取自杀行动	3
8. 自杀家族史	1
9. 近期亲人死亡或重要的亲密关系丧失	3
10. 精神病史	1
11. 鳏夫 / 寡妇	1
12. 自杀未遂史	3
13. 社会 - 经济地位低下	1
14. 饮酒史或酒滥用	1
15. 罹患晚期疾病	1

2. 危险物品管理

（1）危险物品包括但不限于尖锐物品、锋利的刀剪、功率较大的取暖电器、电热毯、无安全认证的插线板以及玻璃、钉子、煤气、农药等物品。

（2）注意保管好危险物品，必要时加锁保管。

3. 环境管理 居室布局力求简单，家具等不要有明显的棱角。有认知障碍的老年人的生活区域严禁放置任何危险物品，对可能产生伤害的设施设备应设置保护装置。

4. 情绪管理 及时掌握老年人的思想动态和异常表现，正确识别自伤、自杀前兆行为。采用疏导、解释、转移注意力的方式纠正老年人的行为，以免激起老年人的逆反心理。与老年人多沟通，关心、关爱老年人，使其心情愉悦。鼓励老年人多参加社会活动。

5. 死亡教育 死亡教育是有关死亡知识的社会化、大众化的过程。对老年人开展死亡教育可引导老年人正视疾病，帮助老年人保持良好的情绪、乐观的态度。

（三）老年人自伤、自杀的干预

当发现老年人自杀时，必须争分夺秒地抢救老年人的生命。根据不同自杀方式采取不同的急救处理，积极申请医学救援（如拨打"120"急救电话）的同时，强调现场急救，尤其对呼吸或心搏停止的自杀者需要及时进行心肺复苏，避免出现或减少后遗症。

1. 自伤老年人的急救处理 对于采取割腕、锐器扎伤等形式自伤的老年人，一旦发现，迅速止血，密切观察其神志、面色、口唇、血压、脉搏、尿量情况，及时送医。

2. 自缢老年人的急救处理 自缢是最常见的自杀方式，致死性高。其急救措施如下：

（1）松开缢套：发现老年人自缢，立即抱住其身体向上举，以减轻缢套对颈动脉的压力，同时快速松解或剪断缢套，防止坠地时跌伤。

（2）立即抢救：将老年人就地平放或置于硬板床上，松开衣扣、腰带，清除呼吸道分泌物，保持呼吸道通畅。检查呼吸、心搏，如已停止，立即进行心肺复苏，直至老年人呼吸、心搏、神志恢复。

（3）送院就诊：及时送医院进一步治疗。

（4）心理支持：待老年人完全清醒后加强心理支持,稳定其情绪,避免再次出现自杀行为。

3. 服毒（服药）老年人的急救处理

（1）首先评估老年人的意识、瞳孔、呕吐物、分泌物、肤色等。

（2）初步判断所服毒物（药物）性质、种类。对意识清醒的老年人,应尽量引导老年人说出所服毒物（药物）的种类、量及服毒（服药）过程。

（3）对意识清醒的老年人,应行催吐,然后洗胃。

（4）对所服毒物（药物）种类不明确者,应留取胃内容物或标本送检。

（5）洗胃后,无禁忌证情况下可用硫酸钠溶液导泻。

（6）对意识不清或休克的老年人,应及时送医院就诊。

4. 触电老年人的急救处理　触电又称为电击伤,是人体直接接触电源时因电流的通过而造成的伤害。电流对人体造成的损伤主要是电热所致的烧伤和强烈的肌肉痉挛,重者可导致心搏骤停。处理方法如下:

（1）立即切断电源,不可直接用手接触触电老年人。当找不到电源时,可穿上胶鞋或用绝缘物体如被服等套住触电老年人,牵拉其脱离电源。

（2）意识清醒者,使其就地平卧休息,松解其衣服,抬起下颌,以保持呼吸道通畅。

（3）心搏和呼吸停止者,应立即进行心肺复苏术。

5. 高处坠落老年人的急救处理　如果发现老年人自高处坠落,应及时检查有无开放性伤口,老年人意识是否清醒,有无呕吐、头痛,外耳道有无液体流出,肢体有无骨折；对开放性伤口,立即用布带结扎肢体近心端止血；如果发现骨折,应减少搬动老年人,搬运时,应使用平整的硬板,并观察有无内脏的损伤；若老年人休克,应就地进行抢救。对老年人进行初步处理后,送医院进一步救治。

6. 撞击老年人的急救处理　当发现老年人撞击（如用头撞墙）时,应立即阻止并转移其注意力。对不听从劝告或无法自控的老年人,应遵医嘱给予约束。迅速检查老年人的伤情,观察老年人的意识、瞳孔、呼吸、血压、脉搏及有无呕吐等。如有开放性伤口,应立即进行清创、缝合。

（四）养老机构老年人自伤、自杀的管理要点

1. 入住管理　准确、动态地评估老年人自伤、自杀的风险。向新入住的老年人介绍居住环境,使其尽快适应新环境。

2. 危险物品管理　不允许老年人及相关第三方携带危险物品进入老年人的生活区域,一旦发现统一收缴管理。机构自身运营服务所需的器具和物品中如有危险器具和物品,应加强管控,设专人管理易燃易爆品、有毒有害物品、尖锐物品、钝器以及火种等。

3. 照护人员管理　养老机构应根据需求配置数量合理的照护人员,加强培训,组织技能考核及意外风险应急演练（图9-1）。

（五）养老机构老年人自伤、自杀的应急处理流程

1. 马上制止老年人的伤害行为并撤走危险物品,派专人看护。

2. 立即报告当班医务人员、管理人员和相关第三方（如老年人家属）。

3. 评估老年人意识状态、瞳孔大小及生命体征,判断老年人的情况,将老年人置于安全环境,根据情况对症处理。

4. 维持正常的工作程序,注意安抚其他知情老年人的情绪,使他们配合调查工作。

5. 填写不良事件报告表,逐级上报。

6. 总结反思。

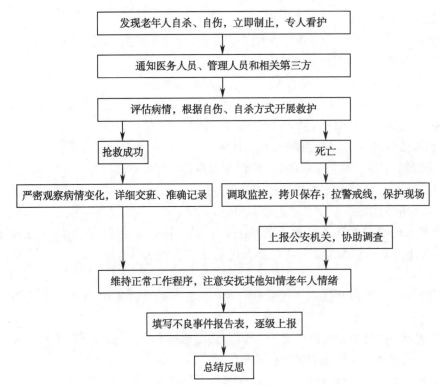

图 9-1　养老机构老年人自伤、自杀的应急处理流程图

第三节　老年人他伤的风险管理及护理

一、概述

（一）他伤的定义

他伤是由个体实施的对他人的机体造成实质性损伤的行为。

（二）老年人他伤的危险因素

1. 心理因素　老年人在情绪过激的状态下，可能会出现他伤事件。

2. 疾病因素　认知障碍的老年人存在激越行为，有时可表现为攻击性，如拳打脚踢、推搡或是用工具击打他人，从而造成他伤事件。

3. 管理因素　照护人员对于老年人的性格不太了解，将性格不合或存在矛盾的老年人安置于一室；在对待认知障碍老年人时表现出急躁、生气、抱怨、冷漠等不良情绪，容易诱发老年人的攻击行为，从而导致他伤事件发生。

（三）不良影响

老年人的他伤行为会危害到他人的身心健康及生命安全，也容易引发纠纷。

二、老年人他伤的护理及风险管理

（一）老年人他伤风险因素评估

1. 评估内容

（1）他伤史：近期内有过他伤行为者，再发生他伤的可能性非常大。

（2）疾病史：重点了解老年人的精神疾病史。

（3）认知功能及环境物品安全评估见本章第二节。

（4）精神症状：评估老年人近期是否出现躁狂、被害妄想、幻觉等精神症状。

2. 评估工具 攻击风险因素评估表是北京安定医院自制的评估工具，在临床的精神科应用多年。该评估工具将攻击风险等级分为Ⅰ、Ⅱ、Ⅲ、Ⅳ四级，等级越高，风险越大。该评估工具被推荐用于评估他伤的风险，详见表9-4。

表9-4 攻击风险因素评估表

评估内容	评估选项	级别
存在下述情形之一者，若为男性则有两项		Ⅰ级
（1）男性	□有　□无	
（2）精神分裂症，伴有幻听或被害妄想	□有　□无	
（3）躁狂	□有　□无	
（4）酒药依赖的脱瘾期	□有　□无	
（5）意识障碍伴行为紊乱	□有　□无	
（6）痴呆伴行为紊乱	□有　□无	
（7）既往人格不良者（有冲动、边缘型人格障碍）	□有　□无	
存在下述情形之一者		Ⅱ级
（1）被动的言语攻击行为，表现为激惹性增高，如无对象的抱怨、发牢骚、说怪话	□有　□无	
（2）交谈时态度不好、抵触、有敌意或不信任	□有　□无	
（3）或精神分裂症有命令性幻听者	□有　□无	
存在下述情形之一者		Ⅲ级
（1）主动的言语攻击行为，如有对象的辱骂	□有　□无	
（2）被动的躯体攻击行为（如毁物）	□有　□无	
（3）在交往时出现社交粗暴（交谈时突然离去、躲避、推挡他人善意的躯体接触）	□有　□无	
（4）既往曾有过主动的躯体攻击行为	□有　□无	
存在下述情形之一者		Ⅳ级
（1）有主动的躯体攻击行为，如踢、打、咬或使用物品打击他人	□有　□无	
（2）攻击行为在1d内至少出现2次或攻击行为造成了他人肉体上的伤害	□有　□无	

（二）老年人他伤的预防

1. 危险物品管理及环境管理 见本章第二节。

2. 活动管理 为老年人组织多样化的文娱活动，丰富老年人的生活，鼓励老年人之间交流和互动。

3. 心理支持 为情绪不稳定或患有心理疾病的老年人提供心理疏导。

（三）老年人他伤的干预

发生他伤情况时，应及时制止并视情况报警、呼叫医疗急救，同时及时告知相关第三方。在征得第三方同意后，适时使用安全保护用具。

（四）养老机构老年人他伤的管理

1. 照护人员应熟悉每个老年人的性格特点，密切关注老年人的异常行为，谨防意外伤害事件发生。

2. 当有认知障碍的老年人出现他伤行为时，照护人员不要一味指责，切忌与其激烈争辩；理解痴呆老年人的攻击行为是其表达自我感受的一种方式，这种方式让其感觉到安全；照护人员可以通过改善照护方法和环境，降低此类行为的发生。

（五）养老机构老年人他伤应急处理流程

养老机构老年人他伤应急处理流程可参考养老机构老年人自伤、自杀的应急处理流程。

（曹迎凤）

 思考题

1. 老年人走失的危险因素有哪些？
2. 对有自杀企图的老年人应如何做好安全护理？

第十章
老年人康复与娱乐活动护理及风险管理

第一节　老年人康复护理及风险管理

康复护理在老年人慢性病管理中具有不可替代的作用，也是延长健康预期寿命的关键。通过全面评估老年人的身体功能状态，制订个体化康复活动目标，选择合适的康复护理活动，借助康复辅具，能延缓疾病进程，提高老年人的独立生活能力，改善生活质量。康复护理的方法多样，涉及面广，在训练及活动过程中应谨慎防范并做好相应的风险管理。

案　例

李爷爷，69岁，退休前是一名工程师，有高血压、高血脂病史15年，5个月前被诊断为"脑梗死"，经溶栓和支持治疗半个月后病情稳定，但右侧肢体肌力4级，生活不能完全自理，出院后转入一家养老中心继续治疗和护理。经系统评估后，多学科合作康复团队为李爷爷制订了右侧肢体康复训练方案，包括借助拐杖进行右侧腿部肌肉训练，以期最大限度恢复右侧肢体的功能。

请问：

1. 李爷爷进行肢体康复训练的过程中可能存在哪些安全风险？
2. 如果李爷爷在康复护理活动中出现意外，照护人员应如何对李爷爷进行紧急救助？

一、概述

（一）相关概念

康复护理是指照护人员在康复计划的实施过程中，以康复的整体医疗计划为依据，配合康复医生或康复治疗师等专业人员，对康复对象实施各种康复护理技术手段，预防继发性残疾或减轻残疾的影响，最大限度地改善或促进机体的功能。

老年康复护理是以康复治疗方案为依据，以最大限度恢复功能、减轻残障为目标，密切联系老年患者的日常生活活动，开展适宜的康复护理项目，预防并发症和功能减退，提高自理能力。老年照护人员应掌握一定的身体与精神康复的护理知识和技能，在职业允许的范围内为老年人提供相应的服务。

（二）老年人康复治疗的种类

1. 物理治疗　主要包括运动疗法（即徒手或利用器械进行肌肉、关节等的主动或被动运动，如球类、体操等）、物理因子疗法（如使用电、光、声、磁、冷、热、水、力等治疗）。

2. 作业治疗　包括木工作业、园艺作业、文书类作业、书画作业、手工艺作业、日常生活训练、治疗性游戏、制陶作业、电器装配与维修、考古作业、计算机操作、认知作业、治疗性作业等。

3. 言语治疗　通过人工或借助机器进行听、说、读、写训练，进行会话、书面语言、手势语言等练习，改善发音，恢复患者的交流能力，用于治疗失语、口吃或耳聋等病症。

4. 康复辅助器具的应用　为改善残疾人功能状况而采用适配的或专门设计的产品、器具、设备或技术，如矫形器、助行器、假肢、轮椅等。

5. 传统疗法　包括针灸、中药熏蒸、按摩、中医手法治疗及传统的保健方法，如太极拳、八段锦等训练。

6. 心理疏导与治疗　通过催眠疗法、行为治疗、松弛疗法、音乐疗法和心理咨询等对患者进行治疗护理。

（三）老年人常用的康复护理技术

1. 体位摆放及体位转移　体位摆放是指根据康复治疗及护理的需要，给患者安置的身体姿势或位置。例如，脑损伤患者抗痉挛体位摆放采用的是患侧卧位、健侧卧位、仰卧位、坐位。为骨关节病患者所摆放的功能位包括上肢功能位、下肢功能位等。体位转移包括床上运动、从仰卧位到坐位运动、从坐位到站位运动，以及床椅转移运动等。

2. 呼吸训练与排痰技术　呼吸训练是指为保持呼吸道通畅，提高呼吸功能，促进痰液引流，改善肺与毛细血管间的气体交换，提高生活能力而采用的各种训练方法，主要包括放松训练、呼吸肌训练、腹式呼吸训练、缩唇呼吸法等。排痰技术是指促进呼吸道分泌物排出的技术，主要包括有效咳嗽训练、辅助咳嗽技术、体位引流、背部叩击或振动排痰等方法。

3. 吞咽障碍护理技术　该技术帮助患者改善吞咽功能，改变或恢复经口进食的方式，预防并发症的发生，改善患者的营养状态，有利于患者整体功能的恢复，增强患者对于康复的信心。吞咽障碍护理技术主要用于脑卒中、颅脑外伤等引起的神经源性吞咽障碍的患者，包括管饲饮食和吞咽训练（间接训练、直接训练、代偿性训练、电刺激治疗、球囊导管扩张法等）。

4. 神经源性膀胱护理技术　是指促进膀胱排空、减少残余尿、降低膀胱内压力的技术。该技术可预防并发症，保护上尿路，提高患者的生活质量。如留置导尿技术、膀胱造瘘术、膀胱功能训练技术、辅助排尿技术等。

5. 神经源性肠道护理技术　该技术包括排便方式管理、饮食管理、运动指导、用药和肠道功能训练等技术。如手指直肠刺激、盆底肌功能训练等技术。

6. 日常生活活动能力训练技术　日常生活活动是指个体为了维持或适应生存而每天必须反复进行的最基本的活动，如运动、自理、做家务和娱乐等。日常生活活动能力训练技术包括进食、穿脱衣物、个人卫生、乘轮椅、如厕、步行等。

7. 心理康复护理技术　是指运用心理学的理论和技术，为有残疾或患慢性病的老年人，通过各种方式或途径，改变其不良的心理状态和行为，促进其身心康复。如建立良好的人际关系，防止医源性因素的影响；合理应用心理防卫机制和正向思维方式，提供社会支持、心理咨询、心理治疗。

8. 康复护理环境管理　通过改善老年人生活的空间以及直接或间接影响老年人生存或发展的各种自然环境和社会环境，促使老年人保持良好的情绪，最大限度地适应环境，以应对残疾、维持日常生活自理能力。康复护理环境管理包括无障碍设施、居家环境改造建设等。

知识拓展

康复机器人

康复机器人属于医疗机器人领域的分支，是机器人技术与康复医学结合的产物，中枢神经系统的高度可塑性是康复医学和机器人技术结合的最重要的医学依据。目前，康复机器人已经广泛地应用到康复护理、假肢和康复治疗等方面，是患者康复过程中以及康复后替代身体功能的重要智能设备。康复的对象主要是神经损伤患者，包括脑卒中、残疾和患有帕金森综合征的老年人。目前，康复机器人主要分为医疗训练用康复机器人和生活辅助用康复机器人两大类。

（四）老年人康复护理的作用

1. 预防继发性功能障碍 继发性功能障碍是指老年人患病伤残后，未予以及时的康复治疗或适宜的康复护理所导致的功能障碍。如脑卒中患者由于体位摆放不正确，导致偏瘫侧肢体痉挛、足下垂等；长期卧床得不到及时翻身和正确体位摆放而出现的压力性损伤、肺部感染、深静脉血栓形成、肢体挛缩等；脊髓损伤后两便控制障碍，缺乏排尿功能训练，导致膀胱功能紊乱，发生尿路感染等。适时介入康复护理，可有效预防继发性功能障碍。

2. 促进身体各系统的功能 康复护理能促进老年人全身的功能，预防或减少并发症发生。如运动疗法能增强老年人心、肺、脑等脏器的功能，改善全身血液循环，降低心脏泵血阻力；减少血栓的发生，降低脑卒中的风险；增加肺通气量和氧气摄入，提高肺功能。同时，运动疗法也能松弛韧带，增加关节灵活度。抗阻运动能增强肌肉力量及肌腱对关节的保护，增强身体的平衡和稳定，促进钙质沉积，预防骨质疏松。

3. 促进老年人心理健康 康复训练帮助老年人逐步恢复丧失的身体功能，提升自理能力，使其重获生活的勇气和信心；同时康复训练的过程增加了与他人沟通交流的机会，照护人员也可以进行适时的心理护理，有效促进老年人的心理健康。

4. 减轻照护负担 通过康复训练，老年人的自理能力得到提升，身体功能得到改善，可减轻家庭及机构的照护负担。

（五）老年人常见的康复护理风险

老年人康复护理风险因具体的康复护理活动而异，主要包括以下几方面：

1. 运动疗法风险 在进行肢体肌力和关节活动度训练的过程中，运动量过大易引起老年人身体疲劳，肌肉酸痛，或导致肌肉拉伤、关节扭伤，或出现跌倒、低血糖等风险；对高血压患者行肌肉等长收缩训练时有发生脑卒中的风险，行心肺功能训练时则有诱发心律失常、心绞痛、心肌梗死、心搏和呼吸骤停等风险，行排痰训练时有发生痰堵的风险。

2. 物理因子疗法风险 ①电击伤或电流损伤是电疗时最常见的风险，轻则可引起疼痛、肌肉痉挛，重则可出现意识丧失、呼吸和心搏停止等后果。装有起搏器者会因电刺激而影响起搏器的功能。②灼伤：利用电、光、热等因子治疗时，强度过大、温度过高、持续时间过长或保护不当，可导致皮肤或黏膜的灼伤。③过度刺激现象：由于物理因子负荷量过大或作用时间过长，超出机体耐受力，可引起出汗、心悸、疲惫、食欲减退或病情恶化等现象。④过敏反应：对有过敏体质的患者进行药物离子导入治疗时，可出现药物过敏反应。

3. 作业治疗风险 作业治疗的安全风险与治疗种类有关。如日常生活活动训练涉及洗脸、刷牙、行走、如厕、床椅转移等，肢体肌力受损、关节活动不便并伴有疼痛的老年人，发生跌倒、坠床、直立性低血压的概率较高。

4. 言语治疗风险 言语治疗过度可导致患者疲劳、心情烦躁或厌恶治疗等。

5. 康复辅具使用风险 康复辅具的种类很多，使用不当均可造成损伤。比如腋杖高度不合理可导致臂丛神经损伤；矫形器使用时未注意保护可引起皮肤压疮；助行器使用过程中容易导致跌倒、轮椅翻倒等风险的发生。

6. 传统疗法风险 行关节松动术的老年患者可出现疼痛、肿胀、韧带撕裂、骨折、关节脱位；手法过重、作用力矩过大对骨质疏松患者可造成病理性骨折。艾灸、刮痧、中药熏蒸、微波针灸等治疗的风险可参考物理因子疗法的风险。

7. 其他治疗风险 在呼吸功能、吞咽功能、膀胱功能的训练过程中可出现痰堵、窒息、尿路感染等风险。

二、老年人康复护理常见风险的预防

（一）老年人康复护理风险因素

1. 身体因素 生理因素和疾病因素是老年人康复护理中最重要的风险因素。老年人的生理功能，尤其是中枢神经系统和运动系统功能出现退行性变化。老年人的反应灵敏度、行动力、体力和活动耐力都有不同程度的下降；视力、听力减退使老年人康复护理的潜在风险增加。同时，老年人常伴有慢性病且接受多重药物治疗，康复护理的风险增高。如老年高血压患者使用降压药会增加直立性低血压的风险。

2. 治疗因素 不同的康复治疗手段可能带来相应的潜在风险。如运动疗法引起肌肉拉伤、关节扭伤等的风险较高。而冷、热、电等物理因子疗法则容易出现冻伤、烫伤、电击伤等。

3. 人员因素 照护人员的态度、技术、管理能力、风险意识等方面的缺陷也可能成为老年人康复护理的安全隐患。如照护人员工作不够严谨、责任心欠缺、未遵循操作规程、未做好安全防护；对康复护理新技术、新业务知识掌握不够，技能不娴熟，对康复辅具的使用方法不熟悉或经验不足；对技术风险识别能力不强；康复护理管理能力较弱等。

4. 环境设施因素 康复护理环境涉及病房、康复治疗室或室外康复场地等，须配有相应的康复设施设备。如果场地狭窄、地面湿滑、基础设施配套不足，或环境布局不合理、康复辅具安全故障等都可能导致安全风险事件的发生。

（二）老年人康复护理风险因素评估

老年人康复护理风险受各种因素的综合影响，应做好多重风险因素的评估和控制，降低安全风险事件的发生率。

1. 评估老年人的基础疾病和生命体征 老年人的基础疾病和生命体征是决策康复护理计划的重要指标。照护人员应详细询问老年人是否患有高血压、糖尿病、冠心病、肺心病、脑卒中、营养不良、过敏等，监测其生命体征、血糖、体重、营养状况、疼痛程度等指标，对老年人康复护理治疗方案有重要的指导意义。

2. 评估老年人能力 老年人能力是康复护理的基础，也是重要的风险因素。许多日常康复训练活动，如穿脱衣、进食、移动、如厕等训练都基于日常生活活动能力。意识水平、听觉、视觉、沟通交流等感知觉能力以及情绪、认知和行为能力等直接影响老年人康复护理的组织和实施。因此，老年人能力评估为康复护理计划的制订和实施提供了重要依据。具体评估内容及方法参考国家标准 GB/T 42195—2022《老年人能力评估规范》和老年人衰弱评估量表（参考附表 3"临床衰弱量表"）。

3. 评估老年人的运动功能 老年人的运动功能评估包括肌力、肌张力、关节活动度、身体平衡、稳定与协调功能、步态等。

4. 评估老年人的心肺功能 良好的心肺功能是老年人运动康复的前提条件或保障，心肺功能不佳可增加康复训练中突发疾病的风险。康复训练前应评估老年人的心肺功能，了解其心肺功能状态或活动耐力。如通过心功能分级法判断老年人心功能的储备（表 10-1）、通过 6min 步行试验判断老年人的心脏储备功能（表 10-2）、通过呼吸功能徒手评定判断老年人的呼吸功能（表 10-3）。

5. 评估老年人的运动耐量 运动耐量是指身体所能达到或承受的最大运动负荷，有氧运动心肺功能测试（最常用的运动负荷试验）虽为测定运动耐量的金标准，但可能会增加老年人心绞痛或心肌

表 10-1 心功能分级表

心功能分级	临床表现
Ⅰ级	体力活动不受限,一般的体力活动不引起过度的乏力、心悸、气促和心绞痛
Ⅱ级	体力活动轻度受限,休息时无症状,一般的体力活动即可引起上述症状
Ⅲ级	体力活动明显受限,休息时尚正常,低于日常活动量也可引起上述症状
Ⅳ级	体力活动完全丧失,休息时仍有上述症状

注:通过观察老年人体力活动时心功能受损的临床症状来判断等级。

表 10-2 6min 步行试验

心衰程度	步行距离
严重	步行距离小于 150m
中度	步行距离为 150~425m
轻度	步行距离为 426~550m

注:方法为老年人在非负重状态下,以能耐受的最大速度平地步行(建议往返步行)6min,测量其步行距离。可独立预测心力衰竭致残率和病死率的因子,用于评定老年人心脏储备功能,评价药物治疗和康复治疗的效果。

表 10-3 呼吸功能徒手评定

程度	表现
0级	日常生活活动能力和正常人一样
Ⅰ级	一般劳动较正常人容易出现气促
Ⅱ级	登楼、上坡时出现气促
Ⅲ级	慢走 100m 以内即感气促
Ⅳ级	讲话、穿衣等轻微动作便感到气短
Ⅴ级	安静时就有气短,不能平卧

注:通过观察老年人生活和活动时呼吸功能受损的临床症状来判断等级。

梗死的风险。对老年人进行有氧运动训练的合适运动量估计的最简单的方法是运动结束立即测量脉搏或心率,并以(170-年龄)作为运动适宜的平均心率,如 60 岁的老年人平均运动心率应在 110 次/min 左右较为合适。适宜的运动量也可用心率恢复到运动前水平的时间来评估,即运动结束后在 3min 内心率恢复者表明运动量较小,在 3~5min 恢复者表明运动量适宜,而在 10min 以上恢复者表明运动量太大。当然,运动量的大小也可以老年人的主观感受来衡量。如在运动中感到精神饱满、心胸舒畅,虽有轻度疲劳但无胸闷闷气闭、剧烈心跳等现象,运动后食欲增加、睡眠改善、血压与体重正常,说明运动量适中、强度合适。否则应及时调整运动量和强度。

对高龄冠心病患者可通过运动状况间接评估运动耐量。通常以代谢当量(metabolic equivalent, MET)来表示个体的相对能量代谢率,即健康成年人维持静息代谢所需要的氧耗[3.5ml/(kg•min)]为 1MET。个体在不同活动状态下摄氧量可用静息坐位氧耗的倍数表示,例如有一个体的运动强度为 10METs,相当于安静坐位摄氧量的 10 倍,对应的氧耗为[35ml/(kg•min)]。MET 越大,表示个体所能耐受的运动强度越大,心肺功能储备越好。

6. 综合评估老年人的身体功能 高龄、衰弱、功能受限、伴有全身多发疾病的老年人须综合评估身体各系统功能判断康复活动的可能性。综合评估包括一般状态评估、功能障碍评估和日常活动功能评估,据此提出康复处理方法,预防康复训练风险,提高老年人的生活质量。评估内容及方法见老年人身体功能综合评估表(附表4)。

7. 评估环境设备 康复护理前还应评估康复环境和设备情况。评估环境是否安全,设备是否齐全完好,有可能导致跌倒、触电、照射、温度等各种损伤的治疗是否已有相应的安全防护和保障措施,以及紧急处置预案。

8. 评估其他常见风险的影响因素 其他常见风险包括跌倒、误吸/误食、烫伤/冻伤、感染,具体评估方法见本教材相应章节。

(三)老年人康复护理风险的预防

1. 建立康复护理管理制度与风险处理预案 建立完善的康复护理管理制度,包括康复照护人员的岗位资质和技能要求,培训制度,康复护理操作程序和标准,风险评估内容、方法和质控要求,各种康复护理风险预防策略和处置预案。

2. 提高康复照护人员的综合专业素养 照护人员应加强康复理论和技能学习,提高业务水平和安全意识;机构应建立全面的业务学习计划及规章制度,通过专题会议、护理查房、康复技能培训或导师带教等方式,提升照护人员的康复护理理论知识水平,训练康复护理操作技能,预防和减少安全风险。

3. 开展老年人康复护理安全教育 定期开展老年人康复护理及安全知识讲座和技能指导,例如康复辅具的正确使用方法、康复治疗训练的要求和安全措施。必要时组织老年人进行康复护理安全演练,形成习惯。

4. 运动康复护理风险预防

(1)基于评估进行个性化运动康复护理:以耐力性(有氧)运动进行康复治疗的疾病多为心血管、呼吸、内分泌等系统的慢性疾病,在按康复运动处方训练时,应根据老年个体的生理变化、疾病特点和全身情况进行针对性训练,确保康复运动的有效性与安全性。

(2)严格掌握运动康复训练的禁忌证或适应证:病情不稳定的心力衰竭、心绞痛、心肌梗死、心律失常和严重高血压的患者不宜进行运动康复,以防猝死。患有糖尿病的老年人,若空腹血糖<3.9mmol/L,或>16.7mmol/L,或伴有糖尿病酮症酸中毒和急性感染等禁忌进行运动康复。

(3)运动康复前应做好充分的准备:训练前应指导老年人进行常规的热身运动,对运动量提出具体要求,如运动时间、频率、强度等,以保证运动康复的质量。运动康复中力量训练以不引起疼痛为度。运动时保持正确的身体姿势,必要时给予保护。训练后应有放松和整理过程。例如,对低危风险的高龄老年人的运动强度以最大氧耗量(VO_2 max)的60%~70%为宜,训练时间可从15~30min/次起始逐步延长至60min/次,有氧训练3~7次/周。

(4)运动康复中应密切观察病情变化:观察和询问老年人有无疼痛、胸闷气短、面色苍白、心慌出汗、背部疼痛等先兆症状,若出现这些变化,应立即停止活动,酌情采取相应的处理措施。如监测糖尿病老年人的血糖水平,忌空腹训练,以餐后2h内开始训练为宜。当配合药物治疗时,因餐后90min的即时降糖作用最强,应避免在降糖药/胰岛素作用高峰期训练,并适当备糖果,预防低血糖的发生。

5. 物理因子疗法风险预防

(1)设置安全警示标志:执行具有特殊安全风险的康复治疗时,应设置安全操作警示标志。

(2)做好器械设备的管理:物理因子治疗期间,定期检修器械设备,确保安全。

(3)遵循安全操作规程

1)电疗安全操作:①电极不能直接与皮肤接触,电流密度分布均匀,防止皮肤灼伤。②电极放置于人体后,禁止开关电源。③治疗仪器工作时须远离强电器(如冰箱、洗衣机、微波炉及高频设备等),不共用插座,以防干扰或出现电刺激过强。④当启动大电压输出后,输出导线两端不能相碰,避免短路。⑤因电极板衬垫浸有水或药酒,使用时不应放置在仪器面板上以免损坏。⑥应除去治疗部位的金属物品(如手表、发夹、首饰、别针等)。对体内有金属异物(如骨科内固定物、气管套管、金属碎片、金属节育器等)的部位,应严格控制电流强度<0.3mA/cm²,可避免组织损伤。⑦装有心脏起搏

器者、治疗部位有大金属异物或刚植皮的部位则不宜电疗。

2）微波、磁、光、冷、热治疗的安全操作：确认治疗部位无禁忌，掌握有效的治疗剂量和时间，循序渐进，观察不良反应。应避免对孕妇、危重患者及感知失控者进行微波治疗，避开脑部、眼睛、睾丸等部位，以及植入心脏起搏器或体内有金属物（如人工关节、钢钉）者避免照射；对磁疗患者定期检查白细胞数量；光照治疗时照射部位应完全裸露，否则影响疗效。照射面部时应保护双目，避免引起眼睛干涩。注意用电安全。冷热疗时应掌握治疗的温度和时长，避免冻伤或烫伤。肿瘤部位不宜使用热疗，避免肿瘤转移。急性创伤后2～3d内忌用热疗，以免加重病情。

6. 作业治疗风险预防 创造良好的作业治疗环境，营造融洽的气氛，能增加老年人作业治疗的乐趣和康复的信心。应选择对躯体、心理和社会功能具有较好治疗作用的项目，且在允许的范围内尽量让老年人自行选择，提高老年人的兴趣；集体活动治疗形式能增强患者间的交流，提高患者社会参与和交往的能力。同时，应遵守循序渐进的原则，对治疗时间、强度、间歇次数等适当调整，以不产生疲劳为度，并做好详细的记录。

7. 掌握康复护理原则 为使康复护理达到最佳效果，减少安全风险，康复护理过程中应掌握以下几个原则：①早期治疗；②主动参与；③功能训练；④整体康复；⑤团队方式；⑥提高生活质量。

三、老年人康复护理常见风险的应急处理

（一）常见运动康复损伤的应急处理

急性运动康复损伤包括软组织损伤（皮肤擦伤、挫伤或撕裂伤，肌腱或肌肉拉伤）、关节软骨损伤，严重者可出现关节脱臼、撕脱性骨折等。长时间运动治疗可引起筋膜炎、跟腱炎、滑膜炎等。损伤的常见表现为局部疼痛、肿胀、活动受限，有伤口时还伴有出血；有关节脱臼时可表现为功能障碍、关节畸形；如出现骨折，除疼痛、畸形、异常活动外，可出现骨擦音或骨擦感。

1. 判断伤情及应急处理 根据老年人的临床表现初步判断损伤的部位、性质和严重程度（表10-4）。软组织损伤早期一般按PEACE原则处理，即P（protection）——保护患处，制动1～3d，减少出血，避免再次受伤；E（elevation）——抬高受伤部位，位置高于心脏水平；A（avoid anti-inflammatory modalities）——避免使用抗炎药物，炎症是组织修复的必经过程，早期损伤不宜过度抑制组织的炎症反应，48h内可采用冷敷法，将冰袋或冰湿毛巾敷在皮肤表面15～20min，使局部毛细血管收缩，具有止血、止痛、降温的作用；C（compression）——使用弹力绷带或者加压包扎的方法限制局部水肿和软组织出血；E（education）——教育患者，使其了解急性损伤后的处理方法和注意事项。

2. 伤口的处理 康复活动过程中如有擦伤、撕裂伤时常有开放伤口。不同类型的伤口处理方法不同，如不及时处理可能引起感染，可出现全身发热，局部发红、肿胀、疼痛、化脓等症状，影响伤口愈合，增加患者的痛苦。

表10-4 肌肉或韧带运动损伤的分度

程度	表现	处理
一度（轻度）	只有小部分肌纤维或韧带断裂，肌肉少许出血，或受伤的关节紧绷。外表看起来并无异样，受伤的部位用力或指压肌肉、关节患部才会感到疼痛	休息、冰敷、压迫、抬高患处
二度（中度）	有相当多的肌纤维或韧带断裂，肌肉明显出血，关节肿胀。表现为肿胀或出血，肌力减退，关节活动度减小	同上，两周后戴弹性关节保护套进行轻微运动，以不痛为度
三度（重度）	肌纤维或韧带全部断裂，常见断裂的部位在肌肉与肌腱的交接处。断裂的地方形成凹陷，两端鼓起，外观变形。疼痛不显著但肌力丧失；或关节严重肿胀，失去应有的稳定性，可能有脱臼现象	同上，抬高肢体，尽快送医，手术缝合肌肉或韧带，半年内不能从事任何运动。若存在关节脱臼，则立即用夹板及绷带固定，再紧急送医

擦伤是指皮肤表层被擦破，一般伤势较轻。伤口如有污物，可先用过氧化氢溶液反复冲洗，或以肥皂水、清水冲洗，并以碘伏消毒后用无菌敷料包扎。若伤口较小，可用创可贴妥善保护，避免污染。若伤口较大，流血较多，可以用医用厚棉垫局部压迫包扎止血。在现场也可用清洁的衣物直接压迫包扎止血，尽快送医处理。若为撕裂伤，则应评估伤口的大小、出血量、伤口内有无异物，初步判断伤口清洁程度和深度后再进行紧急处置。若伤口较深，还需在24h内注射破伤风抗毒素或破伤风免疫球蛋白，预防厌氧菌感染。若伴骨折和出血等症状，则予以紧急固定、止血和包扎后快速妥善转运至医院处置。

（二）突发疾病或症状的应急处理

1. 常见的突发疾病或症状　包括晕厥、高血压/急性脑卒中、心绞痛/心律失常/心搏骤停、过敏性哮喘、失血性休克、抽搐等。

（1）晕厥：各种疾病、治疗、药物或神经源性因素均可导致老年人突发晕厥，如晕针、低血糖性休克、心律失常、直立性低血压、高血压、耳源性疾病、中暑、过敏等。主要表现为头晕、目眩、心慌、面色苍白、恶心、呕吐等，部分患者具有特征性的伴随症状可帮助判断病情。如低血糖性休克，有强烈的饥饿感、心慌、出汗、发抖等；心律失常引起的晕厥可伴有胸闷、心悸或心前区不适等；梅尼埃病的晕厥表现为天旋地转；若为过敏反应，则伴有全身荨麻疹、皮肤发痒或表现为哮喘发作。

（2）高血压/急性脑卒中：康复活动过于剧烈可引起疲劳，或因天气闷热、噪声大、通风不良等各种因素导致老年人睡眠不佳，漏服降压药或对康复活动不适应等原因都可能使老年人的血压突然升高，严重者可并发出血性脑卒中。突发血压升高的老年人常面色潮红、头痛、头晕，甚至可发展为高血压脑病而伴有恶心、呕吐等颅内高压、脑水肿的症状。发生脑卒中的老年人则常表现为口角歪斜、手脚无力、言语不清，或有剧烈头痛等症状，严重者也可出现意识障碍、瞳孔对光反射迟钝、呼吸变慢等颅内高压的表现，甚至有脑疝的临床表现。

（3）心绞痛/心律失常/心搏骤停：康复活动使冠状动脉供血需求增加，心脏负荷加重，患有冠心病的老年人容易出现冠状动脉供血不足，心肌缺血缺氧而突发心绞痛或心肌梗死。如冠状动脉堵塞可导致大片心肌缺血性坏死而出现恶性心律失常，常表现为突发胸骨后压榨性疼痛、大汗淋漓、面色苍白，发生心源性休克，甚至心搏和呼吸停止。心肌梗死患者的胸前区疼痛常向左肩背部放射，不能被硝酸甘油等扩冠状动脉药物缓解。

（4）过敏性哮喘：有哮喘病史的老年人在进行康复活动如芳香疗法、园艺疗法时，因接触各种变应原而引发哮喘，通常有烦躁不安、呼吸急促或呼吸困难、口唇发绀、明显哮鸣音等症状或体征。

（5）失血性休克：老年人常因临床表现不典型，易被延误病情，如患有消化性溃疡的老年人发生跌倒，很可能是由于内出血引起失血性休克所致，只有在老年人出现明显的休克症状才被发现。失血性休克的老年人可表现为表情淡漠、面色苍白或发绀、皮肤湿冷、脉细速、体温下降，或烦躁不安、反应迟钝，甚至昏迷。

（6）抽搐：多继发于老年人跌倒后，脑部外伤发生癫痫，或老年人原有癫痫史，可表现为口吐白沫、牙关紧闭、四肢抽搐等症状。

2. 应急处理

（1）立即停止一切康复护理活动，使老年人就地平卧，尽量使老年人处于安静、舒适、通风的环境。若老年人意识清楚，安慰老年人，平复其情绪。若怀疑老年人为急性脑卒中发作，应将老年人的头部抬高并偏向一侧，保持呼吸道通畅，尽量不要搬动老年人。

（2）立即测量生命体征并全面评估病情，尤其注意有无特征性表现。如颅内高压患者的喷射性呕吐；脑卒中患者的口角歪斜、发音不清、偏瘫；心绞痛患者的压榨性胸痛；失血性休克患者的肢端湿冷、大汗淋漓、呼吸困难；哮喘患者的哮鸣音；癫痫患者的口吐白沫、全身抽搐等症状。应询问病情、治疗史及伴随症状，必要时测血糖、血氧饱和度等，初步判断可能的疾病原因，同时，拨打医生电话或"120"急救电话。

（3）给予初步紧急处置。若怀疑为低血糖性休克，立即给予老年人口服糖水或糖果；若怀疑为心律失常，应立即给予吸氧并密切观察病情变化；若在针灸过程中出现晕厥，高度怀疑为晕针时，应立即停止针刺操作并行放松疗法；若怀疑为过敏性休克，应迅速联系医生，遵医嘱立即给予皮下注射0.1%盐酸肾上腺素0.5～1mg；若出现呼吸和心搏停止，则立即行心肺复苏术；如患者血压骤然升高或怀疑为急性出血性脑卒中发作，则按常规医嘱口服降压药控制血压，或遵医嘱给予扩血管药物治疗，亦可遵医嘱给予甘露醇快速静脉滴注，减轻脑水肿；若伴有胸痛，则按医嘱给予硝酸甘油、速效救心丸或复方丹参滴丸等药物治疗，并观察用药效果；若为急性哮喘，则立即询问老年人的日常用药，常规使用扩张支气管的气雾剂治疗；若怀疑为失血性休克，立即开放静脉通路予以快速补液治疗；若为抽搐，则应保持患者呼吸道通畅，尽量减少刺激。

（4）等医生到来，协助进一步评估和检查，遵医嘱进行现场急救，并记录老年人的病情变化。

（5）跟随"120"救护车陪护患者赴医院进行进一步救治。老年人突发疾病或症状的应急处理流程见图10-1。

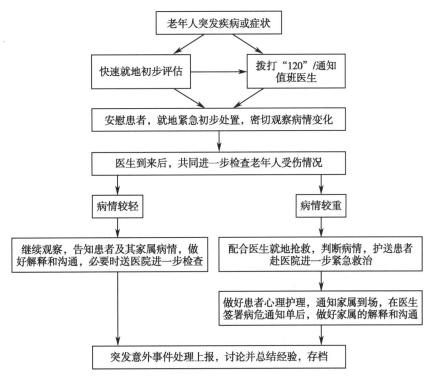

图 10-1 老年人突发疾病或症状的应急处置流程

（三）其他康复护理风险的应急处理

其他康复护理风险如坠床、跌倒、误服/误吸/窒息、电击伤、烫伤等的应急处理，见本教材及《基础护理学》的相应章节。

第二节 老年人娱乐活动护理及风险管理

娱乐活动对老年人的身心健康有不可替代的作用。通过全面评估患者的功能状态，制订个性化活动目标，选择合适的娱乐活动，可提高老年人的独立生活水平，促进身体功能，延缓疾病进程，改善生活质量，从而最大限度地恢复老年人的健康状态。

一、概述

(一)老年人娱乐活动的定义

老年人娱乐活动是指针对老年人身体、心理、社会和文化等特点,在为老服务工作者或老年社会工作者的协助和辅导下,由团体、社区或养老机构等组织开展的各类公益或文体活动。通过社交活动、身体活动、志愿服务等方式满足老年人的健康需求,提高其生活质量和幸福感。

(二)老年人娱乐活动的种类

1. 根据娱乐活动的性质分类

(1)益智类:拼图游戏、棋牌对垒、手工制作、知识竞赛、猜谜填字、文学创作、计算机学习等。

(2)文体类:文艺演出/比赛、体育竞技(如球类、田径类、游泳类等)、登山或徒步、健身操、慢跑、爬山、舞蹈、瑜伽、趣味运动、太极拳、徒步、郊游、气功、八段锦等。

(3)怡情类:赋诗作画、书法、赏花、阅读、摄影、园艺、看电影、听广播、参加音乐会等。

(4)社交类:聊天活动、回忆往事茶话会、征求意见茶话会、谈心交流茶话会等。

2. 根据娱乐活动的主题分类

(1)节庆类:集体生日宴会、重阳登高、端午包粽子、除夕包饺子、节日联欢晚会等。

(2)才艺展示类:唱歌比赛、插花、剪纸、厨艺、广场舞展示等。

(3)保健类:练声、气功、剑舞、瑜伽、老年健美操等。

(4)孝老类:代际联欢活动、机构-社区互融敬老爱老活动、大学生社团活动、社工组织的各种游戏活动等。

(5)公益类:义务植树活动、主题手工制作活动、公益募捐活动、义务劳动等。

(三)老年人娱乐活动的作用

娱乐活动能促进老年人的身心健康。如文体类活动可改善全身血液循环,促进心、肺、脑等脏器的功能,或运动和消化系统等的功能。同时,它还能满足老年人对社交和活动的心理需求,消除孤独感,保持乐观开朗的生活态度,有利于老年人保持身心健康。另外,丰富的娱乐活动是老年人适应新社会角色的载体,它为老年人转换生活方式提供空间,使老年人找到新的生活网络,融入新的社会角色,为老年人创造自我实现的机会。

(四)老年人娱乐活动的常见风险

老年人在娱乐活动过程中因受身心、社会、环境、文化等方面因素的影响难免存在一定的风险,需加以防范。此处主要针对养老机构老年人娱乐活动常见风险进行阐述。

1. 心理性风险　如紧张、焦虑、恐惧等情绪风险,或自伤、伤人等风险事件等。

2. 身体性风险　因体位改变导致晕厥、运动损伤引起疼痛、跌倒导致骨折,或不恰当的文体类娱乐活动引起肌肉、韧带、关节等损伤等,或脑卒中、心绞痛、心肌梗死、心搏骤停、哮喘、高血压、低血糖、抽搐等意外情况。

3. 环境性风险　植物花粉引起的过敏,地面光滑、不平整或室内布局拥挤引起跌倒损伤等。

4. 物理性风险　撞伤、冻伤、烫伤、电击伤等。

5. 化学性风险　有毒有害气体导致中毒、特殊气味引发过敏等。

6. 生物性风险　各种病毒、细菌等病原微生物导致的感染风险。

7. 社会性风险　社会关系紧张引起纠纷、人员管理或疏散不力导致走失、踩踏,或因设施设备故障问题导致人身安全受到威胁或损害等风险。

因此,娱乐活动过程中可能存在各种风险,活动前应充分评估相关危险因素,做好风险管理以及应急预案。活动中严密监护,避免危险因素。一旦发生风险或意外事件,立即按预案进行紧急处理,防止发生不良后果。

二、老年人娱乐活动风险因素

老年人娱乐活动风险因素主要涉及活动过程中人、财、物的管理。风险因素越多，娱乐活动中风险发生的可能性就越大。

（一）个体因素

老年人的年龄、性别、教育程度、经济状况，老年人对活动的了解程度，老年人的态度、习惯、兴趣爱好、家庭支持等因素，以及身体、心理、认知等因素都能影响老年人对娱乐活动的选择、耐受程度以及活动效果。如低龄、身体健康、文化程度高、思维活跃、经济条件和家庭支持良好的老年人所暴露的娱乐活动风险一般情况下比其他社会文化背景的老年人要低。

（二）活动性质

娱乐活动的性质直接预示风险的种类。如文体类娱乐活动增加肢体损伤的风险，而怡情类的娱乐活动出现该风险的概率相对较低。另外，不同娱乐活动所使用的器材或设备也影响风险的大小。

（三）环境因素

娱乐活动受多种环境因素的影响，如天气因素是考虑举行室外集体活动的重要因素。室内化学性有害气体如甲醛、苯、氨气、二氧化硫等可刺激人体呼吸道，引起过敏、中毒、炎症，甚至有致癌风险；安全通道设置的合理性决定紧急疏散的效率；活动场地是否平整、防滑，布局是否合理是预防跌倒的关键因素。活动用具符合安全性能的要求是老年人娱乐活动中避免损伤发生的保障之一。

（四）生物因素

具有品尝环节的娱乐活动有可能导致集体性食物中毒。食材加工、储存、烹调过程中未按程序操作可能使食物被沙门氏菌污染，导致集体性急性肠炎的发生；环境拥挤、人员聚集、未戴口罩等因素可能会造成老年人上呼吸道感染、肺结核、流行性感冒等疾病扩散。

（五）管理因素

娱乐活动管理链的主要风险因素包括领导、组织、重视程度；政策、制度、预案；工作人员的安全意识、资质、技术、责任心、人员配比；监护、协调和安保力量；活动种类、举办时机、场地；活动用具的安全性、合理性、数量；活动经费充裕程度等。完善娱乐活动风险预案，规定管理链中各方责任并严格落实，能最大限度避免管理风险。

（六）过往经验

养老机构举办老年人娱乐活动的经验能提供活动风险管理的宝贵经验。虽然每一次活动的举办都是一场预演，但既往活动对常见风险因素的认识、风险应对方法的经验和教训，对下一次活动都有重要的借鉴价值。

三、老年人娱乐活动护理及常见风险管理

娱乐活动风险因素的筛查有助于锁定高危人群和快速排查安全漏洞，严格的管理和积极的干预能有效预防和降低老年人娱乐活动风险的发生，减轻伤害和痛苦，提高生活质量，减轻家庭和社会的负担。

（一）老年人娱乐活动护理风险因素评估

老年人娱乐活动风险因素复杂，开展活动前应对老年人进行全面评估，定期筛查，预测活动过程中可能存在的风险相关因素，便于采取措施加以防范，能有效防控娱乐活动的风险或意外。

1. 个体评估 评估老年人的基础疾病、心肺功能、生活能力、精神心理状态和认知功能等，判断老年人的自理能力，以及是否适宜参加并耐受相应的娱乐活动（具体方法见康复护理风险因素评估）。

2. 场地器材评估 开展老年人娱乐活动前，评估活动环境或场地、器材、设备，仔细检查以排除各种化学性、物理性、生物性和社会性等不安全因素。

3. 活动过程评估 活动开展前应评估风险防控的关键环节，如组织管理、日常预防、应急预案、培训演练、监护预警、应急处置等。评估有无娱乐活动风险防控的政策、制度、预案；人员配比是否合理；

各级工作人员的安全意识、技术要求、岗位职责、风险应对方法是否已清晰;活动时间、场地、用具是否安全合理等。机构负责人可通过集体会议评估、实地考察或专项评估等方式收集资料并监督落实或整改。

4. 其他常见风险因素评估 同康复护理其他常见风险因素的评估方法。

（二）老年人娱乐活动护理常见风险的预防

1. 老年人个体预防措施

（1）活动宣传:通过楼层走访、通知栏、手机短信等方式充分宣传本次娱乐活动计划,让老年人知晓活动的内容、方式和时间,并做好充分的心理准备,保持正常作息和饮食。

（2）个人准备:指导老年人活动前做好穿戴准备,以安全舒适为度。如衣物柔软合身,鞋子轻盈合脚,避免佩戴贵重饰品。同时,准备好必要的物品或药物,如降糖药、降压药、抗心绞痛药等以及应急糖果。

（3）安全教育:定期对老年人进行常规性和针对性的娱乐活动安全教育。宣教娱乐活动风险环节及注意事项,使老年人熟悉安全防护常识,全面了解活动安全风险并予以充分重视,必要时进行演练,以减少风险。

（4）社会支持:加强老年人的社会支持力量,包括社会组织、社工、志愿者、家属及亲朋好友等对老年人的关心和帮助,使老年人获得安全感,情绪稳定。

2. 养老机构制度管理预防措施 养老机构应建立娱乐活动相关的各项规章制度并强化实施,包括但不限于活动策划管理制度、日常娱乐活动管理制度、娱乐设施设备运行管理制度、安全管理制度、娱乐活动质量管理制度、培训管理制度、活动室管理制度、志愿者管理制度等。

3. 养老机构活动过程管理预防措施

（1）娱乐活动开展前

1）应全面评估老年人的身体条件、运动能力、认知功能、心理健康状态、社会参与度及活动偏好等因素,按不同年龄、健康状况、文化层次、兴趣爱好等选择适宜的娱乐活动项目。如对血压、血糖、氧饱和度等指标不稳定者,或伴有焦虑、抑郁等精神症状者,应暂缓安排活动。也可根据男女性别对活动喜好的差异合理安排如球类、下棋、插花、唱歌等娱乐活动。

2）应积极听取老年人的意见和建议,共同讨论确定娱乐活动项目,并按具体活动的特点、场地状况和所需器材等制订详尽的活动策划方案,包括活动名称、内容、流程、时间、地点、经费预算,以及预估困难及解决办法,活动前进行公示。重点做好以下环节的管理:

A. 根据娱乐活动的性质、形式、规模等综合考虑筛选活动场地。如室外活动应安排在天气状况良好、空气清新、风景优美的场地进行,且场地空旷、地面平整不打滑、路标清晰、有防跌警示和适老设施、交通便利、水电供给正常。室内场地建筑物坚固,有消防等安全设施;出入口标识醒目、宽敞明亮、温湿度可控、通风、无异味,有害气体浓度按国家标准控制;布局合理,橱柜、桌凳椅等无尖锐棱角,设备电缆妥善安置;活动器材完备安全,统一摆放;通道空间合适无障碍物,洗手间地面干燥,有防滑设施。场地应留有老年人摆放助行辅具如手杖、轮椅等的空间。总之,活动环境应给老年人带来安全感、舒适感,有利于维护心理健康。因此,在确定娱乐活动场地前,应派人到现场全面考察,确保场地安全并符合活动要求。

B. 选择合适的娱乐活动器材。第一,所使用的器材应经过适老化处理,如磨圆棱角,道具轻盈、大小合适、色彩适中、无异味。尽量避免使用锐器,如剪刀、针、飞镖、利剑之类的活动器具,或易燃易爆、具有毒性的化学物品。必要时在器材上应张贴安全警示或使用说明。第二,根据老年人的偏好选择个性化活动器材。常用活动器材可允许老年人自行准备并做好标记,如趣味运动用的扇子、丝巾等道具。有认知功能障碍的患者应用简单熟悉的道具,避免使用水剂、膏剂、有细小部件的玩具或手工用品,防止误食。

C. 开展老年人活动安全教育培训。根据具体的娱乐活动项目对老年人进行安全教育培训。例如指导老年人餐后 1h 开始活动,活动前进行热身运动预防损伤,活动时避开人员密集的场地和时间段,防止跌倒、踩踏或走失事件。指导具有特殊疾患的老年人活动相关的安全注意事项和自我管理方法,告知老年人如遇不适应,及时报告工作人员或拨打求助热线。

3)明确活动的组织管理:活动前,机构内负责娱乐活动的主管部门和人员召开会议,全体动员,明确职责。必要时,召开各部门协调会,周密落实协调或配合的任务。全体照护人员对老年人进行风险防范培训,对可能出现的安全风险制订完善的预案。若活动规模较大,则应安排预演,确保风险应对预案的可行性和高效性。

(2)娱乐活动开展时

1)机构内负责娱乐活动的部门应建立登记跟踪系统,监控参与活动的老年人情况,确保其安全。安排专人负责看管活动场地大门,保障出入口畅通。电源插座开关和电缆等安全设施也要有专人管理,妥善安置和维护,保证正常运转。

2)注意活动人群规模不宜过大,当参与活动的老年人规模在20～50人时,应由机构负责人亲自组织,由安全主管负责本次活动期间的安全监管工作,并配备充足的照护人员、安保人员、协调员,以及其他巡回人员,共同保障活动安全。

3)活动现场至少安排1名医护人员在场监护,配备急救药箱,时刻关注老年人的动态表现。娱乐活动持续时间不宜过长,小组兴趣活动不宜超过1h,大型集体活动以60～90min为宜,确保活动期间的安全。

4)预判相应风险并采取措施。引导老年人出入并维护场地秩序,避免出现拥挤、推搡等可能导致意外事件的行为。若人数较多或有认知功能障碍的老年人参与,可分小组开展活动。对步态不稳的老年人应耐心解释,适当限制活动场地,鼓励采用坐位活动,避免摔伤。对特殊疾患的老年人,备好药物或氧气吸入设备等,应对可能出现的紧急状况。对暂缓参加集体活动的老年人可安排社工或照护员单独陪伴其在房间内活动。

5)当发现有危险迹象时,严格按预案程序进行。如老年人主诉头晕、胸闷不适、胸腹痛、呼吸困难,或出现站立不稳、瘫倒在地、面色苍白、恶心呕吐、高热等情况时,应立即让老年人停止活动,就地检查和处理,必要时拨打"120"送医院进一步治疗。

(3)娱乐活动开展后:活动后应清点老年人的人数,确认无误后组织老年人有序退场。对个别动作较慢或有认知障碍的老年人应留专人陪伴护送。活动后组织人员应与楼层当班照护人员做好关于老年人活动期间情况的交接。老年人返回楼层后,当班照护人员须及时巡视房间,询问老年人有无不适和特殊需求,做好活动后健康宣教,安排老年人合理休息。

4. 工作人员管理预防措施

(1)合理配比,责任到人。根据娱乐活动的性质、形式和参与人数,合理安排各岗位工作人员,包括社工、照护人员、医护人员、联络人员等。在活动前做好人员部署,合理配比工作人员和老年人的数量,监护责任落实到人或组,提高工作人员的责任意识,避免活动期间人员管理脱节。

(2)复习档案,了如指掌。照护人员在活动前应回顾老年人的健康档案,全面了解其身体状况,巡查老年人,预测潜在风险并做好防范,提高管理质量;重点关注有特殊情况的老年人,必要时安排专人陪护。

(3)各就各位,切忌懈怠。活动期间工作人员各就各位,放手不放眼,随时观察老年人活动情况和移动场所,让所负责的老年人处于自己的视野中。

5. 娱乐活动风险管理预案措施 针对娱乐活动中可能发生的常见意外事件或风险,制订相应的风险管理或意外事件应急处理预案。一旦发生相应风险,立即按现有的预案处理,减少损伤和相应的负面后果。

(三)老年人娱乐活动护理常见风险的干预

老年人娱乐活动护理常见风险如跌倒、走失、感染等的干预以及突发疾病/症状的应急处理见相应章节。

（四）养老机构老年人娱乐活动护理风险的管理

1. 老年人娱乐活动护理风险管理的概念 老年人娱乐活动护理风险管理是指识别娱乐活动护理风险来源，评估或度量活动可能出现的风险，制订、选择和管理风险处理方案的全过程。风险管理通过活动前详尽评估护理风险因素，制订完善的防控预案，综合运用多种方法、手段和措施，避免娱乐活动护理风险所造成的危害和损失，以最低的成本将不利后果减至最低程度。

2. 老年人娱乐活动护理风险管理

（1）风险因素的识别：养老机构应结合自身组织机构设置以及老年人娱乐活动开展的实际情况，对娱乐活动护理风险因素进行调研、考察和系统识别，并将这些风险因素归类。组织团队对风险因素进行综合评价，确定风险因素的性质、危害程度、涉及范围。

（2）应急预案的制订：根据养老机构娱乐活动护理风险类型、危害程度和实际情况，制订本机构老年人娱乐活动护理风险防控的应急预案。应急预案主要界定以下几方面的内容：指导思想、组织机构、职责分工、处置原则、处置程序、工作要求等。应动态补充、完善应急预案。照护人员应掌握应急预案的内容，遵循规定的流程，履行岗位职责。

（3）日常预防措施

1）制订严格的风险管理制度：完善各类管理制度或操作程序，系统预防护理风险的发生。如风险的组织管理方案、人员职责、设施设备等的管理措施。应动态检查风险的组织管理系统，配备应急处理用物并定期检查、维护与更新，保证应急设施设备处于完好状态；照护人员应了解急救设备性能、操作规程及注意事项。

2）开展工作人员的培训考核：为保证风险防控工作制度、技术规范和指南的顺利实施，应加强照护人员队伍的培训、考核和服务改进，如开展紧急止血、包扎、转运、固定等方法，心肺复苏技术，突发意外事件紧急处理的培训和考核等。

3）规范服务过程管理：①综合评估老年人的健康状况并考虑多方面的影响因素。娱乐活动不仅基于老年人的健康状况，同时还应考虑工程、经济、社会、环境等因素。照护人员应详细了解老年人的疾病和功能障碍的类型，以及对娱乐活动的喜好程度，为制订个性化活动目标提供依据。②采取科学安全的训练方法达成活动目标。老年群体普遍存在心肺功能下降，反应敏锐度下降，自我调适能力减弱，因此，娱乐活动应进行适老化设计，必要时借助辅具，以简单实用、科学安全的活动方法获得预期效果。③密切监护老年人的变化。娱乐活动按要求进行。督促、协助老年人做好活动前准备。指导老年人掌握活动要点、安全措施、自我保护和紧急报告方法。活动期间注意老年人身体、情绪等的变化。对存在重点风险因素的老年人，应专人陪护或使用电子设备监护，或使用保护具，以防意外的发生。

（4）监测与预警：养老机构应建立统一的娱乐活动意外事件监测、预警制度，保证监督质量。安全管理部门应对本机构老年人娱乐活动的风险点进行评估和事件监测，掌握常见风险动态。安全管理部门应对可能发生的突发事件进行预警，按应急预案的程序做好相应的准备。预警信息的发布可通过广播、公告、宣传栏、网络等方式进行。

（5）培训演练：通过多种方式对工作人员和机构内老年人宣传娱乐活动应急风险防控的相关规定和避险常识，增强老年人的风险防控和应对意识。向老年人宣教活动中需加以注意的各种风险因素，引导老年人养成良好的娱乐活动习惯。对工作人员定期开展知识、技能或技术的培训，提升工作人员对娱乐活动风险事件的防控能力。至少每半年举行一次娱乐活动风险应急演练，不断提高工作人员应急处置的能力。

（6）应急处置：娱乐活动风险事件发生时，应第一时间进行风险信息收集、整理、评估。快速启动应急预案，快速反应，采取相应的处置措施。应妥善处置突发娱乐活动风险事件的相关信息，防止谣言的散布及恐慌的发生。建立健全娱乐活动风险事件报告制度，按应急事件报告的相关规定逐级报告。

（7）效果评价和持续改进：娱乐活动风险事件发生后，养老机构应及时开展调查。评估本次风险事件的原因、防控或处置效果，组织讨论，分析管理制度、工作流程及层级管理等方面的问题，制订持续改进目标、措施并立即整改。

（8）风险防控保障措施：确立本机构老年人娱乐活动风险防控机制，保障活动经费；完善老年人娱乐活动场所、设施设备和服务的管理规范；对照护人员定期培训，保障老年人娱乐活动的安全。

（泮昱钦）

 思考题

1. 老年人康复护理过程中有哪些安全风险因素？

2. 老年人个体应如何预防康复护理风险？

3. 养老机构应如何加强老年人康复护理风险防控和应急处理的管理？

4. 某老年人在进行娱乐活动时突然晕厥倒地，你将如何实施现场应急处理？

第十一章
老年人感染风险管理及养老机构院内感染控制管理

进入老年期，人体的免疫力开始逐渐下降，抵抗力降低，罹患感染性疾病的风险显著增加，老年人也成为多种感染性疾病的高发、高危群体。老年人常合并有糖尿病、高血压等一种或多种慢性基础性疾病，一旦罹患感染性疾病往往病情较严重，且临床表现不典型、并发症多、处理难度大、病死率高，这严重影响了老年人的生命质量，并导致沉重的照护及经济负担。加强对老年人常见感染性疾病的预防和护理，是避免和减少老年人遭受生物因素影响、提升老年人生命质量和安全的重要工作。

第一节　老年人感染风险管理

案　例

张爷爷，76岁，入住养老机构已3年，既往体健。今晨起突感头痛、乏力、咳嗽、咳黄色黏痰，痰量中等，体温38.5℃。血常规：白细胞14.57×10⁹/L；红细胞4.39×10¹²/L；血红蛋白134g/L；血小板338×10⁹/L；中性粒细胞百分比74.40%；淋巴细胞百分比14.4%；中性粒细胞11.25×10⁹/L。

请问：

1. 张爷爷最有可能发生了什么感染？
2. 对此应采取什么应对措施？

一、感染的定义及老年人感染的流行病学特征

感染（infection）是指细菌、病毒、真菌、寄生虫等病原体侵入人体所引起的局部组织和全身性炎症反应的过程。病原体进入人体后，由于病原体及机体本身反应的不同，分为病原体被清除、隐性感染、显性感染、潜伏性感染和病原携带状态五种不同的表现。

老年人的感染具有发病率高、病死率高的特点。有研究显示，老年人肺炎、肺结核、泌尿系统感染、菌血症/败血症的发病率是年轻人的3～10倍；老年人罹患感染性心内膜炎、脑膜炎、胆囊炎、泌尿系统感染时的死亡率亦是年轻人的3～10倍。

二、老年人感染的常见类型及特点

老年人最常见的感染类型为呼吸系统感染和泌尿系统感染,其次为皮肤与软组织感染(特别是糖尿病足)、腹腔感染和血流感染。

（一）呼吸系统感染

呼吸系统感染在老年人感染性疾病中占有重要地位,更是导致老年多器官功能障碍综合征的主要原因。

1. 肺炎（肺部感染） 包括社区获得性肺炎、护理院获得性肺炎和医院获得性肺炎,是老年人最常见、最严重的感染性疾病。老年人肺炎(肺部感染)症状不典型,常表现为呼吸困难,无明显咳嗽、咳痰、胸痛,还可表现为基础功能减退,认知能力变差,感染表现不突出,无明显发热、畏冷、肌肉酸痛,但易发生呼吸衰竭和多器官功能衰竭,是老年人死亡的重要原因。据调查,老年人肺炎(肺部感染)的发生率大约是青年人的 10 倍,一半以上的肺炎患者是老年人。

2. 流行性感冒 是一种急性呼吸道感染性疾病,老年人为高危人群,患病后病情严重,进展快,易引发严重的并发症。流行性感冒的临床发病率为 25%～70%,80%～90% 发生于 65 岁及以上的老年人,平均病死率超过 10%。老年人常以发热、寒战、肌肉酸痛、全身乏力,伴随头痛、咽喉痛和咳嗽起病,症状不具有典型性。

（二）泌尿系统感染

泌尿系统感染是指病原体侵犯尿路黏膜或组织引起的泌尿系统炎症,是老年人最常见的细菌感染之一,发病率仅次于呼吸道感染和皮肤与软组织感染。妇女在更年期后由于雌激素减少易患泌尿系统感染,65～75 岁患病率为 20%,80 岁以上女性患病率则增加至 20%～50%。

（三）皮肤与软组织感染

随着年龄增加,老年人皮肤真皮层与表皮层之间的黏合力下降,胶原蛋白严重流失,轻微的创伤便可导致肌肤屏障破损,愈合延迟,伤口开放时间增加,且真皮层血流量降低,不利于免疫细胞到达,皮肤感染接踵而至。因此,细菌、病毒以及真菌引起的皮肤感染发生率会随增龄而增加。常见的老年人皮肤软组织感染包括糖尿病足、蜂窝织炎(特别是小腿)、丹毒、毛囊炎、压力性损伤、带状疱疹。

（四）腹腔感染

老年人常见的腹腔感染包括胆道感染、肠梗阻(肿瘤、粪石所致)和肠穿孔(肠梗阻、憩室炎所致)导致的腹膜炎、急性阑尾炎等,以胆道感染最常见。70 岁以上老年人中超过一半患有胆道结石病。由于老年人对疼痛及应激性刺激反应迟钝,大多数老年人无明显临床症状,并发急性胆道感染时,也仅有 55%～70% 的老年人会出现黄疸、腹痛、畏寒和发热。因此,胆道感染确诊时约 20% 的老年人已合并有严重的并发症,如感染性休克、化脓性胆管炎、胆道出血和神经系统症状等。

（五）血流感染

细菌通过局部病灶入血后可引发血流感染。由于老年人免疫功能减退,抗感染能力降低,因此老年人血流感染更易进展为败血症、脓毒血症、全身炎症反应综合征甚至感染性休克。老年人血流感染病原菌以革兰氏阴性菌为主,其次为耐甲氧西林金黄色葡萄球菌。有研究报道,65 岁及以上老年人败血症的发病率是年轻人的 13 倍,其中老年人革兰氏阴性杆菌诱发菌血症的发病率为年轻人的1.31 倍。

三、老年人感染的易感因素

（一）免疫老化

免疫老化是指增龄相关性免疫系统功能障碍,可导致感染风险增加。随着年龄增长,老年人胸腺及骨髓干细胞功能下降,淋巴结逐渐萎缩,可导致 T 淋巴细胞、B 淋巴细胞、自然杀伤细胞等免疫细胞减少。因此,无论是固有免疫还是获得性免疫,均可发生不可逆转的退化,导致机体清除病原体的能力下降，而自身抗体产生过剩。因此，随着年龄的增长，机体免疫功能逐渐老化，老年人更易发生感染。

（二）相关基础疾病

有文献报道，在发生医院内感染性疾病的老年人中，心功能不全者其医院内感染性疾病的发生率高达61.9%，居首位，其次分别为糖尿病、恶性肿瘤以及慢性呼吸道疾病。脑卒中后遗症、阿尔茨海默病、帕金森综合征常可导致老年人吞咽功能障碍，成为误吸、吸入性肺炎的常见基础疾病；尿失禁、前列腺增生、尿潴留则是老年人泌尿系统感染的常见基础疾病。

（三）医疗护理干预措施

老年人往往多种疾病并存，常带病生存，难免需要医疗护理干预措施，如血管穿刺注射、吸痰、胃肠减压、导尿（尤其是留置导尿）、气管切开、气管插管，甚至造瘘和手术等。由于干预措施破坏了原有的天然防御机制，故即使严格消毒、规范操作，也会存在机会性感染的风险，而且干预措施越多、持续时间越长，感染发生率越高。

（四）营养不良

由于老年人多合并基础疾病，食欲减退，因此营养不良的发生率相对青年人高。营养不良会使机体免疫力下降，使老年人处于感染性疾病的易感状态。有数据表明，营养不良老年人肺炎（肺部感染）、泌尿系统感染和败血症的发生率是营养良好者的3倍。

（五）衰弱

衰弱是指多系统、多器官组织储备功能随增龄下降至接近阈值时的一种状态或一组综合征，其特点为储备功能降低和对疾病的易感性增加。老年人是衰弱的高发人群，有资料显示，65岁及以上老年人衰弱患病率为22.4%，85岁以上者高达43.7%。若老年人长期处于衰弱状态易患感染性疾病。

四、老年人感染的临床特点

（一）发热

发热是大多数感染性疾病较为典型的临床表现，但老年人感染后，约1/4不会出现发热症状，即使老年人体温有所升高，也往往不会达到38.3℃，一般在37.8℃左右，如体温超过38.3℃，则提示感染已经非常严重。

（二）感染器官的相关表现缺如或不典型

老年肺炎患者中仅61%会出现咳嗽、咳痰症状，仅23%呼吸频率会超过30次/min，早期易误诊；泌尿系统感染老年人也常因缺乏尿频、尿急、尿痛等尿路刺激症状而误诊；部分胆道感染老年人腹部压痛、反跳痛等体征也常不明显。

（三）老年综合征

尽管不少老年人感染器官的特定表现缺如，但常会表现出一系列不典型综合征（老年综合征），如跌倒、衰弱、吞咽障碍、口腔干燥、营养缺乏、尿失禁、便秘、疼痛、视觉障碍、听觉障碍、谵妄、睡眠障碍等，初诊时易被误诊，进一步增加了感染性疾病的诊断难度。

（四）病情变化快

老年人感染病情变化快，易致感染性休克、感染器官功能衰竭、多器官功能衰竭，临床上常见的进程是老年人肺部感染—呼吸衰竭—多器官功能衰竭和老年人胆道感染—感染性休克—多器官功能衰竭。

五、老年人感染的不良后果

随着年龄的增长，从中年到老年，人体的各个组织器官的代谢功能和免疫功能逐渐减弱和衰退。老年人一旦发生感染，其临床表现常不典型、并发症多、治疗效果欠佳，严重影响老年人生命质量并有可能加重原有的慢性疾病，增加治疗和康复难度，延长住院时间，加重医疗资源消耗，且易出现临床不良结局甚至增加死亡风险,还可能诱发心理疾患及家庭矛盾。如老年人身体免疫力低下,尿道、膀胱等组织免疫力会下降,容易发生尿路感染,不仅可能导致疾病反复发作,容易诱发尿频、尿急、腰酸、身体乏力、食欲减退等症状,影响老年人的正常工作和生活,还会引起严重的并发症。老年女性尿路感染患者,如果长时间不注意合理地治疗,对心理健康也会产生不良的影响,可能会诱发恐惧、抑郁、害怕社交等相关症状。尿路感染如果不注意合理治疗,会影响患者的生活,也严重影响患者的生活质量。尿路感染的治疗不及时,可能会发生多种感染,如脓毒症、慢性肾衰竭等,严重影响患者的身体健康。

六、老年人常见感染的预防及控制

(一)老年人常见感染的预防及控制原则

要有效预防和控制老年人感染,应重点把握以下几个方面的原则:

1. 做好家庭及机构、病室感染预防及控制工作,保持居室通风,做好老年人自身卫生,定时对养老机构房间、公共区域和医院病区进行清洁和消毒。

2. 做好老年人冬、春季的防寒保暖工作,减少或避免上呼吸道感染。

3. 改善老年人机体状况,关注老年人的营养情况,定期评估和有针对性地进行干预,鼓励并组织老年人参加各种适宜的运动,减少营养不良和衰弱的发生。

4. 积极控制相关基础疾病,并进行相关康复治疗。

5. 使用免疫制剂用于预防流行性感冒或老年人呼吸道的反复感染及慢性支气管炎急性发作等。

6. 深入研究、充分认识老年人各部位感染的临床特点,重视不典型临床表现,争取早发现、早诊断、早治疗。

7. 在合理选用抗菌药物的同时,应注意老年人基础疾病的控制、免疫力的提高(给予丙种球蛋白、免疫增强剂等)以及感染病灶的引流等。

(二)呼吸系统感染性疾病的预防及控制

1. 预防 呼吸系统感染的预防措施首先是接种肺炎链球菌疫苗和季节性流行性感冒疫苗。社区获得性肺炎和流行性感冒是老年呼吸道感染的最重要类型,而肺炎链球菌是老年人社区获得性肺炎最重要的病原菌。2019年国家卫生健康委员会印发的《老年失能预防核心信息》,建议老年人定期注射肺炎链球菌疫苗,流行性感冒流行季前在医生的指导下接种流行性感冒疫苗。另外,还应注意误吸的预防,教育老年人吃饭要慢,要专心;饭后不宜立刻躺下休息;卧床的老年人吃饭要抬高床头至少30°;老年人平时要注意口腔卫生,减少口腔内细菌的生长;夜间尽可能减少应用镇静催眠药物;使用血管紧张素转化酶抑制剂,改善咳嗽反射等。其他预防措施包括戒烟;鼓励老年人主动或被动活动,改善肺通气,减少肺不张;摄入足够的水分以促进分泌物的清除等。

2. 控制 老年人一旦发生呼吸系统感染性疾病,应尽早处理,引起重视。遵医嘱给予抗菌治疗,遵循“早期、适当、足量、短程”给药原则。老年呼吸系统感染性疾病往往合并并发症,如呼吸衰竭、胸腔积液、心力衰竭、电解质代谢紊乱、休克、消化道出血、多器官功能衰竭等。在老年性呼吸系统感染性疾病的治疗过程中,应给予全身支持疗法,包括给予充足的营养、维持水电解质平衡及免疫调节剂的应用。

(三)泌尿系统感染性疾病的预防及控制

1. 预防 泌尿系统感染的预防措施有以下方面:

(1)坚持大量饮水:经肾脏排泄尿液,对膀胱和尿道起着冲洗作用,有利于细菌的排出,每天饮水2～3L,2～3h排尿一次,能避免细菌在尿路繁殖,可降低尿路感染的发病率,这是预防尿路感染最实用、有效的方法。

(2)注意个人卫生:会阴部及尿道口寄居着大量细菌,是发生尿路感染的先决因素。因此,要经常注意阴部的清洁,勤洗澡,且不要用池浴或盆浴,勤换内裤。

（3）避免使用尿路器械和插管：尿路器械易把尿道远端的细菌带入膀胱和上尿路，尿路插管后易发生持续性菌尿，因此，应尽量避免使用，在必须使用时，要严格消毒。在尿路器械使用48h后，宜进行尿液培养，以观察是否发生了尿路感染。用尿路器械检查之前，已有菌尿的患者，宜先控制感染。

（4）积极治疗原发病：患有糖尿病、慢性肾脏疾病、高血压等多种慢性疾病的老年人，全身抵抗力低，易发生尿路感染，应积极加强治疗。

（5）使用抗生素：抗生素可以明显减少老年女性尿路感染复发的机会。对于在半年内尿路感染复发2次或2次以上，或者1年内复发3次或3次以上的老年女性患者，推荐使用抗生素治疗，疗程最好不少于1周，但剂量不能过大。

2. 控制 老年人发生泌尿系统感染后，须及时留取尿标本，找出致病菌，并要注意休息，多饮水，不憋尿，以及足量、足疗程地应用对致病菌敏感的抗生素进行抗感染治疗。糖尿病患者要积极控制血糖。若泌尿系统感染反复发作，应积极寻找病因，进行针对性治疗，并及时去除诱发因素。

（四）皮肤与软组织感染的预防及控制

1. 预防 积极防治易引起皮肤改变或损伤的疾病，如糖尿病、肝硬化、肾病、血液系统疾病、皮肤病、蚊虫叮咬等，保持皮肤完整性，防止损伤，预防皮肤与软组织感染。指导老年人合理膳食，增加营养，增强皮肤抵抗力，提高自身免疫力。教育、指导老年人注意个人卫生。保持皮肤清洁干燥，衣服清洁无皱褶，被汗液、尿液等浸湿时及时更换。大小便失禁老年人及时清洁局部皮肤，肛周可涂皮肤保护剂，减少皮肤摩擦和刺激。积极治疗或纠正可引起皮肤软组织感染的疾病或危险因素。患有皮肤病者应积极治疗，避免抓破损伤皮肤。注意皮肤出现的浅表伤口，及时处理体表软组织的损伤，防止继发感染。有效控制患糖尿病老年人的血糖水平，提高机体抵抗力。加强压力性损伤易发者的护理。长期卧床老年人勤翻身，防止局部受压；若有局部水肿、皮肤微红或发白等情况应立即采取措施；定期检查受压部位皮肤，避免局部皮肤长期受压；协助卧床老年人定时变换体位，2～3h一次，必要时缩短变换体位的时间；尽量避免潮湿、摩擦及排泄物刺激；因治疗需要不允许过多翻身者，应使用特殊床垫、器具防止压力性损伤的发生。使用热水袋等保暖措施要防止烫伤。

2. 控制 发生皮肤与软组织感染后，应尽早积极地根据感染情况进行创面处理。特别是坏死性感染，应尽早手术清创，可有效降低病死率。选用合适的抗感染药物亦是非常重要的控制皮肤与软组织感染的手段。

（五）腹腔感染的预防及控制

1. 预防 ①积极治疗原发病，如阑尾炎、腹膜炎、肝硬化等疾病，避免腹腔感染的发生。②饮食调节：养成良好饮食习惯，避免过饱、饮食过油腻、饮食过于酸辣、过度饮酒等不良生活习惯。③运动调节：每周3～7次固定运动，比如打羽毛球、打乒乓球、慢跑、快走等，增强抵抗力，减少感染的概率。④对于存在慢性消化系统疾病、消耗性疾病的老年人，平时应做好个人防护工作，比如出门戴口罩，增加优质蛋白质的摄入，注重饮食卫生和住所卫生，避免细菌感染。⑤定期体检，及早发现腹腔病变，按医嘱治疗，防止病情进一步恶化继发腹腔感染。

2. 控制 腹腔感染发生时，应及时有效地控制感染病灶。结合腹腔感染的程度、是否并发复杂性感染、是否继发菌血症、初始抗菌药物治疗方案是否有效等因素综合制订抗菌药物的疗程。对于未形成显著感染、非复杂性感染等，可以彻底清除感染灶的患者，如在12h内手术的外伤性肠穿孔、24h内手术的胃十二指肠穿孔、无穿孔的急性或坏疽性阑尾炎、无穿孔的急性或坏疽性胆囊炎或缺血性、非穿孔性肠病等患者，抗菌药物疗程可以缩短至24h。继发菌血症的患者抗菌药物疗程通常不超过7d，一旦形成迁徙病灶，则应遵循相应规则制订疗程，不受此限制。

（六）血流感染的预防及控制

1. 预防 ①增加抵抗力。避免熬夜、劳累、血糖控制不佳，这些因素都可能导致人体抵抗力下降，从而容易发生血流感染。②控制感染源。对于感染了细菌、真菌、厌氧菌的老年人，要及时给予针对性的治疗，避免病菌扩散侵入血液，发生血流感染；尽量避免皮肤黏膜受损；各种治疗操作应严格执行无菌要求。做好消毒隔离,避免院内感染。③保护易感人群。对易发生血流感染的老年人应定期检查,如有静脉置管的老年人,应严格遵循无菌操作,一旦有血流感染迹象,及时查血常规和做血培养等。有疑似病例时,要及时处理。④合理使用抗菌药。合理应用肾上腺皮质激素和广谱抗生素,注意防止菌群失调,在应用过程中应严密观察。

2. 控制 血流感染发生后,针对性的抗菌药物选择是治疗成功的关键,最好在应用抗菌药物之前做血培养,根据血培养结果选用抗菌药物。老年人发生血流感染者,多体质差、症状重,病情会持续一段时间,故在应用特效抗菌药的同时,还须注意补充各种维生素、能量合剂,也可少量多次给予人血清白蛋白、血浆或新鲜全血以补充机体消耗、供给能量、加强营养、支持器官功能,及时纠正水、电解质代谢紊乱,保持酸碱平衡,维持内环境稳定。

第二节　养老机构院内感染控制管理

一、概述

养老机构院内感染指的是入住老年人在养老机构内获得的感染,包括在院期间发生的感染和在院内获得出院后发生的感染,不包括入院前已开始或者入院时已处于潜伏期的感染。工作人员在院内获得的感染也属于院内感染。常见的养老机构院内感染类型有呼吸系统感染性疾病、泌尿系统感染性疾病、消化系统感染性疾病、导管相关性血流感染和皮肤与软组织感染等。

由于老年人在感染后症状不明显且缺少特异性,加上养老机构检验病原体条件受限,这些感染发现并确诊的过程可能会延长,养老机构内老年人室内聚集时间长,因而导致这些感染性疾病在养老机构内易于传播。因此,养老机构发生院内感染暴发风险更高。院内感染给患者及家庭带来很多经济负担,甚至威胁老年人的生命。做好养老机构的院内感染防控工作,能减少养老机构院内感染的发生,对于提升机构服务质量有重要的意义。

二、养老机构院内感染的预防

(一)基本要求

养老机构应重视院内感染的防控及应急处置;应确定院内感染管理组织与责任人,配备专(兼)职感染控制人员;应建立健全院内感染控制与管理制度、流程并组织实施,如院内感染管理制度、院内感染知识培训制度、消毒隔离制度、手卫生管理制度、医疗废物管理制度、防护用品使用制度、院内感染监测制度、院内感染报告制度和环境清洁卫生制度、突发传染病应急管理制度等。

(二)环境清洁卫生要求

应先清洁、再消毒,采取湿式清洁的方法;以清水清洁为主,清洁剂为辅,清洁卫生一般每日一次,必要时可以增加清洁频次;保持环境整洁、卫生、无异味。环境和物体表面清洁擦拭应操作规范、有效,清洁无盲区(点);清洁居室或诊疗区域时,应按由上而下、由洁到污的顺序进行。有多名老年人共同居住的房间,应实施湿式清洁,一床一套(巾),床头柜一桌一抹布。老年人居室、卫生间、公共区域等分别设置专用清洁用具,采取颜色编码,如老年人居室用黄色,卫生间用红色,公共区域用蓝色;可重复使用的卫生用品如抹布、地巾宜选用易清洗、消毒的微纤维织布,使用后应清洗、热力消毒、干燥备用,宜首选机械清洗湿热消毒法,湿热温度达到90℃ 3～5min、或达到93℃ 1～3min 或 A_0 值达到600。清洁剂、消毒剂的使用应按照产品使用说明书进行,消毒溶液应现配现用。日常环境清洁不宜使用含氯消毒剂,有特殊感染或终末消毒时,宜使用高水平消毒剂如二氧化氯、过氧乙酸等,使用含氯消毒液后应再次清洁去除残留。处理老年人的血液、体液、排泄物、分泌物等污染物时,操作人员应戴手套、口罩等防护用具;若为少量污染物,先去除污染物,再用浸有消毒液的抹布或地巾进行清洁消毒,待达到作用时间后用清水擦洗干净;若为大量污染物(≥10ml),先采用可吸湿性材料清除污染物,再实施清洁和消毒措施。若老年人患有传染性疾病,其被清除的污染物应放入黄色医疗垃圾袋;医疗废物、生活废物应分开并封闭运送。

（三）重点区域感染控制

1. 治疗室、处置室　院内设医疗机构的治疗区域,应布局合理、洁污分明,还应设有流动水洗手设备、皂液及干手设施。治疗、处置操作前对治疗区域进行湿式清洁,30min 后才能开展操作,遇污染时应随时清洁消毒。每日治疗、处置操作后应再次进行湿式清洁并用紫外线消毒。

2. 居住区域　居室环境应保持清洁卫生,空气清新,室内每日通风换气 2 次,清洁卫生至少 1 次。老年人的衣服应每周更换一次,床单、被套应每两周更换一次,遇有污染须及时更换。枕芯、床褥、床垫宜选用适宜的清洁、消毒方法,定期进行清洁、消毒。应每日清洁电器表面,每周清理冰箱内过期食物,每月至少清洁冰箱并除霜一次,每年至少清洁空调一次。每一照料区域应设污物处理间,配备洗手池、污物处理洗消池;便器应一用一处理,宜密闭倾倒,清洗、消毒,干燥后保存备用;宜安装全自动便盆清洗消毒机。

3. 洗衣区域　应布局合理,洁污分明,通风良好;物流应由污到洁,顺序通过,不应逆行。应指定地点收集污物,避免在老年人居住区域清点污物,做到专车、专线运输;运送车辆应洁污分开,每日定时清洗消毒。患有各类呼吸道、肠道传染病与化脓性或渗出性皮肤病的工作人员不应参与直接接触衣物的工作。老年人的衣物应分类清洗,被体液、排泄物、分泌物污染及患有传染病老年人的衣物应封闭运输、单独清洗和消毒,使用个人专用洗衣机,衣物清洗后应阳光晾晒。多位老年人共用的洗衣机,宜具备自动加热清洗功能（A_0 值应达 600 或 90℃ 3～5min 或 93℃ 1～3min）,衣物清洗后应机械烘干或阳光下晾晒。

4. 餐饮区域　从业人员应定期体检并取得健康合格证明;有传染病的从业人员不应在餐饮部门工作。餐饮人员应按规定着装后方可进入操作间,不得穿工作服离岗去其他区域;送餐人员打餐前应洗手、戴口罩及戴一次性手套进行操作;其他工作人员不应穿工作服进入餐饮区。餐饮人员应注意个人卫生,做到勤洗手、勤剪指甲、勤洗澡理发,应每周换洗 2 次工作服,工作服污染严重应随时换洗。食品的采购、储存、运输、加工、制作、配送应符合《中华人民共和国食品安全法》的要求,同时应做到专人、专室、专用工具、专用消毒设备、专用冷藏冷冻设备;食物成品存放做到生熟分开、成品与半成品分开、食物与杂物分开、食物与药品分开。应当使用专用封闭保温清洁车辆配送食品,分装、贮存、运输食品的温度和时间应当符合食品安全要求,每日留存三餐食物的样品。食品加工制作区域应保持清洁、整齐,每年至少开展 4 次灭蝇、灭鼠、灭蟑螂等卫生防疫工作。应按要求设置油水分离器、收集容器、隔油池等设备设施,并保持设备设施正常运转。应设有收集餐厨垃圾的专用容器,定点存放、标识明确,可委托有资质的企业收运和处置餐厨垃圾,不得随意倾倒、丢弃、堆放或者直接排放餐厨垃圾。

（四）废弃物管理

废弃物包括生活废弃物与医疗废弃物。生活废弃物和医疗废弃物应严格分开,严禁混放。生活废弃物应按照垃圾分类原则,使用对应颜色塑料袋分类收集。医疗废弃物使用黄色塑料袋收集,医疗废物处置按《医疗废物管理条例》的规定执行。不能用塑料袋收集的废弃物应采用合适的容器收集（锐器应使用防水耐刺的可封闭容器收集）。

（五）常见院内感染类型及预防措施

1. 呼吸系统感染性疾病　每年秋末冬初根据呼吸系统感染性疾病的流行趋势和老年人身体状况宜开展流行性感冒疫苗、肺炎链球菌疫苗接种工作。对患有呼吸道感染的老年人应做到早发现、早隔离、早治疗,切断传播途径。对患有慢性呼吸系统疾病的老年人应采取以下措施:①积极治疗原发病,加强老年人生活照料和营养支持,提高机体免疫力。②保持老年人口腔清洁,预防感染等,促进呼吸道分泌物的排出并鼓励戒烟。③鼻饲、吸痰时应防止误吸和异物进入呼吸道,操作应符合相应的规定。④吸痰应戴一次性手套,对气管切开部位处理时,应戴无菌手套或采用"非接触"技术;吸痰管一次性使用或一用一灭菌。⑤应用密封包装的无菌药物作为呼吸道给药。用于雾化器和湿化器(瓶)的大包装的无菌液体,打开后应在 24h 内使用。⑥连续使用的氧气湿化瓶应每日更换无菌水或当日新煮沸的凉开水,用毕消毒,干燥保存。⑦对有传染性呼吸系统疾病的老年人应按疾病传播方式采取相应的隔离措施,其呼吸道分泌物应按医疗废物处理。

对卧床的老年人应采取以下措施:①条件允许应使老年人首选半坐卧位或侧卧位;②保持口腔清洁,按时翻身拍背,鼓励咳痰,必要时湿化气道及吸痰;③预防误吸;④注意保温。

2. 泌尿系统感染性疾病 应尽量避免留置导尿,确实需要留置导尿管应缩短留置尿管的时间,导尿系统应保证密闭、引流通畅、无逆流。出现尿路感染情况应尽早拔除导尿管。鼓励老年人多饮水。严格执行无菌技术操作,尤其应注意手卫生及无菌器具的使用。应用无菌方式采集尿标本,在导尿管与引流接头上端周围用 2% 碘酊、75% 乙醇消毒,以无菌注射器抽取尿液。维持会阴部、尿道口的清洁和干燥,做好会阴部的护理。有耻骨上膀胱造瘘的老年人应注意保持伤口清洁干燥。做好尿管、尿袋的护理和管理,操作应符合相应的规定。

3. 消化系统感染性疾病 应加强老年人及照护人员手卫生等接触隔离的卫生宣传教育。应加强食品安全管理,不提供生冷、腐败、变质食物,对疑似有胃肠道感染的老年人应做到早发现、早隔离、早治疗,切断传播途径。应做好卫生管理,明确划分清洁区、污染区;做好餐具、药杯的清洁消毒工作;做好抹布、地巾、便器、卫生间及环境的清洁消毒工作。消化道感染性疾病的暴发、流行期应严格落实肠道隔离措施,便器、马桶等设施设备应采用感染者专用的方式,并做好污染物的消毒处理工作。

4. 导管相关性血流感染 有医学专业资质的照护人员应掌握血管内治疗的适应证,移除不必要的中心静脉导管。应使用合格的无菌医疗用品,医疗操作符合无菌技术要求。插管部位皮肤应先清洁后消毒,并对插管部件进行必要的消毒。应保持导管连接端口的清洁。注射药物前应使用 75% 乙醇或含碘消毒剂进行消毒,待干后方可注射药物。中心静脉导管肝素帽及输液接头至少每 7d 更换 1 次,若其完整性有损坏或肝素帽及输液接头内有回血时,应立即更换肝素帽和输液接头。置管部位敷料时应保持敷料清洁干燥,出现潮湿、污染时,应立即更换。及时评估留置导管移除的时限。中心静脉置管时宜选择上肢动静脉,必要时可选择锁骨下静脉和颈静脉,避免选择下肢部位,穿刺部位应远离创面。

5. 皮肤与软组织感染 应保持老年人皮肤的清洁与卫生,避免紫外线对皮肤的过度照射及皮肤的过度干燥;洗澡时不应使用碱性肥皂,水温不宜超过 40℃,洗澡次数不宜过勤,时间不宜超过 30min。沐浴后应及时擦干皮肤皱褶处,可在面部、背部、手背等容易暴露的部位涂润肤液。应加强营养,注意合理膳食,适量饮水。保持老年人卧具(被子、床单)的平整、干燥、舒适,老年人的内衣应勤洗勤换,选用棉织品。对长期卧床的老年人应每 2h 翻身 1 次,动作轻柔,避免拖拉。床单应柔软,有吸水功能,保持干燥,预防压力性损伤。对大便失禁的老年人,应及时清洗肛周皮肤,可涂抹护臀霜,预防会阴部糜烂和湿疹。对患有糖尿病的老年人,应注意足部护理,选择合适的鞋袜,应用温水洗脚,避免热水泡脚及用力揉搓,每日检查足部皮肤情况,发现病变及时处理。

6. 养老机构传染病的预防与管理 传染病(infectious diseases)是由各种病原体引起的能在人与人、动物与动物或人与动物之间相互传播的一类疾病。传染病通常可借由直接接触已感染的个体、感染者的体液及排泄物、感染者所污染到的物体,通过空气、水源、食物、土壤等介质以及接触传播、垂直传播、体液传播、粪-口传播等途径造成传播。传染病得以在某一人群中发生和传播,必须具备传染源、传播途径和易感人群三个基本环节。控制传染病最高效的方式在于防控,对于传染病预防主要集中在控制传染源、切断传播途径、保护易感人群三个方面。养老机构人员相对密集,空间相对封闭,检验和防控传染病能力相对较弱,入住老年人大多具有基础疾病、抵抗力较弱,一旦发生传染性疾病往往传播较快,对老年人健康威胁极大。加强养老机构突发公共卫生事件,特别是传染病的防控非常重要。

（1）建立健全养老机构传染病预防工作机制：建立健全养老机构传染病的预防控制体系是提高养老机构传染病预防控制工作效果的重要支持和基础。首先，养老机构运营者和管理者要提高对传染病预防控制工作的认识，建立以管理者负责，包含医护人员、护理员、后勤工作人员在内的领导小组和工作负责人制度。其次，建立传染病预防控制工作制度，制订突发疫情应急方案，这是确保传染病预防控制工作能够有序进行的关键。另外，不只是养老机构管理人员，而是院内所有人员都要提高对传染病预防控制工作的认识，这样才能够使院内传染病预防控制工作有序开展。

（2）加强养老机构内传染病宣传教育：养老机构应加强院内健康知识教育，举办卫生知识讲座，利用院内宣传栏、广播、网络平台等方式开展关于传染病预防知识的教育，全方位、多途径对院内工作人员和老年人进行宣传教育，提高他们对传染病的防控意识。其次，要联合当地疾控部门和院内院外相关医务人员，科学确定院内传染病卫生教育的内容，包括季节性常见传染病、常见传染病的类型和主要症状表现、传染病的危害和初步治疗方法等；同时，对常见传染病的传播方式、传播途径进行宣讲，使院内工作人员和老年人对传染病有一个相对清晰的认识，发生传染病的时候能够做出正确的应对措施。最后，要加强院内工作人员和老年人个人卫生意识的培育，促使他们在日常生活中养成良好的个人习惯，如饭前便后洗手、不喝生水等，提高自身的免疫力。需要注意的是，一旦在养老机构内发生了传染病，要对院内工作人员和老年人进行情绪安抚，避免过度恐慌，以利于传染病的控制。

（3）开展养老机构卫生安全整治工作：很多传染病是由于不良的卫生环境引起，为此要定期开展养老机构内卫生整治清查行动，加大院内环境卫生整治力度。一是日常做好餐厅厨房、公共活动室、走廊过道、老年人房间、公共卫生间等的消毒工作，并对此项工作的完成状况进行定期与不定期的抽查。二是定期开展卫生整理清查工作，在传染病多发的时节更要加大力度和提高频次，并且做好垃圾、污水、粪便等无害化处理，清除病媒生物滋生的环境，保证养老机构的环境卫生。三是加强院内老年人衣物分类消毒清洗工作，做到分物、分池、分机，避免交叉感染。

（4）加强养老机构饮食安全管理：俗话说"病从口入"，要加强相关人员对养老机构内饮食安全的重视程度。首先，建立健全餐厨管理规章制度，完善食材采购渠道和相关记录，防止外来食源性疫病的输入发生；加强食品制作过程的监控，做到食材清洗安全、食品食用安全；加强和完善食品留样制度，对剩菜剩饭及厨余泔水进行无害化处理；完善餐具消毒管理制度，加强厨房餐具、公共餐具的清洗消毒；同时做好厨房工作人员的持证上岗工作，以及个人卫生的教育管理。其次，要加强对厨房的监督管理，对食材储存和食品制作的卫生状况、餐具消毒工作、厨房工作人员的个人卫生方面等进行定期和不定期的抽查，保证日常饮食安全。

（5）加强院内人员健康管理和外来人员进出管理：首先，日常生活中加强对老年人身体状况的观察，定期对老年人进行身体评估，完善老年人健康档案。其次，加强对院内工作人员的健康管理，及时发现和评估院内工作人员在身体不适时是否患有传染病或疑似传染病，在这种情况下禁止其在院内工作和为老年人提供相关服务，并把情况及时上报给院内传染病预防管理小组。最后，加大对进出养老机构的外来人员的管理力度，禁止患有传染病、疑似传染病或与之有接触的人员进入，防止外来疫情的输入。

（6）养老机构发生传染病的管理

1）启动养老机构传染病工作机制：传染病发生时，立即启动养老机构传染病工作机制，疫情上报，严控养老机构进出通道。养老机构内医务人员要对院内未感染的老年人和工作人员的免疫情况进行深入调查和了解，加强疾病的预防宣传，消除恐慌，做好相应的预防应对工作；同时禁止人员集聚，提供营养充足的食品、相应的预防和治疗用的药物，提高老年人和工作人员的免疫力。再者，加强院内统一管理，各司其职，使养老机构保持正常有序运行。

2）加强传染病疫情监测机制：首先，加强对院内老年人和工作人员的健康管理，尤其是要对那些有相应症状或疑似相应症状的人员进行登记管理，加强观察，追查病因，并做好相应的应对准备工作。其次，加强疫情的发现工作机制，当出现新的病例时，要及时报告院内医务人员和院内传染病预防控制小组，进而对传染病的防控做到早发现、早报告、早隔离、早治疗。

3）配合疾控及相关部门的相关工作：首先，养老机构要健全自身的医疗保健制度，及时购进相应的药品和其他物品，尤其是对于流行性感冒、细菌性痢疾等常见传染病，要提前做好相关药品的准备工作。同时，院内医务人员要指定专业的医生负责传染病的报告管理工作，确保传染病控制的专业性。再次，养老机构要积极配合疾控部门和相关政府部门做好相应的工作，履行相应的义务，提高传染病控制效果。

4）强化养老机构传染病疫情后处置工作机制：当传染病出现之后，养老机构应当立即向当地疾控部门和有关政府部门报告疫情的具体情况，并且配合相关部门做好隔离、治疗、消毒工作。组织工作人员在院内进行排查，督促有疑似传染病的患者及时就医检查，尽量减少传染病带来的危害。同时，如果发生食源性传染病，要对厨房进行彻底清查，发现传染源及时处理。其次，对院内易感染和未感染人员进行心理疏导，稳定其情绪；及时对老年人家属进行情况说明，防止患病老年人家属出现过激行为。另外，加强养老机构危机公关工作，对内加强内部传染病防控管理，积极配合疾控部门和政府相关部门的工作，合理满足患病老年人及其家属的相应诉求；对外则指定专门人员作为养老机构对外发言人，不隐瞒不避责，同时正确回应相关媒体。最后，在疫情结束后，及时总结，及时查补缺漏，问责与奖励同步，并形成内部文字性报告，避免院内再次发生传染病。

📖 知识拓展

标准预防的概念

标准预防是指养老机构中所有入住老年人的体液、排泄物、分泌物，无论是否被确认感染，均视其具有感染性，应采取相应隔离预防措施。根据需要采用洗手、戴手套、戴口罩、戴护目镜、穿隔离衣、小心利器扎伤、妥善处理污物、保持环境卫生以及安全注射，必要时接种疫苗等措施。在实施上述防护措施基础上，根据疾病的主要传播途径，采取的隔离措施包括接触隔离、空气隔离和飞沫隔离。

---

7. 养老机构院内感染发生的应急管理　养老机构内出现可疑感染病例时，应立即向属地政府相关部门报告，按照要求送医治疗。同时在相关部门的指导下，开展机构内自检自查、清洁消毒、规范处置个人物品等工作。院内感染管理的专、兼职人员应深入发生感染的部门，及时开展调查与感染控制工作。及时分析流行病流行或暴发的原因，切断传播途径，采取相应的隔离、控制措施。必要时可停止接收新入院的老年人，控制感染的蔓延。

（姚　丽　王秀红）

 思考题

1．为有效预防和控制老年人感染，应重点把握哪几个方面的原则？

2．简述呼吸系统感染性疾病的预防及控制措施。

3．养老机构内如发生传染病，应如何进行管理？

第十二章
人工智能技术用于老年人照护的风险管理

学习目标

1. 掌握：人工智能技术应用的风险类型；人工智能技术用于老年人照护的常见意外应对策略。
2. 熟悉：人工智能技术在老年人照护中的应用场景；人工智能技术在老年人照护中的应用趋势；人工智能技术用于老年人照护可能风险的评估。
3. 了解：人工智能的概念；人工智能技术在老年人照护中的发展趋势。
4. 具有防范和应对老年人照护中常用人工智能技术风险的能力。
5. 具有尊老、敬老、爱老、助老的品德，保障人工智能技术应用于老年人照护中的安全意识。

随着我国人口老龄化水平不断加深和科技的发展，人工智能技术在养老照护方面快速发展，为更好地满足老年人照护需求提供了有力支撑。了解智能化养老的应用和趋势是推动人工智能技术从单一功能向系统化功能发展的重要基础，也是新时代养老照护人员的能力要求。

案 例

养老院最近购入了一台自动助浴机，准备用来为半失能老年人洗浴。张奶奶等几位老年人担心自动助浴机存在安全问题。

请问：
1. 你认为自动助浴机洗浴可能存在哪些风险？
2. 应如何评估自动助浴机的风险？
3. 照护人员和养老院应如何做好自动助浴机的风险管理？

第一节 概 述

一、人工智能技术及其在老年人照护中的应用

（一）人工智能技术概述

人工智能（artificial intelligence，AI）起源于 1950 年"图灵测试"理念，后由 John McCarthy 等专家于 1956 年首次正式提出。人工智能是研究人类智能活动规律，通过计算机技术进行模拟，构造具有智能行为的人工系统。人工智能涉及计算机科学、心理学、哲学等多领域学科，目标是生产出类似人类智能反应的智能机器。随着人工智能的不断发展，人工智能技术已从理解自然语言、分析图像图形等进化为以深度学习、人机协同为特色，具备自我诊断、自我修复、自我创新等能力的技术。人工智能的研究与实践领域主要包括智能语音服务、疾病辅助筛查和诊断、智能投资、人脸识别、智能物

流分拣等。随着我国人口老龄化程度不断加深，养老服务需求呈现出多样化、个性化特征，智能养老服务能够克服传统养老服务效率低、资源不足且缺乏整合等缺陷，以其智能性、人文性、交互性等优势，为老年人提供自动化、人性化、高效化的养老服务，应用场景不断拓展。

（二）人工智能技术在老年人照护中的应用

随着智能护理机器人、智能康复装置、远程健康管理平台等智能产品的快速发展，人工智能技术被广泛应用于老年人日常生活、疾病管理及康复训练中，对提高老年人生活质量和促进身心健康起到举足轻重的作用。目前人工智能与养老服务的有机结合模式处于快速发展阶段，国家卫生健康委员会公布的《智慧健康养老产品及服务推广目录（2022年版）》中的产品种类主要包括健康管理类智能产品、老年辅助器具类智能产品、养老监护类智能产品、中医数字化智能产品、家庭服务机器人、适老化改造智能产品、场景化解决方案等。按服务种类可将人工智能技术在老年人照护中的应用归纳为生活照顾类、健康管理类、辅助康复类及精神慰藉类等。

1. 生活照顾类 由于人口老龄化加剧和护理人力资源短缺，老年人高质量照护需求难以满足，各类精细化护理智能机器人相继出现。助餐机器人为上肢功能障碍或虚弱的老年人设计，借助机械臂实现自主选餐进食，提高用餐效率。步行辅助机器人协助步态不稳的老年人，提高步行稳定性，改善运动功能，保障老年人安全。当前生活照顾类的人工智能产品除了可提供助餐、行走等基本服务，还可提供智能洗浴、家庭清扫等服务。多功能护理床可以根据老年人的实际身体需求动态调整，如姿势转换、辅助翻身、温度监测等，增强老年人自主护理能力。智能洗浴辅具具备手势控制、语音控制、脑机接口等技术，可监测水温、水位变化，防止老年人跌倒、烫伤等事故发生。扫地机器人除了具有简单易用、满足个性化清洁需求、语音报错提示等特征外，还可自行回充、断电，保证使用安全。智能服务机器人整合信息查询、日程管理、生活服务和情感陪伴等功能，能听到5m距离内的指令，并支持人脸和手势识别。

2. 健康管理类 健康管理强调监测个体或群体健康，通过健康监测、健康评估、健康干预、干预评价等4个关键环节为健康、亚健康和慢性病患者群体提供管理服务。人工智能为老年人健康管理提供了全新的思路，优化了老年人健康管理模式。人工智能在老年人健康管理的应用包括健康监测（如心率、血压、呼吸频率、睡眠质量的监测）、健康评估、健康服务（自助预约挂号、智能药箱用药提醒）、远程康复训练指导等。以美国慢性病患者虚拟助手 Alme Health Coach 为例，该智能助手可将健康监测设备的数据、电子病历等内容整合，有利于医护人员远程评估慢性病患者的动态病情变化，提供个性化慢性病管理方案。通过数据分析和计算模拟，人工智能可有效嵌入公共卫生全生命周期人群健康管理，为潜在高危地区或高危人群提供应对方案。老年人患病初期症状隐蔽，通过人工智能技术实时监测老年人的身体状况，可及时控制和干预疾病。

3. 辅助康复类 随着糖尿病、脑血管疾病、认知障碍老年人对康复需求的日益增长，康复器械从传统意义上的拐杖、轮椅发展为包括微电子技术、神经工程学等新技术的智能产品。康复辅助设备主要包括康复机器人、可穿戴康复辅助设备、神经康复与脑机接口。康复机器人作为科技与医学的结合体，适用于脑血管疾病、骨科疾病引起的肢体功能损伤。在可穿戴辅具中，以人工耳蜗为代表的感知假体，能改善老年人语音感知能力。脑机接口通过将人的神经与外部世界连接，为肢体运动障碍的老年人提供技术支持，促进各类神经系统疾病老年人的功能康复。康复辅助技术开始融合机器学习、神经网络、深度学习等人工智能技术，如引入人体姿态分析、轨迹跟踪等智能算法的康复智能辅具技术以及基于脑电和深度学习的神经退行性疾病评估方法。

4. 精神慰藉类 近年来，老年人心理健康问题受到广泛关注，陪护机器人应运而生，为老年人提供心理支持，有助于老年人表达情感、提高社交能力。常见的陪伴型机器人包括动物陪伴机器人、家庭陪伴机器人和远程陪伴机器人。动物陪伴机器人以生活中常见的宠物形态为特征，老年人可以通过触摸、爱抚等形式与机器人交互。家庭陪伴机器人以拟人形态为特征，包括家庭服务型、家庭助手型等，致力于使用自然语音、肢体等实现人机互动，满足老年人家庭陪伴需求。远程陪伴机器人则是以非人形态为特征,包括智能音箱、线上心理咨询和交友聊天等,既能满足老年人的照护需求,又能帮助老年人建立良好的社会关系,促进老年人的社会融入与社会参与。

二、人工智能技术在老年人照护中的发展趋势

(一)人工智能技术的发展阶段

1. 起步发展期　1956 年至 20 世纪 60 年代初。人工智能于该阶段被首次提出,随后取得如机器定理证明、人机对话等令人瞩目的研究成果,掀起了发展的第一个高潮。

2. 反思发展期　20 世纪 60~70 年代初期。人们基于前期突破性进展提出更具挑战性的任务,但是接二连三的失败使人工智能的发展陷入低谷。

3. 应用发展期　20 世纪 70~90 年代中期。人工智能实现从理论研究走向实际应用的重大突破,进入应用发展的新高潮。

4. 稳步发展期　20 世纪 90 年代中期至 21 世纪初。基于网络技术的快速发展,人工智能进一步走向实用化,在制造业、生物医药等领域取得了显著进步。

5. 蓬勃发展期　21 世纪初至今。随着大数据、物联网等信息技术的高速发展,以深度神经网络为代表的人工智能实现重大技术突破,迎来爆发式增长。在此背景下,我国政府发布了一系列智能化养老扶持举措。2012 年全国老龄工作委员会办公室和北京怀柔区政府联合主办的"首届全国智能化养老战略研讨会"上提出建立全国首家"智能化养老实验基地",最大幅度满足老年人不同需求。2021 年工业和信息化部、民政部、国家卫生健康委员会共同制定《智慧健康养老产业发展行动计划(2021—2025 年)》,推动人工智能与养老产业融合发展。党的二十大报告强调发展养老事业和养老产业,推动实现全体老年人享有基本养老服务,为推动智能化养老、构建老年友好型社会提供稳固支撑。

📖 知识拓展

智慧健康养老产业

智慧健康养老产业是以智能产品和信息系统平台为载体,面向人民群众的健康及养老服务需求,深度融合应用物联网、云计算、人工智能等新一代信息技术的新兴产业形态。大力发展智慧健康养老产业,对积极应对人口老龄化,打造信息技术产业发展新动能,满足人民群众日益迫切的健康及养老需求,增进人民福祉和促进经济社会可持续发展具有重要促进意义。

(二)人工智能技术在老年人照护中的应用趋势

近年来,人工智能的普及和应用使智能化养老得以迅速发展。我国老年人消费需求的日益增长和政府对智能养老产业的大力扶持为人工智能养老服务提供了有力保障。互联网、物联网等信息技术逐渐应用到老年照护服务中,我国智慧养老服务呈现多元化发展态势。

1. 智能家居　智能家居不仅具有传统的居住功能,还能利用互联网、物联网等先进技术,将与家居生活相关的子系统有机整合,实现"以人为本"的家居生活。当前的智能家居具备自动化、多功能性、适用性、交互性、高效率等 5 个基本特征。智能家居根据老年人的个性化需求自定义场景,基于老年人的行为认知,自动控制调节家居设备,从而为老年人提供方便、舒适的家庭生活。当出现紧急情况时,智能家居能够自动报警,实现智能安全防范,保障老年人安全。此外,智能家居还可以实现智能通信,帮助老年人与室外实时交互信息,实现老年人与家人实时沟通交流。现阶段我国的智能养老产业仍处于初步发展阶段,由于需求量大、前景广阔,智能家居是未来智能化养老的发展方向之一。

2. 智能化社区医疗服务　智能化社区通过收集健康家居设备传输的老年人健康参数,建立健康信息数据库,创建上门诊疗服务,解决老年人因病无法外出就医的问题。智能化社区医疗服务通过互联网技术,缩小不同等级医院间的信息鸿沟,不仅提高医疗服务质量,还节省就诊时间,降低老年

人医疗费用,减轻医护人员工作负担。智能化社区医院通过建立电子健康档案实现慢性疾病管理,帮助老年人就近就医,避免重复检查,方便老年人的同时减少了医疗资源浪费。

3. 远程医疗服务　远程医疗通过电话、视频或虚拟医疗平台等各种信息技术,远距离对患者进行诊疗,为患者提供一种新型就诊方式。无线传感器网络以其网络传输自组织、节点设计低功耗的技术优势推动了远程医疗的发展。基于无线传感器网络的远程医疗监护系统主要由远端传感器节点、无线通信网络和医疗监控中心组成。通过远程医疗监护系统收集老年人的生命体征(体温、脉搏、呼吸、血压)、血糖值、心电图等,并将数据传输到系统远端的照护人员,这可以显著降低医护人员工作强度、节省医疗成本、提高医疗设备利用率。远程医疗技术是未来智能化养老的理想途径,进一步优化通道数据传输方式及监测参数方式是其实现跨越发展的重要节点。

第二节　人工智能技术用于老年人照护的风险管理

将人工智能技术应用于老年人照护可以满足老年人身心需求,提升养老照护的质量和效率,但同时不可避免地会带来一定风险。明晰人工智能技术可能带给老年人的风险,并对风险进行有效管理,是推动智能化养老产业可持续发展的重要前提。

一、人工智能技术应用的风险

(一)生理性风险

人工智能技术应用存在的生理性风险主要涉及技术性能的稳定性以及数据的可靠性。智能产品由程序驱动,如果程序失灵或错乱,会导致智能机器做出错误反馈,给老年人带来意外伤害,甚至是生命危险。对于患有帕金森病、脑卒中、阿尔茨海默病等疾病的老年人,智能产品具有安全监护与及时报警求助的功能,若发生故障反而会耽误最佳救助时间。老年人使用智能健康管理设备的本意是及时获取生命体征相关信息,照护人员基于智能设备采集到的数据实施针对性护理。对于患有慢性病需要长期服药的老年人来说,智能产品可以提醒他们定时服药,但如果程序错乱,不仅会让老年人漏服、误服药物,影响治疗效果,还有可能因为数据失真延误最佳干预时机,危及老年人健康。

(二)心理风险

为缓解独居老年人的孤独感,将人工智能技术用于养老照护,开发出的语音交互养老智能机器人成为代表性产品。这类智能产品可在一定程度上扮演老年人子女或照护人员的角色,能够根据老年人的指令完成照护工作,甚至能针对老年人的健康状况主动地问询或建议,让独居老年人真切感受到陪伴。需要注意的是,因此种互动是基于一定算法,由机器根据设定的程序运作,无法替代人与人之间基于实体生命的情感交流。这种虚假交往可能无法满足老年人的内心需求,甚至会让老年人因为习惯机器的完美性格和交往,而期待与人交流也能获得同样的回应。由此可能产生的心理落差让他们更不愿与人交往,孤独感、失落感萦绕心头难以排解。此外,智能化产品机械化的程序运作还会让老年人处于被动接受的地位,这样"操控式"的照护容易让老年人将自身视为"物体",并逐渐产生自卑心理。

(三)信息泄露风险

随着人工智能技术的飞速发展,智能养老服务信息平台及各种智能应用软件、可穿戴智能设备层出不穷,老年人在使用过程中难以避免要上传个人隐私数据,即使部分老年人有一定的防范意识,不主动上传个人身份信息,但通过对智能监控设备采集的数据进行分析,仍可得出老年人健康状况、行为习惯、社交关系等隐私信息。加之老年人普遍存在信息安全意识薄弱、防范意识差的问题,一旦健康状况相关的隐私信息数据泄露,极易成为不法分子的诈骗工具,给老年人财产和人身安全带来隐患。

（四）伦理风险

近年来社会人口老龄化程度不断加深，老年人口基数越来越大，子女的养老压力日益增加。单靠子女难以实现居家养老，人工智能技术是解决养老难题的一个重要方案。然而，智能技术的补位可能会引起子女在赡养老年人方面的缺位。有伦理学者认为，人工智能技术的应用会导致孝亲关系疏离，甚至引起孝伦理解构的风险，这种解构包含孝养关系疏离、孝道降级化两个方面。一方面，智能技术可以帮助老年人完成日常生活、健康监测工作，这代替了子女的"养"，但这种过程无法体现子女对老年人的关怀、敬重和爱护，是脱离了"孝"的"养"。另一方面，智能技术对老年人的补位容易让子女觉得尽到了赡养责任，从而疏忽对老年人的关心陪伴，这进一步加重孝养关系的疏离，甚至淡化子女的赡养责任。《礼记》提到"孝有三：大孝尊亲，其次弗辱，其下能养。"智能技术看上去最多只能满足第二层级的孝，这不仅减少了孝道内容，还导致孝道降级。

二、人工智能技术用于老年人照护可能风险的评估

（一）生活照护方面

在日常照护方面，可以通过以下常用风险问题评估人工智能技术的可用性及效用。常用的评估问题包括：①使用该技术或产品是否可以满足日常需求？②熟练使用该技术或产品是否有障碍？是否有使用说明以及结构化入门使用系统？③使用该技术或产品是否出现意外（如突然关机、程序错乱等）？④使用该技术或产品是否改变了事物进程（如打扫时间）？⑤使用该技术或产品是否改变了预定的健康结局（如呛咳发生率）？

（二）健康管理方面

人工智能技术的准确性和可靠性对老年人日常检测健康状况尤为重要。随着人工智能产业蓬勃发展，其有效性评价问题已成为全球监管人工智能技术的一个难点。世界卫生组织基于现有人工智能医疗设备生成的证据提出，在测试人工智能算法之前，应制订人工智能报告数据与正式数据之间的可接受差距，从而依据差距对人工智能技术进行准确性评估。

（三）信息管理方面

为保障老年人的信息安全，须对人工智能技术的数据安全风险进行评估。有研究者基于数据安全能力成熟模型，根据《信息安全技术 - 健康医疗数据安全指南》构建了医疗数据安全风险评估模型，针对可能存在的信息安全风险进行预警性评估。信息管理的安全风险方案可以明确其应用场景及安全保障效果，从而有效维护养老机构数据安全，防止信息泄露。

三、人工智能技术用于老年人照护的风险预防

（一）开发层面

人工智能技术开发应遵循"以人为本"的原则，开发时应考虑到技术的适老化，真正做到以老年人的需求为本，保障老年人生命安全和身心健康，同时关注老年人的情感需求，注重保护老年人的隐私。首先，任何人工智能技术的开发都应把保障老年人安全放在首位，坚持生命至上。技术开发人员应提高技术开发手段，完善安全操作流程，设置紧急应变措施以规避程序错乱风险，并通过多次测试，提高健康监测的精度，保证数据的可靠性。例如设紧急情况按钮或呼救铃，在老年人突发意外时通过按钮或呼救铃及时通知家人。其次，应重视对技术开发人员道德规范和伦理意识的培训，开发人员应将符合伦理道德的价值理念贯穿于智能技术开发全过程、嵌入智能产品的程序中。例如在智能产品中开发亲情关怀模式，使产品作为陪伴者照护老年人，增加人文温度，提升老年人的幸福感。同时还可以增加亲情互动模块，增强子女与老年人的互动，让子女给予老年人智能技术无法做到的孝与敬、亲情与思想的交流。再者，开发人员还应针对隐私数据建立安全保护程序，注重保护老年人的隐私。例如对老年人隐私数据的采集、传输、挖掘和存储全过程加以规范，建立相应风险预警，提醒使用人员数据可能涉及隐私。在老年人日常照护时，尽量避免收集敏感的隐私数据，可采用语音

交互方式而非图片等可视化手段收集老年人信息。

（二）使用层面

1. 老年人　老年人作为使用智能技术的主体，应掌握基本的使用方法，着重关注学习应急救助模块的使用方法，力求意外发生时以最快速度求救，尽最大可能保障自身生命安全。在智能技术选择方面，应优先选择最适宜个人情况的产品。日常使用过程中增强隐私保护意识，涉及上传个人数据或转账操作时提高警惕，及时与家人沟通，预防隐私泄露。为防止长期沉溺于虚拟世界带来的空虚感，老年人须理解智能技术难以代替子女基于亲情的照护，老年人应主动与家人沟通，增进自己与他人的交流，收获人与人交流的幸福感。此外，老年人还应学会合理看待智能设备报告的数据，明确这些设备仅能监测基本的生命体征，若身体出现其他不适，应及时去医院寻求专业医疗照护。当监测数据出现波动时，应保持冷静、调整心态，防止因情绪激动而出现其他意外，可以重启设备或使用其他居家医疗监测仪器重新测量，明确自己的健康状况并合理处置。

2. 照护人员　作为老年人养老照护的第一责任人，照护人员首先应教会老年人正确使用智能技术，确保老年人在紧急情况下使用智能产品及时求助。其次，为防止将智能技术当作自己照护老年人的替代品，应改变照护人员的认知，明确人工智能技术只能起到补足与帮助的作用。照护人员应把智能技术产品视作照护老年人的合作者，双方各司其职，发挥智能产品在健康监测、数据管理、辅助康复等方面的积极作用的同时，照护人员要重视老年人对孝养的需求，给予老年人真正的关怀和尊敬。当照护人员能够照顾好老年人，并将老年人的安全和情感慰藉需求作为自己的责任和义务，才能有效防范人工智能技术在老年照护中引发的伦理风险。此外，照护人员应定时帮助老年人检查智能技术使用情况，重点关注近期健康监测数据是否正常、有无隐私泄露风险、设备运行是否正常，把风险扼杀在萌芽阶段。

3. 机构管理者　作为养老机构管理者，要保证人工智能技术可安全准确地应用于老年人照护，培训照护人员使其掌握正确使用智能技术的方法。强调只有通过培训的照护人员才可以使用智能技术，合理保管老年人电子健康档案，制定切实有效的专项制度，保障信息安全，防止数据泄露。在保障老年人生命健康的基础上，机构要重视老年人情感和精神的需求，定期举办家庭日，邀请老年人子女前来参加活动，加强老年人与家人的情感交流。管理者还应督促照护人员在日常照护中多与老年人沟通交流，以缓解其内心的孤独感。

（三）监管层面

首先，为了更好地预防人工智能技术应用于老年人照护的风险，应建立完善的法律法规和伦理规范，为从业人员提供正确的导向及应有的保障。相关规章制度的制定可参考国外常用的标准，并结合我国国情，确保切实可行。加强立法可推动智能化养老照护走上正规化、规范化、法治化的轨道。其次，要加大政府部门对行业发展的监管力度，为我国智能化养老照护保驾护航。明晰智能化养老模式建设、运行和评估等环节中的主体职责，强化各个主体的责任意识，从源头规避风险。政府部门确定监管目标和方式，承担起监督者的角色，督促技术开发人员遵循规章制度及伦理要求开发智能技术，防止老年照护人员在照护过程缺位，还应敦促产品开发团队加强日常维修，保障智能技术的准确性。政府部门应做到全过程全方位切实保障老年人的安全和利益，通过加大对行业的资金投入、政府补贴或者减税降费等政策鼓励企业进行创新研发，从政策上支持开发人员精进技术，提高智能技术质量和水平。

四、人工智能技术用于老年人照护的常见意外应对策略

在智能养老逐渐普及的背景下，诸多风险给智能化养老增加了不确定性。智能化养老作为多学科融合的新兴产业，具有跨行业、跨机构合作的特点。人工智能作为新兴技术，不断面临各种应用场景的挑战。只有及时发现问题、解决问题，注重针对实际风险提出解决对策，才能保证智能化养老安全、可控、可持续地发展。

（一）制定人工智能技术的规范评定标准

在智能化养老程序设计过程中，既要实现人工智能技术的完美，也要保障人类既有的权益，需要制定明确的智能化养老技术评价标准。在技术问题处理过程中，既要通过伦理道德等人文要素控制人工智能技术，还要考虑建立智能化养老安全评价体系，推进智能化养老安全标准和安全预部署，保障智能化养老产品的技术安全和产品安全。

（二）建立人工智能技术的数据管理方案

建立数据风险感知体系，可通过对引起敏感数据态势变化的安全要素识别和显示，预判未来发展趋势。建立数据安全机制，则可通过对人员、设备和应用服务的统一管理，创建以身份作为访问控制边界的零信任安全机制。通过动态的认证和授权发起对数据资源的访问连接，控制对数据的访问权限，最大程度地保障数据的安全性。对数据进行全流程闭环监管流程中，数据质量管理的智能平台要对数据进行实时监控、智能预警，保证数据正常稳定。

（三）加大人工智能技术的政府监管力度

基于人工智能算法的模糊性，企业和用户不能有效处理人工智能引发的风险，政府应发挥其人工智能治理的主体角色，优化人工智能技术的应用环境，合理划分部门权限，构建多元主体参与监管体系；应从监管角度设计数据安全架构，优化数据备份系统与应急流程，保障数据安全，保护国家机密及公民隐私；构建科学评估机制，将风险控制在可控范围内，最大化地消除人工智能应用风险。

（四）完善人工智能技术研发应用的管理法律体系

作为人工智能时代的规制手段，法律的作用不可替代。目前人工智能的法律规制表现为研究人员在理论研究中对人工智能的法律规制研究逐渐活跃，在现实世界中则以伦理规制为重心，法律法规寥寥无几。未来针对智能化养老的法律建设可分别从使用者和制造者两个角度出发，优化智能养老各利益主体的责任制度体系。对于使用者而言，在我国现行的法律体系下，确立更高标准的使用者责任范围，补充现行法律可能存在的遗漏之处。对于制造者而言，除了技术创新，也要重视智能化养老设备和技术的定期维护，降低使用过程中的安全隐患。生产商必须按照要求定期检查和维修设备，承担赔偿、恢复设备原状的责任。

（五）加强技术应用的培训

通过继续教育项目、适宜技术培训等形式，加强养老机构照护人员人工智能技术应用的专项培训。培训可通过线上基础培训与线下实操相结合的方式，依托各级民政部门、养老行业协会与学会进行线上培训，结合各地实际养老发展水平组织线下培训。强化养老机构照护人员人工智能技术培训内容的针对性和形式的创新性，开展更加贴近基层、符合养老机构实际、针对性强的技术应用培训，提升人工智能技术在老年人照护中的风险管理水平。

（李现文）

✎　思考题

1. 人工智能技术用于老年人照护的风险有哪些？
2. 人工智能技术用于老年人照护可能风险的评估内容有哪些？
3. 人工智能技术用于老年人照护的常见意外的应对策略有哪些？

附表 1　坠床危险评分表

危险因素	评分
最近 1 年曾有不明原因坠床或跌倒经历	1
意识障碍	1
近期有癫痫病史	1
视力障碍	1
活动障碍、肢体偏瘫	3
年龄（≥65 岁）	1
体能虚弱	3
头晕、眩晕、直立性低血压	2
服用影响意识或活动的药物：散瞳剂、镇静安眠药、降压利尿药、抗癫痫痉挛药、麻醉镇痛药	1
吸毒、酗酒史	1
无家人或其他人员陪伴	1
使用气垫床	1

注：该量表评估 12 个危险因素，将每项评分相加，总分为 0～17 分。0 分为低风险，1～3 分为中风险，≥4 分为高风险。

附表 2　坠床风险评估量表

项目	评分内容	分值	得分
年龄	≥70 岁	1	
	<70 岁	0	
近 1 年是否有坠床史	是	1	
	否	0	
感知状态	意识障碍	1	
	视力障碍（单盲、双盲、弱视、白内障、青光眼、眼底病、复视等）	1	
	意识清晰、视力正常	0	

续表

项目	评分内容	分值	得分
活动状态	活动障碍、肢体偏瘫	3	
	正常或卧床不能自主移动	3	
身体状态	体能虚弱	3	
	头晕、目眩、直立性低血压	2	
	正常	0	
是否服用影响意识或活动的药物	服用散瞳剂、镇静催眠药、降压利尿药、麻醉镇痛药、抗癫痫痉挛药	1	
	否	0	
是否有人陪护	否	1	
	是	0	
光线	光线昏暗	1	
	光线明亮	0	
安全措施	床、平车(如有)护栏未拉上,刹车装置未锁住	1	
	安全措施到位	0	
	评估总分		
评估结果	低风险□　　中风险□　　高风险□		

注:该量表评估 9 个风险因素,将每项评分相加,总分为 0~13 分。0 分为低风险,1~3 分为中风险,≥4 分为高风险。

附表 3　临床衰弱量表

衰弱等级	具体表现
1 级　非常健康	身体强壮、积极活跃、精力充沛、充满活力,定期进行体育锻炼,处于所在年龄段最健康的状态
2 级　健康	无明显的疾病症状,但不如 1 级健康,经常进行体育锻炼,偶尔非常活跃
3 级　维持健康	存在可控制的健康缺陷,除常规行走外,无定期的体育锻炼
4 级　脆弱易损伤	日常生活不需他人帮助,但身体的某些症状会限制日常活动,常见的主诉为行动缓慢和自觉疲乏
5 级　轻度衰弱	明显的动作缓慢,工具性日常生活活动需要帮助(如去银行、乘公交车、干重的家务活、用药等);轻度衰弱会进一步削弱老年人独自在外购物、行走、备餐及干家务活的能力
6 级　中度衰弱	所有的室外活动均需要帮助,在室内上下楼梯、洗澡等需要帮助,可能穿衣服也会需要(一定限度的)辅助
7 级　严重衰弱	个人生活完全不能自理,但身体状态较稳定,一段时间内(<6 个月)不会有死亡的危险
8 级　非常严重衰弱	生活完全不能自理,接近生命终点,已不能从任何疾病中恢复
9 级　终末期	接近生命终点,生存期 <6 个月的垂危老年人

附表 4　老年人身体功能综合评估表

组别	一般状态评估				
	营养 （MNA-SF）	衰弱	跌倒风险评估表	焦虑状态 （SAS）	抑郁状态 （GDS）
低危	正常	强壮	风险低 （1～2分）	无焦虑	无抑郁 （0～5分）
中危	有营养不良风险	衰弱前期 （1～2分）	风险中等 （3～9分）	轻度焦虑	轻度抑郁
高危	营养不良	衰弱 （3～5分）	风险高 （≥10分）	中度焦虑	中度抑郁

组别	功能障碍评估			
	心功能评估 NYHA 分级	心绞痛状态 CCS 分级	呼吸功能 MRC 分级	认知功能 MMSE 分级
低危	Ⅰ级	Ⅰ级 （一般日常活动不引起心绞痛）	无呼吸功能障碍	正常 （27～30分）
中危	Ⅱ级	Ⅱ级 （日常活动轻度受限）	轻度呼吸功能障碍 （0～1级）	认知功能障碍 （<27分）
高危	Ⅲ级	Ⅲ级 （日常活动明显受限）	中度呼吸功能障碍 （2～3级）	痴呆 （≤22分）

组别	日常活动功能评估	
	日常生活活动能力评估（ADL）	工具性日常生活活动能力评估（IADL）
低危	日常生活活动能力良好（100分）	基本正常（≤20分）
中危	轻度功能障碍（>60分）	轻度障碍（21～59分）
高危	中度功能障碍（41～60分）	重度障碍（60～79分）

注：1. 低危，所有专项危险因素均为低危，即为低危运动风险；中危，有任何一项专项危险因素为中危，即为中危运动风险；高危，≥3 个专项危险因素为中危，或有任何一项为高危因素，即为高危运动风险。

2. MNA-SF 为微营养状态评估，12～14 分正常营养状况，8～11 分营养不良风险，0～7 分营养不良。NYHA 为纽约心脏协会分级法。CCS 为加拿大心血管学会心绞痛分级法。MRC 为呼吸功能分级法。

参考文献

[1] 国家卫生健康委疾病预防控制局，中国疾病预防控制中心慢性非传染性疾病预防控制中心. 社区老年人跌倒预防控制技术指南 [M]. 北京：人民卫生出版社，2021.

[2] 张振香，许梦雅，陈素艳，等. 失能老年人生活重建康复护理指导 [M]. 郑州：河南科学技术出版社，2022.

[3] 于卫华，戴夫，潘爱红. 医养结合——老年护理实践指南 [M]. 北京：中国科学技术出版社，2018.

[4] 王春英. 护理安全管理——不良事件案例分析 [M]. 杭州：浙江大学出版社，2020.

[5] 李小寒，尚少梅. 基础护理学 [M]. 7 版. 北京：人民卫生出版社，2022.

[6] 万桂芳，张庆苏. 康复治疗师临床工作指南——吞咽障碍康复治疗技术 [M]. 北京：人民卫生出版社，2019.

[7] 窦祖林，万桂芳. 吞咽障碍康复技术 [M]. 北京：电子工业出版社，2019.

[8] 宋岳涛. CGA 老年综合评估 [M]. 2 版. 北京：中国协和医科大学出版社，2019.

[9] 吴欣娟，杨莘，程云. 老年专科护理 [M]. 北京：人民卫生出版社，2019.

[10] 胡秀英，肖惠敏. 老年护理学 [M]. 5 版. 北京：人民卫生出版社，2022.

[11] 周中苏，刘复林，唐广良. 老年安全护理与风险防范 [M]. 北京：科学技术文献出版社，2018.

[12] 国家卫生健康委员会. 中国卫生健康统计年鉴（2022 卷）[M]. 北京：中国协和医科大学出版社，2022.

[13] 林婉玉. 老年人活动策划组织 [M]. 北京：人民卫生出版社，2022.

[14] 刘楠，李卡. 康复护理学 [M]. 5 版. 北京：人民卫生出版社，2022.

[15] 罗君，肖明朝. 老年人院内跌倒 / 坠床行为干预策略的研究进展 [J]. 护士进修杂志，2021，36（23）：2140-2143.

[16] 吴延，王广玲，聂作婷，等. 2022 年版《世界指南：老年人跌倒的预防与管理》解读 [J]. 中国全科医学，2023，26（10）：1159-1163.

[17] 孙林利，陈丽娟，程雨虹，等. 2018 年《ISBI 烧伤处理实践指南（第 2 部分）》解读 [J]. 护理研究，2020，34（8）：1305-1310.

[18] 杨飒，蒋秋焕，卫晓静，等. 深部组织压力性损伤评估与预防的研究进展 [J]. 护理学杂志，2019，34（13）：15-17，65.

[19] 陈沪蓉，吴金球，孙欣悦，等. 养老机构护理员预防压力性损伤的知识、行为现状及其影响因素 [J]. 解放军护理杂志，2019，36（2）：16-20.

[20] 金环，夏家红，杨晓霞，等. 患者安全目标：管路安全影响因素与管理策略 [J]. 中国卫生质量管理，2020，27（6）：9-12.

[21] 中华医学会全科医学分会，中华医学会杂志社，中华医学会《中华全科医师杂志》编辑委员会，等. 社区老年人常见感染性疾病疫苗应用专家共识 [J]. 中华全科医师杂志，2022，21（1）：6-23.

[22] 赵岩. 智能化养老的伦理向度 [J]. 上海交通大学学报（哲学社会科学版），2022，30（1）：63-70.

[23] 赵楠，刘双岭，孙相娜. 人工智能在居家养老中的应用及伦理思考 [J]. 中国医学伦理学，2021，34（12）：1590-1594.

[24] IBRAHIM A，CHACCOUR K，HASSANI A E，et al. Bed-fall detection and prediction：a generic classification and review of bed-fall related systems[J]. IEEE Sensors Journal，2021，21（5）：5678-5686.

76